ADMIS PARAMÉDICAL

SÉLECTION 2023

4e édition

ENTRÉE EN IFSI

POUR AS-AP ET FORMATION PROFESSIONNELLE CONTINUE

Tout-en-un

Isabelle Bisutti
Cadre de santé formateur et responsable de formation continue en IFSI (Paris)

Sébastien Drevet
Enseignant en mathématiques et formateur en tests psychotechniques (Grenoble)

Marion Gauthier
Formatrice en culture sanitaire et sociale et en méthodologie de l'écrit et de l'oral en école de préparation aux parcours paramédicaux et sociaux

Vuibert

Ressources numériques

Offert en ligne :
- **8 tutos** sur les calculs simples
- **fil d'actualité** mois par mois
- **2 sujets blancs**

À télécharger sur :
www.Vuibert.fr/site/213829

Retrouvez 50 flashcards interactives pour mémoriser autrement sur www.lienmini.fr/213829-FLASH

ISBN : 978-2-311-21382-9

Conception de la couverture et de l'intérieur : Séverine Tanguy
Composition : Pamela Cauvin
Crédit photographique : Adobe Stock

Sommaire
pour se repérer

Travail réalisé

PARTIE 2 Réussir l'épreuve de calculs simples

PARTIE 3 Réussir l'épreuve orale : l'expérience professionnelle

Boîte à outils

Votre sélection, votre métier

1. Tout savoir sur la sélection

Depuis décembre 2018, les modalités de sélection pour l'entrée en formation en soins infirmiers ont changé[1].

Les différentes informations contenues dans cette partie (voir ci-dessous et pages suivantes) correspondent aux modalités générales, en dehors de la crise sanitaire.

Pour les années 2020 et 2021, les épreuves de sélection ont pu être modifiées dans certaines régions par décision des ARS (agences régionales de santé). Ces modifications ont été les suivantes :

- annulation des épreuves écrites et orales et seulement sélection sur dossier (CV, lettre de motivation et examen des différents documents demandés lors de l'inscription) ;
- épreuve orale exclusivement.

Quelles que soient les modalités de sélection pour l'année à venir, il est important pour votre préparation d'envisager toutes les possibilités afin d'être prêt pour cette épreuve, c'est-à-dire travailler les épreuves écrites et orales.

À ce stade, nous ne pouvons pas encore savoir de quoi demain sera fait !

1. Quelles sont les modalités d'admission en IFSI ?

■ **Pour les bacheliers (qui ont obtenu un baccalauréat) et les élèves en réorientation**, la sélection se fait par le biais de la plateforme Parcoursup.
Dans le dossier à remplir sur Parcoursup, il vous faudra renseigner votre **parcours scolaire** dans la **fiche Avenir** : intitulé du baccalauréat et notes obtenues, justification des diplômes obtenus après le bac ; vos activités (parcours professionnel, bénévolat, investissement dans des associations…) et les compétences développées en lien avec votre futur projet de formation ; vos loisirs ; et un **projet de formation motivé** décrivant les raisons de votre choix.

CONSEILS DU FORMATEUR

Si vous êtes bachelier et que vous relevez de la formation professionnelle continue justifiant d'une durée minimum de 3 ans de cotisation à un régime de protection sociale, vous pouvez vous inscrire sur Parcoursup ou prétendre à l'épreuve de sélection pour les candidats en formation professionnelle continue (sélection FPC). Nous vous conseillons de vous inscrire en priorité à l'épreuve de sélection FPC. Cette modalité semble mieux adaptée à votre profil car elle vous permet notamment de bénéficier d'un financement par votre employeur.

1. Arrêté du 13 décembre 2018 modifiant l'arrêté du 31 juillet 2009 relatif au diplôme d'État infirmier.

- **Pour les candidats en formation professionnelle continue (FPC) ayant une expérience professionnelle dans le domaine de la santé (aides-soignants, auxiliaires de puériculture) ou dans un domaine en dehors de la santé**, vous devez passer des épreuves de sélection.

Témoignage d'une étudiante en 2e année d'IFSI

« **Quels ont été pour vous les facteurs déclenchant pour ce projet de formation ?**

Depuis l'âge de 18 ans, je participais à la vie associative de la Croix Rouge. Mais avec la naissance de mes enfants, j'ai eu moins de temps à consacrer à cette activité : comment allier les deux ? Ce fut une démarche progressive, un véritable projet de famille et on a réfléchi aussi à l'aspect financier. C'est un projet dont la mise en place a pris un an. »

2. Quand les épreuves de sélection ont-elles lieu ?

En 2021, ces épreuves ont eu lieu en mars.

Il s'agit d'épreuves de sélection ; il n'en demeure pas moins qu'il vous faudra faire partie des meilleurs candidats pour prétendre à l'entrée en formation.

La situation sanitaire que nous vivons depuis deux ans a eu pour conséquences un engouement accru pour l'accès aux professions paramédicales, et en particulier le métier d'infirmier.

Il est important que vous soyez sûr de vous dans votre choix d'orientation. La crise du Covid ne doit pas constituer la seule explication pour laquelle vous voulez vous engager dans cette voix ; le jury de sélection attend de vous une réelle motivation.

3. Comment choisir l'IFSI dans lequel postuler ?

Avant votre inscription à cette sélection, nous vous conseillons d'**identifier les instituts de formation à proximité de votre domicile** ou près desquels vous pourriez vous loger. Les études pour devenir infirmier demandent un rythme soutenu et les temps de trajet longs peuvent occasionner fatigue et démotivation, ce qui risque d'influencer négativement vos apprentissages. Il est possible de s'en sortir en habitant loin, mais cela se fera au prix d'une dépense d'énergie intense.

Pour choisir votre futur IFSI, vous pouvez participer à des **journées portes ouvertes** (janvier à mars en général). Certains IFSI diffusent sur leurs sites Internet des éléments qui vous permettent d'effectuer vos choix tels que : projets pédagogiques, informations sur les méthodes pédagogiques utilisées au cours de la formation, offres de stages par le biais d'Erasmus, etc.

ATTENTION

Lors du choix des IFSI pour lesquels vous allez postuler, il est important d'identifier les universités auxquelles ils sont rattachés, car des cours auront lieu sur le site de l'université.

4. Comment s'inscrire à la sélection ?

Les inscriptions s'effectuent entre décembre et fin février. Les IFSI vous informent par le biais de leurs sites Internet, et bien souvent le **dossier d'inscription** est téléchargeable.

Pour vous inscrire, vous devrez constituer un dossier composé de :

– la copie de votre pièce d'identité (carte nationale d'identité, passeport, carte de séjour en cours de validité) ;

– les photocopies de vos diplômes ;

– la (ou les) attestation(s) employeur(s) et vos attestations de formation continue ;

– un *curriculum vitae* ;

– une lettre de motivation ;

– le règlement des frais d'inscription.

À la suite de votre inscription, vous recevrez une convocation pour le jour J.

ATTENTION

Les inscriptions se font en lien avec le partenariat universitaire (chaque IFSI est rattaché à une université) et les dates des épreuves de sélection sont fixées par l'ARS (agence régionale de santé) de chaque région. Lors de votre inscription, vérifiez bien les dates proposées pour que celles-ci correspondent à votre choix d'établissement et n'oubliez pas qu'il y a des dates limites. Si votre dossier n'est pas complet ou parvient après cette date limite, il ne sera pas pris en compte. C'est une première modalité de sélection.

5. Quelle est la nature des épreuves ?

Il existe deux épreuves obligatoires :

1. Une épreuve écrite composée de deux sous-épreuves (notée sur 20 points)

• **Une sous-épreuve de rédaction et/ou réponses à des questions dans le domaine sanitaire et social – d'une durée de 30 min et notée sur 10 points.**

Vous devrez répondre à des questions dans le domaine sanitaire et social. Cela permet au jury d'évaluer vos qualités rédactionnelles, votre aptitude à l'analyse et à l'argumentation, ainsi que votre compréhension de votre futur environnement professionnel.

- **Une sous-épreuve de calculs simples – d'une durée de 30 min et notée sur 10 points.**
  Elle permet au jury d'évaluer votre niveau en mathématiques.

2. Une épreuve d'entretien portant sur votre expérience professionnelle – d'une durée de 20 min et notée sur 20 points.

En vous appuyant sur le dossier précédemment cité (copie de votre pièce d'identité, photocopies de vos diplômes, attestation(s) employeur(s) et attestations de formation continue, CV et lettre de motivation), vous exprimerez votre motivation et valoriserez vos expériences antérieures.

Pour réussir la sélection, il vous faut obtenir une note au moins égale à 20/40, obtenue par cumul des notes de l'épreuve écrite et de l'entretien.

Une note inférieure à 8/20 à l'une des épreuves (écrite ou entretien) est éliminatoire.

ATTENTION

Dès votre inscription, vous devez vérifier votre statut vaccinal et commencer les mises à jour nécessaires. Vous devez être immunisé contre la diphtérie, le tétanos, la poliomyélite, la tuberculose et l'hépatite B. Si vous n'êtes pas à jour au moment de la rentrée et que vous devez commencer les différentes vaccinations, la faisabilité de votre premier stage sera compromise. Et la durée de votre formation sera plus longue.

2. Tout savoir sur les études

L'organisation du cursus de formation en soins infirmiers est régie par l'arrêté du 31 juillet 2009.

La formation au diplôme d'État d'infirmier (DEI) entre dans le cadre du système licence-master-doctorat (LMD). Le diplôme d'État d'infirmier équivaut à une licence, ce qui permet à ceux qui le veulent de poursuivre leurs études avec un master. La formation en soins infirmiers est universitaire, ce qui signifie que chaque IFSI est rattaché à une université.

1. Combien de temps dure la formation ?

Les études pour devenir infirmier durent **3 ans** et sont organisées en **6 semestres** de vingt semaines.

C'est une **formation en alternance**, ce qui signifie que vous suivez à la fois :

– **une formation théorique** : 2 100 heures, sous la forme de cours magistraux (750 heures), de travaux dirigés (1 050 heures) et de travaux personnels guidés (300 heures) ;

– **une formation clinique** : 2 100 heures.

Les enseignements sont dispensés sur une base de 35 heures par semaine.

Pour chaque année de formation, vous bénéficiez de périodes de vacances : 15 jours de vacances en hiver, 15 jours au printemps et 8 semaines, en juillet et août, pour les vacances d'été.

2. Quelles sont les 10 compétences du référentiel de formation ?

Le diplôme d'État d'infirmier s'obtient par l'acquisition de 180 crédits européens (ECTS), ce qui correspond à l'obtention des 10 compétences suivantes :

- **Cinq compétences propres au métier d'infirmier :**
  - **Compétence 1** : Évaluer une situation clinique et établir un diagnostic dans le domaine des soins infirmiers
  - **Compétence 2** : Concevoir et conduire un projet de soins infirmiers
  - **Compétence 3** : Accompagner une personne dans la réalisation de ses soins quotidiens
  - **Compétence 4** : Mettre en œuvre des actions à visée diagnostique et thérapeutique
  - **Compétence 5** : Initier et mettre en œuvre des soins éducatifs et préventifs

■ **Cinq compétences transverses, que l'on retrouve dans certaines professions paramédicales :**

- **Compétence 6** : Communiquer et conduire une relation dans un contexte de soins
- **Compétence 7** : Analyser la qualité et améliorer sa pratique professionnelle
- **Compétence 8** : Rechercher et traiter des données professionnelles et scientifiques
- **Compétence 9** : Organiser et coordonner les interventions soignantes
- **Compétence 10** : Informer, former des professionnels et des personnes en formation

Chaque compétence s'obtient de façon cumulée :

– par la validation de la totalité des unités d'enseignement en relation avec la compétence (ECTS) ;

– par l'acquisition de l'ensemble des éléments de la compétence lors des stages.

Les aides-soignants (AS) ou auxiliaires de puériculture (AP) qui souhaitent devenir infirmiers et ayant réussi l'examen de sélection sont dispensés des enseignements de la compétence 3 et du premier stage au cours du semestre 1. La plupart des instituts de formation conseillent pourtant de suivre les cours de la compétence 1 et ne dispensent pas du premier stage, qui permet de se positionner comme étudiant et non comme professionnel de santé ayant déjà un diplôme.

Témoignage d'une formatrice : Sophie P.

« En première année de formation, les étudiants (AS/AP) ont l'expérience du soin et une approche du patient professionnelle et démystifiée. Ils agrémentent les cours pratiques d'anecdotes : cela concrétise davantage les apports.
La plupart de ces étudiants comprennent qu'ils passent d'une posture de professionnel aguerri à une posture d'apprenant. Ce qu'ils savent ou croient savoir est bousculé à la fois par l'apport de nouvelles connaissances, la confrontation avec les autres apprenants, et la prise de conscience d'un niveau de responsabilité supérieur.
Par ailleurs, le mémoire de fin d'études requiert des compétences rédactionnelles et de compréhension d'articles scientifiques ou très spécialisés. Si l'étudiant a des lacunes dans ce domaine, et s'il les connaît, il sera fondamental qu'il les travaille avant d'arriver en formation. »

3. Comment se déroule la formation théorique ?

La formation théorique se déroule sur 2 100 heures réparties sur 3 années. Les enseignements sont dispensés sous forme de :

– **cours magistraux** (CM), dans lesquels un enseignant dispense un cours à des étudiants ;

– **travaux dirigés** (TD), dans lesquels les étudiants mettent en application leurs savoirs théoriques ;

– **travaux personnels guidés** (TPG), dans lesquels un enseignant s'assure que les étudiants sont capables d'effectuer des recherches, de préparer des exposés ou des projets, et de réaliser des travaux en semi-autonomie. Ce peut être également un temps d'échange.

Les cours sont dispensés pour partie à l'université par des enseignants-chercheurs. Au sein de l'IFSI, ce sont des cadres de santé, dits cadres formateurs, ou des professionnels de santé « experts » qui donnent les cours. Tous vous permettront d'acquérir les 10 compétences du référentiel de formation.

Témoignage d'une étudiante en 1re année, anciennement aide-soignante

« À mon entrée en formation, j'étais sereine. Je connaissais déjà beaucoup de choses, ayant exercé pendant 10 ans dans différents services. Mais en début de première année, les cours ont commencé à s'accumuler sur mon bureau. Je ne m'étais pas imaginée avoir à approfondir des connaissances que je pensais maîtriser (l'UE 2.10 sur l'hygiène en particulier). Les cours du semestre 1 représentent les bases. Après trois mois de doutes et d'incertitudes, je me suis demandée si je serai capable d'y arriver. J'ai finalement réussi à trouver un rythme de travail. »

Le référentiel de formation du diplôme d'État d'infirmier est ainsi constitué de 36 matières de formations réparties dans des unités d'enseignements (UE). Ces unités d'enseignement sont présentes dans plusieurs semestres.

Champs disciplinaires	UE correspondantes
Sciences humaines, sociales et droit (champ universitaire)	UE 1.1 S1, S2 Psychologie, sociologie et anthropologie
	UE 1.2 S2, S3 Santé publique et économie de la santé
	UE 1.3 S1, S4 Législation, éthique, déontologie
Sciences biologiques et médicales (champ universitaire)	UE 2.1 S1 Biologie fondamentale
	UE 2.2 S1 Cycle de la vie et grandes fonctions
	UE 2.3 S2 Santé, maladie, handicap et accidents de la vie
	UE 2.4 S1 Processus traumatiques
	UE 2.5 S3 Processus inflammatoires et infectieux
	UE 2.6 S2, S5 Processus psychopathologiques
	UE 2.7 S4 Défaillances organiques et processus dégénératifs
	UE 2.8 S3 Processus obstructifs
	UE 2.9 S5 Processus tumoraux
	UE 2.10 S1 Infectiologie et hygiène
	UE 2.11 S1, S3, S5 Pharmacologie et thérapeutiques

Sciences et techniques infirmières, fondements et méthodes	UE 3.1 S1, S2 Raisonnement et démarche clinique infirmière
	UE 3.2 S2, S3 Projet de soins infirmiers
	UE 3.3 S3, S5 Rôles infirmiers, organisation du travail et interprofessionnalité
	UE 3.4 S4, S6 Initiation à la démarche de recherche
	UE 3.5 S4 Encadrement des professionnels de soins
Sciences et techniques infirmières, interventions	UE 4.1 S1 Soins de confort et de bien-être
	UE 4.2 S2, S3, S5 Soins relationnels
	UE 4.3 S2, S4 Soins d'urgence
	UE 4.4 S2, S4, S5 Thérapeutiques et contribution au diagnostic médical
	UE 4.5 S2, S4 Soins infirmiers et gestion des risques
	UE 4.6 S3, S4 Soins éducatifs et préventifs
	UE 4.7 S5 Soins palliatifs et fin de vie
	UE 4.8 S6 Qualité des soins et évaluation des pratiques
Intégration des savoirs et posture professionnelle infirmière	UE 5.1 S1 Accompagnement de la personne dans la réalisation des soins quotidiens
	UE 5.2 S2 Évaluation d'une situation clinique
	UE 5.3 S3 Communication et conduite de projet
	UE 5.4 S4 Soins éducatifs et préventifs et formation des professionnels et des stagiaires
	UE 5.5 S5 Mise en œuvre des thérapeutiques et coordination des soins
	UE 5.6 S6 Analyse de la qualité des soins et traitement de données scientifiques et professionnelles
	UE optionnelle
Méthodes de travail (champ universitaire)	UE 6.1 Méthodes de travail et TIC
	UE 6.2 Anglais

ZOOM SUR LE SERVICE SANITAIRE

Depuis la rentrée de septembre 2018, le service sanitaire est mis en œuvre pour tous les étudiants en santé (étudiants en soins infirmiers et étudiants en médecine). Cette nouveauté s'inscrit dans le cadre de la stratégie nationale pour la prévention et la promotion de la santé et permet des échanges entre les différentes filières.

Pour les étudiants en soins infirmiers, ce service a lieu au cours du semestre 4. Il se déroule en trois temps :

- des cours théoriques qui permettent d'acquérir des connaissances, des compétences et des savoir-être nécessaires à l'intervention auprès de publics cibles ;
- des interventions sur les lieux de stage pour délivrer des messages de prévention, animer des ateliers et participer à des actions ;
- une évaluation des actions par les formateurs et par les professionnels du terrain.

4. Comment se déroule la formation clinique ?

Sur les 3 ans de formation, vous effectuerez 6 stages (60 semaines, 2 100 h) :

- Semestre 1 : stage de 5 semaines
- Semestre 2 : stage de 10 semaines

} 15 semaines la première année

- Semestre 3 : stage de 10 semaines
- Semestre 4 : stage de 10 semaines

} 20 semaines la deuxième année

- Semestre 5 : stage de 10 semaines
- Semestre 6 : stage de 15 semaines

(stage en lien avec votre projet professionnel).

} 25 semaines la troisième année

Certains IFSI se chargent de trouver les stages, d'autres vous demandent d'effectuer vous-même des recherches pour trouver vos lieux de stage. Vous pourrez également réaliser des stages à l'étranger dans le cadre d'Erasmus ou d'une mobilité internationale.

A. Les spécialités

Votre parcours de stages comportera au moins un stage dans chacune de ces spécialités :

- **Soins de courte durée ou MCO (médecine, chirurgie, obstétrique) :** pour la prise en charge des personnes atteintes de pathologies et hospitalisées dans des établissements publics ou privés.
- **Soins en santé mentale et psychiatrie :** pour la prise en charge des personnes hospitalisées ou non, suivies pour des problèmes de santé mentale ou de psychiatrie.
- **Soins de longue durée et soins de suite et de réadaptation :** pour la prise en charge de personnes qui requièrent des soins continus dans le cadre d'un traitement ou d'une surveillance médicale, en établissement dans un but de réinsertion, ou une surveillance constante et des soins en hébergement : SSR (soins de suite et rééducation), USLD (unité de soins longue durée).
- **Soins individuels ou collectifs sur des lieux de vie :** pour la prise en charge des personnes ou des groupes qui se trouvent dans des lieux de vie (domicile, travail, école…) : EHPAD (établissement d'hébergement pour personnes âgées dépendantes), crèches, médecine scolaire.

Les stages en pédiatrie ou dans les services de réanimation, urgences par exemple ne sont plus obligatoires. Selon votre projet professionnel, vous pourrez effectuer des stages dans ces spécialités, mais il faudra veiller à réaliser les stages obligatoires. Par exemple, votre projet est de devenir infirmière puéricultrice, et vous voulez découvrir la prise en charge d'enfants ? Vos stages obligatoires pourront se faire auprès d'enfants malades ou en situation de handicap, en crèche. Ce qui vous permettra de confirmer votre projet de travailler avec cette population.

B. L'indemnité de stage

Pendant votre scolarité, vous recevrez une indemnité de stage de :

- 28 € par semaine pour les stages de première année ;
- 38 € par semaine pour ceux de deuxième année ;
- 50 € par semaine au cours de la troisième année de formation.

Les montants cités ci-dessus constituent un ordre de grandeur et peuvent être modifiés ou différentes selon les régions.

C. Les modalités d'évaluation des stages

Les professionnels du terrain (tuteurs de stage et professionnels de proximité) vont évaluer vos compétences lors de vos stages. Vous posséderez un outil appelé **portfolio** qui servira à mesurer votre progression en stage. Il est centré sur l'acquisition des compétences et des activités infirmières.

Ce support vous permettra de vous autoévaluer et ainsi d'identifier vos points forts et vos axes d'amélioration.

Les stages sont **obligatoires** et leur validation vous permet d'obtenir des **ECTS** *(European Credit Transfert System)*, c'est-à-dire des crédits qui attestent de vos compétences. Ils vous seront attribués en fonction des critères suivants :

- Avoir réalisé la totalité du stage, ou plus de 80 % du temps prévu en cas d'empêchement ;
- Avoir analysé des activités rencontrées en stage et en avoir inscrit les éléments sur le portfolio ;
- Avoir mis en œuvre et validé les éléments des compétences requises dans une ou plusieurs situations ;

À la fin de chaque stage, s'il est manifeste que vous n'avez pas acquis les compétences requises, vous pouvez être amené à devoir le rattraper, généralement au cours de l'été, en fin de formation ou au cours des 3 années de formation (les stages seront ainsi décalés et la durée de la formation sera augmentée).

Témoignage d'une étudiante de 1re année, anciennement aide-soignante

« Lors du premier stage, il est difficile de repartir de zéro, d'être encadrée par des aides-soignantes... J'étais redevenue une étudiante, en première année, et non plus une professionnelle. Mais ma connaissance du terrain m'a permis d'avancer plus vite et de progresser. Cette formation est exigeante et demande énormément de travail à la maison, que ce soit pendant les périodes de cours ou pendant les stages. »

5. Comment obtenir votre diplôme d'État ?

Tout au long de votre formation, vous allez acquérir des ECTS, c'est-à-dire des crédits. Chaque semestre permet d'obtenir un total de 30 ECTS. En fin de formation, si vous avez obtenu les **180 ECTS** des trois années d'études, parmi lesquels 120 ECTS pour les UE théoriques et 60 pour la formation clinique, **vous obtiendrez votre diplôme d'État et votre licence**. Ces 180 crédits correspondent à l'acquisition des dix compétences du référentiel de formation.[1]

Après l'obtention de votre diplôme, vous pourrez exercer dans toute la communauté européenne.

Tout au long de votre formation, vous serez évalué soit par un **contrôle continu**, c'est-à-dire par des travaux répartis sur toute l'année, soit par des **examens terminaux**. Ceux-ci sont organisés à la fin de chaque semestre, généralement au cours de la dernière semaine. Ils prennent la forme de **questionnaires à choix multiples** (QCM), de **questions à réponse ouverte courte** (QROC), de **travaux de groupes notés**, d'**analyses de situation** ou d'**épreuves de travaux pratiques** (TP) notées (calculs de dose en situation simulée, par exemple).

Certaines notes d'un même semestre peuvent se compenser entre elles, à condition qu'aucune des notes obtenues ne soit inférieure à 9/20. Les UE qui donnent droit à compensation entre elles sont définies par l'arrêté du 31 juillet 2009.

ATTENTION

Il existe deux sessions d'examens par an. La 1re se déroule, comme nous l'avons vu, en deux temps, avec une période d'évaluations à la fin de chaque semestre. La 2e session est unique et concerne les rattrapages des deux semestres précédents. En fonction de la date de votre rentrée, cette 2e session peut avoir lieu à deux périodes différentes. Si vous avez commencé votre formation en septembre, elle se tiendra fin août, au plus tard en septembre. Si vous avez commencé votre formation en février, elle aura lieu en février de l'année suivante.

Témoignage de Gail, étudiante en 2e année, anciennement assistante de communication dans un laboratoire pharmaceutique

« **Qu'auriez-vous envie de dire à un futur étudiant en reconversion professionnelle ?**

Il faut être organisé et motivé. C'est un avantage d'être plus âgé car on sait pourquoi on est là, réellement, et on ne perd pas de temps. Sur les terrains de stage, on a des rapports différents avec nos tuteurs. La 2e année est moins chargée, moins d'UE et donc moins d'évaluations, et on commence à faire davantage de liens entre notre ancien métier et nos études. »

1. Référentiel de formation infirmière, décret du 9 juillet 2009.

6. Comment financer vos études ?

Les frais à envisager pour la formation sont les suivants :

Droits d'inscription

\+

Frais d'inscription (ou droits de scolarité)
(Fixés annuellement par un arrêté ministériel)

\+

Frais pédagogiques
(Pour tous les étudiants sauf ceux pris en charge dans le cadre de la formation continue)

\+

Contribution vie étudiante et campus
(CVEC – fixée annuellement par arrêté ministériel)

Si vous comptez prendre en charge seul ces frais, renseignez-vous auparavant. **Ils peuvent aller de 7 000 à 8 000 € par an.**

CONSEILS DU FORMATEUR

Nous vous conseillons de faire l'acquisition d'un ordinateur portable avant votre entrée en formation. Vous serez en effet amené à faire des recherches sur Internet pour vos travaux personnels, et vous pourrez vous en servir pour prendre des notes en cours.

Les démarches pour mettre au point votre dossier de financement peuvent être longues et fastidieuses, c'est pourquoi nous vous conseillons de les entamer dès le début de votre choix de projet.

Nous vous déconseillons de travailler pour subvenir à vos besoins pendant vos trois années de formation, car il vous faudra vous consacrer pleinement à vos études. Il est donc important d'anticiper. N'hésitez pas à prendre contact avec les assistant(e)s administratif(ve)s des IFSI pour obtenir des conseils.

Dès le début de la mise en place de ce projet, nous vous conseillons de débuter les démarches pour la prise en charge financière de votre formation. Étant salarié, vous pouvez prétendre à une prise en charge par votre employeur ou par un organisme financeur (UNIFAF, FONGECIF, ANFH…) de vos trois années de formation.

Les démarches pour le montage de votre dossier de prise en charge sont à effectuer par vos soins :

- **Les étudiants inscrits à Pôle Emploi depuis plus de 6 mois au moment de l'entrée en formation, non démissionnaires de leur précédent emploi et/ou ayant signé une AISF** (Attestation d'Inscription à un Stage de Formation) avec le Pôle emploi ne payent que les frais d'inscription et des frais pédagogiques.
- **Si vous êtes sans emploi,** prendre contact avec le Pôle Emploi de votre domicile afin de définir si vous pouvez bénéficier d'une allocation durant le temps de votre formation, au **moins 6 mois avant votre entrée en formation**. Les personnes ayant démissionné de leur précédent emploi ne peuvent bénéficier de la prise en charge financière par le conseil régional.
- **Si vous êtes salarié issu du privé,** faire une demande de prise en charge auprès de votre employeur et /ou vous renseigner auprès de France Compétences.
- **Si vous êtes salarié issu du public,** vous renseigner auprès de votre employeur au titre de la formation professionnelle.

CONSEILS DU FORMATEUR

Vous devez avoir conscience que pendant ces 3 années, vous devrez fournir un travail constant et régulier.

Dans le référentiel de formation, 900 heures de temps de travail personnel sont prévues. Selon votre profil, votre niveau et vos méthodes d'apprentissage, il vous faudra peut-être consacrer une grande partie de vos soirées et de vos week-ends à étudier. Mais ne vous coupez pas de toute activité ni des moments de détente en famille ou entre amis. Si vous faites du sport, continuez pour évacuer les tensions. Ce projet est personnel, bien sûr, mais il impactera également votre couple ou votre famille. Vous devrez pouvoir compter sur votre entourage pour vous soutenir, vous soulager de certaines tâches et vous accompagner pendant les 3 années de formation.

Témoignage de Gail, étudiante en 2e année, anciennement assistante de communication dans un laboratoire pharmaceutique

Comment avez-vous réfléchi à votre prise en charge financière ?

« Je me suis renseignée sur le site de Pôle Emploi. Avant de m'y inscrire, j'ai négocié une rupture conventionnelle avec mon employeur. J'ai été prise en charge pour les deux premières années de ma formation, car en région Ile-de-France la profession d'infirmière était sous tension[1]. Je conseille aux futurs étudiants de prendre cet élément en compte dans le choix de leur IFSI. Pour la troisième année, je bascule sur une rémunération de fin de formation (RFF), d'environ 600 € par mois. »

1. Les offres d'emplois étaient importantes au moment où cette candidate a commencé son projet de formation.

Auto-évaluation

Cochez la case qui correspond à votre réponse : VRAI ou FAUX.

QUESTIONS	VRAI	FAUX
❶ Les modalités de sélection sont identiques pour les bacheliers et les personnes en formation professionnelle.		
❷ Les études d'infirmier durent trois ans et demi.		
❸ Tous les cours pendant la formation sont dispensés à l'université.		
❹ Vous devez justifier de 3 ans d'exercice professionnel pour vous présenter à l'épreuve de sélection.		
❺ Le référentiel de compétences infirmières comporte 10 compétences.		
❻ Vous étiez chargé de communication dans une grande entreprise et vous voulez vous reconvertir. Vous avez obtenu votre bac il y a 5 ans et vous avez poursuivi vos études. Vous pouvez vous inscrire sur Parcoursup ou à l'épreuve de sélection formation professionnelle continue.		
❼ Vous avez obtenu 160 ECTS en fin de formation, vous obtenez votre diplôme d'État infirmier.		
❽ En fin de formation, vous aurez un niveau Master.		
❾ Pendant votre cursus de formation, vous devrez obligatoirement effectuer des stages dans certains services ou lieux spécifiques.		
❿ Vous effectuerez 10 stages au cours de votre formation.		
⓫ Vous pourrez effectuer certains de vos stages à l'étranger.		
⓬ Après l'obtention de votre diplôme, vous pourrez exercer votre profession dans la Communauté européenne.		

Corrigé

❶ = faux ; ❷ = faux ; ❸ = faux ; ❹ = faux (il faut 3 ans de cotisation sociale) ; ❺ = vrai ; ❻ = vrai ; ❼ = faux ; ❽ = faux ; ❾ = vrai ; ❿ = faux ; ⓫ = vrai ; ⓬ = vrai

3. Tout savoir sur le métier

1. Définition du métier

L'exercice de la profession d'infirmier comporte **l'analyse, l'organisation, la réalisation de soins infirmiers et leur évaluation, la contribution au recueil de données cliniques et épidémiologiques et la participation à des actions de prévention, de dépistage, de formation et d'éducation à la santé.** Dans l'ensemble de ces activités, les infirmiers et infirmières sont soumis au respect des règles professionnelles et notamment du **secret professionnel**. Ils exercent leur activité en relation avec les autres professionnels du secteur social et médico-social et du secteur éducatif.

Source : Légifrance – Article R4311-1

2. Quelques chiffres sur le métier

ATTENTION

En 2017, plus de 26 000 diplômes d'infirmiers ont été délivrés et 31 % des étudiants étaient en reconversion professionnelle.

Selon les données statistiques récoltées par la Direction de la recherche, des études, de l'évaluation et des statistiques (DREES), en 2018 il y avait[1] :

- 700 988 infirmier(e)s en France, dont 682 254 en France métropolitaine.
- 456 830 salariés en milieu hospitalier, soit 65 % des infirmiers.
- 123 821 infirmiers exerçant en libéral, soit 17,5 %.
- et 120 337 infirmiers salariés d'autres établissements, soit 17,5 %.

Le rapport de la DREES nous apprend également que :

- 86 % des infirmier(e)s étaient des femmes.
- 15 % avaient moins de 30 ans.
- 6,8 % avaient plus de 65 ans.
- 5,3 % exerçaient dans un établissement pour personnes âgées.

La profession est encore majoritairement exercée par des femmes. Plus de la moitié des infirmiers exercent à l'**hôpital et dans la fonction publique**, mais la

1. Drees, « L'insertion professionnelle des infirmiers », janvier 2019.

démographie et l'évolution du système de santé laissent présager que dans les années à venir, davantage d'infirmiers exerceront en **extrahospitalier** (soins à domicile). Leur nombre sera également croissant, la DREES envisageant une augmentation de 53 % du nombre d'infirmiers d'ici 2040. Au regard du vieillissement de la population, les postes dans les établissements pour personnes âgées augmenteront.

> **ATTENTION**
>
> Pour exercer cette profession vous devrez, dès l'obtention de votre diplôme, vous inscrire à l'Ordre des Infirmiers et sur le répertoire ADELI. Il s'agit d'un répertoire national qui recense les professionnels de santé réglementés, en mentionnant leur lieu d'exercice et leurs diplômes. C'est grâce à ce recensement que nous pouvons établir des statistiques sur la population infirmière. Les établissements de santé exigent ces formalités au moment de l'embauche.

3. Quelles sont les missions de l'infirmier ?

Votre rôle sera de prendre en charge les personnes malades (adultes, enfants) ou d'accompagner les personnes âgées ou en situation de handicap.

Depuis novembre 2016, la profession est **régie par un code de déontologie** propre aux infirmiers[1], dans lequel sont précisés les droits et les devoirs des soignants envers les patients.

A. Rôle propre de l'infirmier

Dans le cadre de son rôle propre[2], l'infirmier réalise des soins liés aux fonctions d'entretien et de continuité de la vie, qui visent à compenser partiellement ou totalement une perte d'autonomie. Il accompagne les personnes dans les actes de la vie quotidienne : la toilette, les changes, l'alimentation, le déplacement, etc. Il évalue la douleur et réalise des soins préopératoires[3].

L'infirmier peut prendre des initiatives, poser des diagnostics infirmiers et mettre en œuvre des actions adaptées et personnalisées.

B. Rôle médico-délégué

Dans le cadre de son rôle sur prescription, l'infirmier est habilité à pratiquer des actes sur prescription médicale : préparation et distribution de médicaments, pansements, injections, prises de sang, surveillance de sondes, soins d'escarres, mesures de paramètres vitaux (pouls, tension artérielle, température), etc. Il ne peut donner un antalgique sans l'avis d'un médecin.

---

1. https://www.legifrance.gouv.fr/affichTexte.do?cidTexte=JORFTEXT000033479578&categorieLien.
2. Pour des informations complémentaires, vous pouvez vous référer au Code de la santé publique et notamment aux articles R.4311.5 et R.4311.7.
3. Le référentiel d'activités peut être consulté sur : www.infirmiers.com/pdf/2annexe1activités.pdf

Les infirmières libérales ont le droit de prescrire des dispositifs médicaux (matériel pour faire des pansements, par exemple).

C. Les autres activités de l'infirmier

■ **Les soins relationnels :** l'infirmier accompagne le patient tout au long de sa prise en charge. Il est le relai entre la personne, son entourage et l'équipe médicale. Il doit adapter sa communication selon l'état de la personne soignée, savoir rassurer, informer et éduquer.

■ **Les tâches administratives :** elles sont de plus en plus prégnantes. Pour garantir la sécurité et la qualité des soins, l'infirmier doit tracer tous les soins prodigués dans les dossiers de soins infirmiers. Selon les services, vous pourrez également être chargé de passer les commandes de pharmacie, de matériel, de gérer les stocks.

■ **Le travail en équipe pluriprofessionnelle :** l'infirmier travaille **en collaboration** avec des aides-soignants et des agents hospitaliers. Il planifie les différents soins pour chaque personne et peut ainsi en **déléguer aux aides-soignants** (toilettes, aide au repas, etc.). L'infirmier est **au centre** de cette équipe, il reçoit des informations des différents professionnels prenant en charge le patient (kinésithérapeute, diététicien, psychologue, médecins, chirurgiens, etc.) pour organiser une prise en charge globale. Il organise les **sorties** et les **transferts**, il participe aux **transmissions**. Son supérieur hiérarchique est le cadre de santé.

4. Quels sont les lieux d'exercice ?

A. Adapter le métier à ses besoins

Les lieux d'exercice sont très nombreux et très variés, ce qui fait toute la richesse de votre futur métier. Vous pourrez changer de service, de spécialité, d'établissement, tout au long de votre carrière. **La routine n'existe pas** : quand vous commencerez à vous lasser, vous pourrez « bouger » au sein de votre établissement ou découvrir d'autres structures. N'hésitez pas, car il en va de votre bien-être personnel, mais également de celui de vos patients.

Ce métier peut **s'adapter à votre vie de famille**. Si vous êtes célibataire, il vous sera plus aisé de faire des nuits ou des journées de 12 heures que si vous êtes parent. Lorsque vous aurez des enfants, si vous comptez en avoir, vous pourrez adapter votre rythme de travail, pour faire des journées de 8 heures et ne pas travailler les week-ends, par exemple.

B. Exemples de lieux d'exercice

- Les **hôpitaux**, du service public ou privés (cliniques), et les **établissements privés participant au service hospitalier** (PSPH).
  - **Plusieurs modes d'hospitalisation** : hôpitaux de jour, de semaine

– **Différents types de services** : chirurgie (orthopédique, cardiaque, urologique, vasculaire…), médecine (gériatrique, oncologie, diabétologie…), urgences, réanimation, consultation, psychiatrie...

– **Plusieurs types de populations** : adultes, enfants, personnes âgées, personnes en situation de handicap. Certains établissements hospitaliers ou médico-sociaux sont spécialisés dans la prise en charge d'enfants.

- **Les centres de rééducation et de réadaptation** (soins de suite et de réadaptation – SSR).
- **Les services de santé au travail** ou **en milieu scolaire.**
- **Les établissements d'hébergement pour personnes âgées dépendantes** (EHPAD).
- **Les services de soins à domicile** (SSIAD, SSAD).
- Les activités en **libéral**.
- Les **centres de soins**, les **dispensaires**, les **associations**, les **centres de prévention**.
- Les **laboratoires**.
- L'**armée**, les **sapeurs-pompiers**, le **SAMU**.
- L'**humanitaire**.

ATTENTION

Pour vous installer en libéral, il vous faut tout d'abord exercer 2 ans en milieu hospitalier.

5. Quels sont les horaires de travail ?

Il existe de nombreux horaires différents dans ce métier. Selon votre lieu d'exercice et le service, vous pourrez travailler 12 heures par jour, 10 h, 8 h ou 7 h.

FOCUS HORAIRES

Si vous avez un roulement en 12 h par jour et que vous travaillez un week-end sur 2, sur deux semaines, voici quel pourrait être votre rythme de travail :
lundi et mardi = travail, mercredi et jeudi = repos, vendredi, samedi et dimanche = travail ; lundi et mardi = repos, mercredi et jeudi = travail et vendredi, samedi et dimanche = repos, et ainsi de suite.
C'est un rythme avec « petite et grande semaine ».

Les jours de travail en 8 h et 7 h sont souvent des roulements de semaine et vous serez de repos le week-end.

Dans certains hôpitaux de la fonction publique, il existe encore une équipe du matin, une de l'après-midi et une de nuit qui couvrent les 24 h.

La prise en charge à l'hôpital, pour la continuité des soins, se fait sur 24 h :
- Vous pourrez donc être amené à **travailler la nuit**. Le plus souvent, ce seront des nuits de 10 h ou 12 h. Le travail de nuit nécessite une bonne condition physique, car vivre à un rythme qui n'est pas physiologique peut être difficile. Certaines personnes choisissent pourtant un rythme de nuit pour leur organisation familiale.
- Pour la même raison, vous serez amené à travailler les **week-ends** et les **jours fériés**.

Selon votre rythme de travail, vous aurez droit à des **repos compensateurs**. Dans certains établissements, les salariés ont une semaine de repos compensateur tous les 2 mois environ.

6. Comment se déroule une journée type ?

- En structure hospitalière, la journée débute, quelle que soit l'unité de soins, par **les transmissions avec l'équipe de nuit**. C'est un moment important pour prendre connaissance de l'état de santé des patients et organiser les soins.
- **Un deuxième temps de transmission** avec toute l'équipe pluri-professionnelle est prévu, généralement en milieu de matinée. Selon les services, il peut prendre la forme d'un « staff » journalier ou hebdomadaire, où sont présentés tous les patients/résidents du service. C'est un moment où l'on décide des sorties, de la poursuite des thérapeutiques, des examens envisagés pour les patients…
- **Les matinées** sont consacrées **aux soins** d'hygiène et de confort, aux prélèvements sanguins, à la réfection des pansements, à l'accueil et à l'installation des entrées, à la distribution des médicaments…
- **Les après-midis**, selon les horaires de travail des professionnels, un temps de transmission peut être prévu entre l'équipe du matin et celle de l'après-midi. Ont également lieu les surveillances des retours de bloc opératoire, de nouveau des accueils et installations d'entrées, etc.
- Vient ensuite la **transmission avec l'équipe de nuit**.

Il est difficile de décrire la journée type d'un(e) infirmier(e), puisque chaque jour est différent. Les patients sont uniques et la journée n'est pas toujours celle que l'on avait prévue. Les facteurs d'imprévisibilité sont nombreux : gestion des urgences, patients pour lesquels il faut passer plus de temps lors des soins, demandes des familles…

La journée est souvent imprévisible, et **demande des capacités d'adaptation et d'organisation importantes.**

7. Quel est le salaire d'un infirmier ?

Les grilles salariales varient fortement d'un établissement à l'autre.

Dans ce tableau[1], vous trouverez les différents échelons et les salaires correspondants pour la **fonction publique**.

Catégorie A, sédentaire – Grade 1 : infirmiers de soins généraux (IDE)						
Échelon	Indice majoré 1er février 2017	Salaire brut mensuel	Indice majoré 1er janvier 2020	Salaire brut mensuel	Indice majoré 1er février 2022	Salaire brut mensuel
11	Supprimé		Supprimé		Supprimé	
10	583	2 731,93 €	592	2 774,11 €	640	2 999,06 €
9	562	2 633,53 €	571	2 675,71 €	605	2 835,05 €
8	539	2 525,75 €	544	2 549,18 €	575	2 694,46 €
7	519	2 432,03 €	524	2 455,46 €	545	2 553,88 €
6	498	2 333,62 €	503	2 357,06 €	513	2 403,43 €
5	467	2 188,36 €	472	2 211,79 €	486	2 277,41 €
4	434	2 033,72 €	446	2 089,96 €	463	2 169,63 €
3	412	1 930,63 €	422	1 977,49 €	442	2 071,41 €
2	392	1 836,91 €	404	1 893,14 €	419	1 963,44 €
1	373	1 747,87 €	390	1 827,54 €	390	1 827,55 €

Source : Espace infirmier

Pour les établissements participant au service public hospitalier (PSPH), la grille des salaires est fixée par une **convention collective**. Les salaires des débutants sont sensiblement identiques.

Si vous travaillez dans un établissement privé en revanche, par exemple une clinique privée, il est plus facile de négocier votre salaire car il n'y a pas de contrainte de grille de salaire.

Vous pourrez également percevoir **des primes** :

- la prime de nuit ;
- la prime de week-end et de jours fériés ;
- la prime spécifique infirmière facultative, dite prime Veil.

Une revalorisation salariale a eu lieu dans le contexte de la crise sanitaire au cours de l'année 2020 ; les pouvoirs publics ont ainsi partiellement répondu à une demande forte de hausse de salaire pour les professionnels de santé.

CONSEIL DU FORMATEUR

Vous pourrez travailler **à temps plein** mais également **à temps partiel**, être **en CDD, en CDI, faire des vacations** ou de **l'intérim.**

1. www.espaceinfirmier.fr – Consulté le 20 mars 2019.

8. Quelles peuvent être les évolutions de carrière ?

A. La formation continue

Tout au long de votre carrière, vous pourrez bénéficier de la **formation professionnelle** continue organisée au sein de votre établissement. Des actions de formation institutionnelles peuvent vous être proposées ou imposées par votre hiérarchie (prise en charge de la douleur, manutention, transmissions ciblées, règles d'hygiène hospitalière…). D'autres formations sont dispensées par des organismes spécifiques pour les infirmiers souhaitant développer des compétences particulières (soins palliatifs, maladie d'Alzheimer…). Elles ne sont **pas diplômantes** et ne constituent pas des spécialisations.

B. Les diplômes universitaires (DU)

Si vous souhaitez évoluer dans un domaine particulier, vous pouvez prétendre à un **diplôme universitaire** (DU). Il s'agit d'un **complément à votre diplôme d'État** (DE), qui fait de vous un « expert » dans un ou des domaines liés à la santé. Vous développerez ainsi des compétences spécifiques (soins palliatifs, éducation thérapeutique, plaies et cicatrisation…).

Ces DU sont généralement **courts** (une journée par semaine sur 6 à 10 mois). Ils peuvent s'associer à un temps de **stage** et vous devrez rédiger un **mémoire** pour les valider. Durant votre formation, vous pourrez continuer à exercer dans votre service.

C. Les spécialisations

Vous pouvez également **poursuivre vos études**, et ainsi **changer de métier**. Vos activités ne seront donc plus les mêmes. Vous pourrez encore postuler comme infirmier, mais votre employeur vous rémunérera comme infirmier, et ne prendra pas en compte votre diplôme supplémentaire. Comme votre projet de formation, votre projet d'évolution devra être réfléchi.

- **Infirmier anesthésiste diplômé d'État (IADE) :** Il travaille en collaboration avec le médecin anesthésiste. Son principal lieu d'exercice est le bloc opératoire où il s'occupe d'endormir les patients, puis assure leur surveillance à la fin de l'intervention. Il peut travailler au sein des SAMU.
  - Il faut **exercer 2 ans comme infirmier**, et **passer un concours** (écrit + oral) pour entrer en formation. Les études durent 2 ans et sont à un niveau bac + 5 (Master).
- **Infirmier puéricultrice diplômé d'État (IPDE) :** Il travaille en secteur pédiatrique, en crèche ou en Protection Maternelle et Infantile (PMI).
  - L'admission se fait par le biais **d'un concours** (écrit + oral). Il n'est **pas nécessaire d'exercer en tant qu'infirmier** avant de passer le concours. Certains étudiants le présentent dès la 3e année de formation infirmière, pour enchaîner directement avec la formation de puéricultrice. Les études ont une durée de 12 à 27 mois

et offrent la reconnaissance d'un niveau bac + 4 à ce jour. Bien souvent, les puéricultrices deviennent directeurs/trices de crèche après avoir obtenu le **diplôme de cadre**.

- **Infirmier de bloc opératoire diplômé d'État (IBODE) :** Il assiste le chirurgien pour les interventions chirurgicales.
  - Il faut exercer au moins **2 ans comme infirmier** et ensuite passer un concours (écrit + oral) pour rentrer en formation. Les études durent 18 mois.
  - Ce diplôme peut également s'obtenir par le biais de la Validation des Acquis de l'Expérience (VAE), pour des personnes ayant une expérience professionnelle au bloc, qui ont développé des compétences spécifiques.
- **Cadre de santé :** Il occupe des fonctions d'encadrement d'une équipe soignante au sein des unités de soins, ou devient cadre formateur dans les IFSI.
  - Il doit avoir travaillé **au moins 4 ans comme infirmier**. L'admission se fait par le biais d'un **concours** (écrit + oral). La formation dure 1 an et peut être suivie à temps complet en École des cadres ou de manière discontinue (les professionnels alternent temps de présence en formation et temps de présence sur leur lieu de travail), donc sur 2 ans.
  - De plus en plus, les cadres de santé occupent un poste de manager, suite à l'obtention d'un autre diplôme, un **master en management**. De nombreux établissements de santé choisissent de former leurs futurs cadres de santé par le biais de ce master.

NOUVEAUTÉ : INFIRMIER DE PRATIQUE AVANCÉE (IPA)

Depuis juillet 2018, une nouvelle possibilité d'évolution a vu le jour. Les infirmiers justifiant de 3 ans d'expérience peuvent désormais accéder à une formation de 2 ans, qui leur permet d'accéder à un niveau master 2. Le diplôme d'infirmier de pratique avancée (IPA) est délivré par les universités.

Des compétences habituellement dévolues au médecin peuvent être confiées à des IPA, dans un cadre strict et avec la possibilité de faire appel à un médecin à tout moment. C'est dans les champs de l'orientation, de l'éducation, de la prévention, de la réalisation de certains actes techniques habituellement sur prescription médicale et des surveillances spécifiques que vont intervenir les futurs diplômés.

On reconnaît ainsi une réelle expertise infirmière.

9. Quelles sont les qualités requises pour exercer le métier ?

A. Quelles sont vos qualités ?

L'exercice de la profession nécessite certaines qualités. Voici un nuage de mots et de suites de mots. Selon vous, **quels sont ceux qui vous correspondent ?**

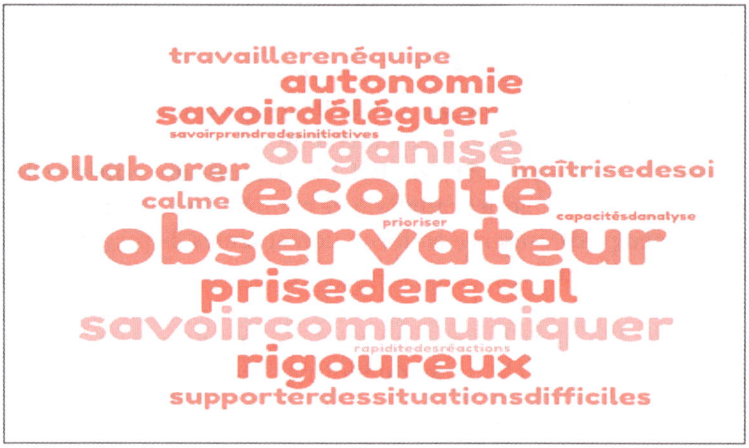
travaillerenéquipe
autonomie
savoirdéléguer
savoirprendredesinitiatives
organisé
collaborer
maîtrisedesoi
calme
ecoute
prioriser
capacitésdanalyse
observateur
prisederecul
savoircommuniquer
rapiditedesréactions
rigoureux
supporterdessituationsdifficiles

B. Les qualités indispensables

La liste des qualités ou savoir-être et savoir-faire répertoriée dans ce chapitre n'est pas exhaustive ; ce sont ceux que les soignants en exercice évoquent le plus fréquemment. Cette petite **réflexion sur vous-même** vous permettra d'identifier vos qualités et vos faiblesses.

a. Savoir communiquer

Ce métier requiert des **qualités humaines et relationnelles**. L'infirmier est en contact permanent avec des personnes qui sont malades, souffrent, se retrouvent en situation de dépendance et ont besoin d'attention.

Certains infirmiers, quand ils parlent du métier, évoquent prioritairement son côté technique. Mais la relation soignant/soigné est avant tout basée sur **une relation de confiance,** qui ne s'établit que par la communication. Elle peut être verbale ou non verbale (le regard, le toucher, une attitude…).

L'infirmier doit avoir **des capacités d'écoute,** pour comprendre la personne soignée. Il doit être capable de questionner, de reformuler.

Pour cela **il doit être empathique**. Il s'ouvre aux autres en étant compréhensif et en considérant l'individu comme un être unique, avec ses émotions propres. L'empathie, c'est la capacité de se mettre à la place de l'autre pour le comprendre et identifier ce dont il a besoin. Ce savoir-être demande cependant aux soignants d'être capables de maintenir une distance psychologique entre les personnes soignées et eux. S'ils doivent faire preuve d'intelligence émotionnelle, ils ne doivent pas absorber la souffrance de l'autre, car cela créerait une trop lourde charge pour eux et risquerait d'altérer leur objectivité. C'est la **distance professionnelle**.

La communication est également à l'œuvre entre soignants, lors des **transmissions** (orales ou écrites) qui permettent la continuité et la qualité des soins. Il est nécessaire d'être à l'aise devant un groupe de personnes, souvent l'équipe pluri-professionnelle, et d'avoir une bonne capacité de rédaction, de maîtriser la langue française et le vocabulaire professionnel. L'infirmier peut rédiger des protocoles, des rapports.

b. Être respectueux

Pour respecter un individu, il faut prendre en compte son autonomie, ses choix, sa dignité, sa pudeur, son intimité. Ce métier nous confronte à tous les âges de la vie, à des personnes ayant des origines culturelles ou religieuses différentes, à des patients plus ou moins dépendants ou ayant des troubles mentaux… Les soignants **ne doivent pas juger leurs patients** et **ne doivent jamais faire de différences**, ils doivent prodiguer des soins de qualité à tous.

On peut considérer que le respect se manifeste également par le fait de **tenir ses promesses** et **d'honorer les différents engagements** que l'on prend, soit vis-à-vis du patient et de sa famille, soit vis-à-vis de l'équipe.

La ponctualité est une manifestation du respect que l'on porte à ses collègues mais également aux personnes soignées, car un retard de prise en charge peut être préjudiciable.

c. Savoir travailler en équipe

L'infirmier travaille au centre d'une équipe pluri-professionnelle dont les membres œuvrent ensemble pour atteindre un objectif commun. Cela nécessite **une bonne cohésion** du groupe, et pour cela **de partager des valeurs communes** et d'avoir une vision similaire du travail à effectuer.

Il faut être capable de **faire des concessions** (accepter de travailler à la place d'un collègue un week-end, par exemple), avoir **des capacités d'adaptation, de collaboration** et **de coopération** avec tous les membres qui composent l'équipe, de l'équipe médicale à l'agent de service hospitalier, en passant par le kinésithérapeute, la diététicienne, l'assistante sociale…

Il faut aussi savoir **déléguer des soins, sans être trop directif**, dans le cadre de son rôle propre.

Pour travailler en harmonie et organiser une prise en charge de qualité, il est nécessaire de bien connaître les compétences de chacun. Vos **capacités relationnelles** vous permettront d'être à l'écoute de vos collègues, d'apprendre à travailler dans un climat de bonne entente et de confiance.

d. Être autonome

L'infirmier jouit d'une certaine autonomie pour mettre en œuvre des projets de soins personnalisés et adaptés pour les patients dont il a la charge.

Dans le cadre de son rôle propre, il/elle impose ses décisions, affirme ses choix, se positionne comme « leader » d'une équipe, ce qui nécessite **d'avoir une grande confiance en soi.**

e. Avoir le goût des responsabilités

Ce métier nécessite **un grand sens des responsabilités.** Être responsable, dans ce domaine, c'est savoir dire que l'on ne sait pas, que l'on ne comprend pas, ne pas agir sans être sûr de soi, ou demander à un(e) collègue de vérifier son calcul de dose, par exemple. Il faut être **humble** et **réfléchi.**

Il est important d'avoir conscience qu'une erreur peut mettre en jeu le pronostic vital de la personne soignée. Les actes d'un infirmier ont des **conséquences.**

f. Avoir un sens aigu de l'observation

L'exercice de cette profession ne peut se faire qu'avec du matériel, parfois sophistiqué, qui donne à l'infirmier de nombreuses indications sur l'état de santé des personnes soignées. Mais il est indispensable d'avoir également ce que l'on appelle le « **sens clinique** ». L'infirmier diplômé d'État (IDE), dès qu'il/elle rentre dans une chambre, doit être capable de déceler le moindre changement chez les personnes dont il/elle a la charge.

Ce sont les manifestations cliniques (rougeur, sueurs, crispation au niveau du visage…) ou psychologiques (repli sur soi, refus de soin, pleurs, gémissement…) qui l'orientent vers un diagnostic potentiel, vers la mise en œuvre d'actions, de transmissions.

Pour développer son sens clinique, l'infirmier(e) mobilise **différents sens : la vue, l'odorat, le toucher**…

g. Savoir prioriser et être réactif

L'infirmier est souvent confronté à des situations complexes qui nécessitent en un minimum de temps **une prise de décision** rapide, adaptée et efficace.

La journée de travail n'est jamais linéaire, il/elle doit être capable **de prioriser ses soins** en fonction de l'évolution clinique de chaque patient. Pour cela, il lui faut développer de nombreuses connaissances dans des domaines tels que la pharmacologie, les pathologies…

h. Être organisé

Ce métier nécessite un grand sens de l'organisation. L'infirmier(e) prend de façon générale un groupe de patients en charge. Il/elle doit organiser sa journée en fonction des priorités (départ au bloc opératoire, examens, sorties… ou urgences vitales). La planification des soins est souvent « bousculée », mais ils ne peuvent pas être remis à plus tard, **donc il faut anticiper et prioriser.**

Pour cela, il faut faire preuve de **calme** et de **patience**, et avoir une grande **maîtrise de soi.**

i. Être rigoureux et concentré

Que ce soit pour les soins techniques (réaliser des pansements en respectant les règles d'hygiène et d'asepsie) ou pour les tâches administratives (traçabilité des soins), ce métier demande de la rigueur. La moindre erreur, le moindre oubli peut être préjudiciable pour le patient.

Quelles que soient les circonstances, l'IDE doit maintenir sa concentration. Malgré les journées difficiles parfois, les interruptions dans les soins par les appels téléphoniques ou les demandes des patients et des médecins, il/elle doit rester **vigilant(e)** sur tout.

L'IDE ne **peut pas travailler par automatisme** car chaque patient est différent.

j. Savoir s'adapter et être polyvalent

Les missions de l'IDE sont multiples (soins techniques, soutien psychologique, gestion administrative...), ce qui demande **d'être polyvalent.** Et puisque les patients sont tous différents, même s'ils ont la même pathologie, il faut savoir **s'adapter**. Tous ne réagiront pas de la même manière à un traitement identique. L'IDE doit également être capable de suppléer dans un autre service, lors de l'arrêt maladie d'un(e) collègue par exemple.

k. Avoir une bonne résistance physique

Selon le service dans lequel on exerce, les dépenses énergétiques seront plus ou moins importantes ; ainsi que les kilomètres parcourus !

Outre les conditions de travail en elles-mêmes, qui peuvent être difficiles (horaires changeants, journée soutenue et longue, rythme non-physiologique quand on travaille de nuit, etc.), ce métier soumettra votre corps à de nombreuses pressions. Il faut **manipuler les patients en perte d'autonomie**. Tout cela peut occasionner des lésions au niveau du dos et des articulations. Il est donc indispensable, en dehors de votre exercice professionnel, de faire du sport. Cela vous permettra **d'entretenir votre corps** mais aussi de vous évader et de décompresser, de maintenir votre équilibre psychologique.

l. Avoir une bonne résistante psychologique

Dans le cadre de sa profession, l'IDE peut être confronté à des situations difficiles (confrontation à la mort, à la souffrance, à la fin de vie, à la violence des patients/familles...).

Il est indispensable de **savoir gérer ses émotions** : ne pas craquer, ne pas pleurer, ne pas s'énerver, ne pas se mettre en colère, ne pas répondre de façon agressive, mais **savoir prendre du recul.**

Le travail en équipe favorise cette prise de recul. Vous pourrez partager votre ressenti avec vos collègues, être accompagné par la psychologue du service ou avoir des échanges avec vos supérieurs hiérarchiques.

Il est indispensable d'avoir une vie personnelle équilibrée, car cela vous aidera à « oublier » le service dès que votre blouse sera posée, à ne pas vous laisser envahir par vos émotions ou être trop impacté psychologiquement.

Il est primordial pour les patients, résidents et familles de voir des professionnels **souriants, enjoués,** pour les aider à **affronter des moments humainement très forts.**

PARTIE 1

Réussir l'épreuve de rédaction et/ou réponses à des questions dans le domaine sanitaire et social

Présentation de l'épreuve

Il est tout d'abord nécessaire, avant de nous pencher plus spécifiquement sur l'épreuve écrite de cette sélection, de nous intéresser aux conditions d'accès bien spécifiques.

Pour être admis à la formation au diplôme d'État d'infirmier, **les candidats relevant de la formation professionnelle continue** doivent satisfaire aux épreuves de sélection suivantes :

- **Une présentation orale** (durant 20 minutes et notée sur 20 points) de l'expérience professionnelle du candidat. Il doit remettre un dossier au jury lui permettant d'apprécier sa motivation ainsi que ses capacités à valoriser son expérience professionnelle, et comprenant les pièces suivantes : copie d'une pièce d'identité, diplôme(s) obtenu(s), les ou l'attestation(s) employeur(s) et attestations de formation continue, un CV, une lettre de motivation ;
- **Une épreuve écrite** (d'une durée d'une heure et notée sur 20 points) comprenant une sous-épreuve de rédaction et/ou de réponses à des questions dans le domaine sanitaire et social (il s'agit de procéder à l'évaluation des qualités rédactionnelles, des aptitudes au questionnement, à l'analyse et à l'argumentation ainsi qu'à l'évaluation de la capacité du candidat à se projeter dans son futur environnement professionnel) et une sous-épreuve de calculs simples (notée sur 10 points, elle doit permettre au jury d'apprécier les connaissances en mathématiques des candidats sur la base de calculs simples).

Une note inférieure à 8/20 à l'une des deux épreuves (orale et écrite) est éliminatoire. Pour être admis, le candidat doit obtenir un total d'au moins 20/40 aux deux épreuves.

C'est à l'épreuve écrite que nous nous intéresserons plus spécifiquement ici.

Réussir à gérer cette épreuve implique de maîtriser 3 aspects qui la caractérisent :

– Tout d'abord, être capable de travailler rapidement et efficacement : en effet, le temps imparti est très bref (30min), les doutes et les hésitations ne sont donc pas de mise, il faut impérativement aller à l'essentiel sans rien perdre de sa clarté et de sa pertinence dans l'analyse proposée.

– Être en mesure de s'appuyer sur une culture générale solide, en particulier dans les domaines du sanitaire et social, car les sujets abordés peuvent concerner de nombreux thèmes de société auxquels il faudra avoir réfléchi en amont.

– Enfin, il est indispensable de maîtriser l'orthographe, la syntaxe et le lexique adapté aux thèmes traités, des points étant dédiés à cet aspect de l'épreuve rédactionnelle.

Maîtriser l'orthographe

Pour les candidats bacheliers (qui ne passent pas par Parcoursup), il existe sur la plateforme Parcoursup la liste des attendus fixés au niveau national pour les futurs étudiants en IFSI. En effet, votre entrée en formation induit (mais le niveau attendu concerne également les candidats en formation professionnelle continue) que vous possédiez déjà certains prérequis : les personnes chargées d'effectuer la sélection des dossiers s'appliqueront ainsi à vérifier que vous êtes en possession de certaines compétences spécifiques, tant à l'écrit qu'à l'oral, car il est fort probable qu'une mauvaise maîtrise de ces compétences vous mette en grande difficulté par la suite au cours de vos études.

En effet, la formation que vous souhaitez intégrer comporte de nombreux travaux écrits, qu'il s'agisse de prises de notes, d'exposés, de devoirs ou encore du mémoire que vous devrez rédiger en 3e année. Par la suite, dans votre vie professionnelle, les supports écrits occuperont une grande place dans votre quotidien : les transmissions, les dossiers patients, les notes prises lors de réunions, etc., autant de documents qu'il faudra être en mesure de rédiger correctement sans être handicapé par des difficultés dans la maîtrise de la langue.

Aussi, il vous est proposé ici un condensé des règles de base qui posent parfois problème. Reprenez-les en essayant d'identifier précisément celles que vous ne maîtrisez pas suffisamment et entraînez-vous avec les exercices proposés.

Au-delà de l'orthographe, la maîtrise d'un vocabulaire adapté aux situations d'énonciation et plus riche que celui utilisé dans le langage courant vous permettra de vous démarquer des autres candidats. C'est pourquoi vous sont également proposées dans cette partie de l'ouvrage des listes de connecteurs logiques (aussi appelés mots de liaison) qui vous aideront à rendre votre expression plus fluide.

Les 64 erreurs à éviter

a – à

Lorsque « a » peut se remplacer par « avait », je ne mets pas d'accent.
Exemple : Il <u>a</u> écrit <u>à</u> sa famille.

ou – où

« Ou » peut se remplacer par « ou bien » ; « où » indique le lieu.
Exemple : Veux-tu une part de tarte <u>ou</u> (*ou bien*) une glace ?
<u>Où</u> vas-tu ? (*dans quel lieu ?*)

est – et

« Est » peut se remplacer par « était », c'est le verbe être.
« Et » peut se remplacer par « et puis ».
Exemple : Le ciel <u>est</u> (était) bleu.
Marie <u>et</u> (*et puis*) Claire jouent.

ont – on

« Ont » peut se remplacer par « avaient », c'est le verbe *avoir.*
« On » peut se remplacer par « il » ou « elle » : même s'il veut dire nous, c'est un singulier. « On » est toujours sujet du verbe.
Exemple : Ils ont (*avaient*) froid.
On (*il*) s'en va.

son – sont

« Son » et le nom qui suit peuvent se remplacer par « le sien ».
« Sont » peut se remplacer par « étaient », c'est le verbe *être.*
Exemples : Son livre = le sien
Ils sont (étaient) venus.

m* devant *m, b, p

Devant *m, b* ou *p,* la lettre « n » devient « m ».
Exemple : Empereur.
Sauf dans : *bonbon, bonbonne, bonbonnière, néanmoins, embonpoint.*

Le son [é] dans les verbes du 1er groupe

Pour savoir si un verbe se terminant par le son [é] est conjugué, à l'infinitif ou au participe passé, je le remplace par un verbe du 3e groupe comme *vendre* ou *prendre.*
Exemples : J'ai mangé : j'ai *vendu*
Il se laisse glisser : il se laisse *prendre*
Il allait partir : il *venait* de partir

ses – ces

« Ses » se remplace par « son » ou « sa ».
« Ces » se remplace par « ce » ou « cette ».
Exemple : Ces fleurs sont fanées (*cette* fleur). Il est avec ses amis (*son* ami).
Tous deux accompagnent des noms.

ill – y

Pour savoir si on doit mettre un « y » ou *-ill–* quand on entend le son [yeu], il faut découper le mot en syllabes. Si on entend un [i] dans chacune des deux syllabes, il faut un « y » (un « y » = deux « i) ». Si on entend le son [i] uniquement dans la deuxième syllabe, il faut mettre *-ill-.*
Exemple : caillou : [ca-illou] ; nettoyer : [net– toi-ier]

s – z

Entre deux voyelles, « s » se prononce [z]. Pour entendre le son [s], on met deux « s ».
Sauf : *parasol, tournesol, invraisemblable* (mots composés).
Attention, si le « s » est après une consonne, il se prononce [s], donc pas besoin d'en mettre deux.

L'accord sujet-verbe

Le verbe s'accorde avec le sujet suivant les règles de la conjugaison. Quand le sujet n'est pas un pronom personnel, je le remplace.
Exemples : Pierre (= *il*) joue.
Pierre et Jean (= *ils*) jouent.

Pierre et moi (= *nous*) jouons.
Pierre et toi (=*vous*) jouez.
C'est toi qui (= *tu*) joues.
Personne (= *aucun* = singulier = *il*) ne joue.
Tout (= la totalité = singulier !) remue.

Les mots commençant par *ap-*

Les mots commençant par *ap-*, comme *appeler*, prennent deux « p ».
Sauf : *apercevoir, aplatir, aplanir, apeurer, apitoyer, apaiser, apostropher, aplomb, apiculteur, apéritif, après, apothicaire, apesanteur...*

se – ce

« Se » est toujours devant un verbe, je peux le remplacer par « me » ou « te ».
« Ce » peut aussi être devant un verbe, dans ce cas, je le remplace par « cela » ou « ceci ». Devant un nom, je remplace l'ensemble par « celui-là » ou « celui-ci ».
Exemples : Il se demande (*je me demande, il me demande*).
Ce petit garçon (*celui-là*) écrit.
C'est juste (*cela est juste*).

on – on n'

J'écris « on n' » dans la forme négative lorsque le verbe commence par une voyelle ou un « h » muet ; je peux le remplacer par « il n' ».
Exemple : On n'a pas respecté la règle du jeu (*Il n'a pas respecté*).

L'accord de l'adjectif qualificatif ou du participe passé employé seul

Ils s'accordent en genre et en nombre avec le nom auquel ils se rapportent. Je peux dire « qui est » ou « qui sont ».
Exemples : Un devoir fini (*qui est fini*) = masc. sg.
Des jupes bleues (*qui sont bleues*) = fém. sg.

L'accord du participe passé

Avec *être* : il s'accorde en genre et en nombre avec le sujet.
Exemple : Elle est partie. Ils sont venus.
Avec *avoir* : il ne s'accorde que si le COD est placé avant :
Exemple : Il a pris des photos (COD). Les photos qu'il a prises (COD avant).

mais – mes – m'est

« M'est » peut se remplacer par « m'était ».
« Mes » peut se remplacer par « mon » ou « ma ».
« Mais » peut se remplacer par « cependant » ou « malgré tout ».
Exemples : La branche plie mais (*cependant*) ne casse pas.
Il m'est (*m'était*) arrivé de perdre mes billes (*ma bille*).

c'est/c'était – s'est/s'était

Quand « c'est » se trouve dans l'expression « c'est... que » ou c'est... qui », ou que je peux le remplacer par « ceci est », j'écris « c'est ».
Quand « s'est » devient, en se conjuguant, « je me suis », « tu t'es »..., j'écris « s'est ».
Exemples : Il s'est levé (*je me suis levé*).
C'est vrai (*ceci est vrai*).

Les mots commençant par *af-*

Les mots commençant par *af-*, comme *affronter*, prennent deux « f », **sauf** *afin*, *Afrique*, *africain(e)*, *Afghanistan*.

Tout – chaque – quelque

« Tout » se termine par un « t » quand le nom qui suit est singulier, et par un « s » quand le nom qui suit est pluriel. **Attention** : cela dépend du nombre mais pas du sens !

Exemples : Tout le monde (*monde* : masc. sg.).
Tous les gens (*gens* : masc. pl.).
Toutes les dames (fém. pl.).

Quand « tout » signifie « entièrement », « tout à fait » ou « en totalité », il devient adverbe et est invariable.

Exemple : Les paysages sont tout (*entièrement*) blancs.

« Chaque » amène toujours un nom singulier.

Exemple : Chaque jour (= *chacun*).

« Quelque » s'accorde seulement quand il a le sens de plusieurs.

Exemple : Quelque argent (*un peu d'argent*) ; quelques jours (*plusieurs jours*)

Attention « quelque temps » et « quelque chose » sont invariables.

Les noms en *-ail, -eil, -euil/-aille, -eille, -euille*

Les noms masculins en *-ail, -eil, -euil* se terminent par un *-l*, et les noms féminins par *-lle*.

Remarques :

– Les noms masculins *chèvrefeuille*, *portefeuille*, *millefeuille* sont formés sur le nom « feuille », féminin, donc *-lle*, sauf pour « cerfeuil ».

– Après « c » ou « g », le « u » passe devant le « e » :

Exemple : **écueil**, *accueil*, *cercueil*.

gea – geo – ge – gi/ga – go – gue – gui

Il faut un « e » après « g » pour faire le son [j] devant « a », « o » et « u » uniquement.

Exemple : *envisageable*, *plongeon*, *gageure*.

Pour faire le son [g], je rajoute un « u » devant « e » et « i » mais uniquement dans *guenon* et *guitare*.

l'est – l'ai – les – l'es

« L'est » peut se remplacer par « (*il*) l'était ».
« L'es » peut se remplacer par « (*tu*) l'étais ».
« Les » peut se remplacer par « *le* » ou « la ».
« L'ai » peut se remplacer par « (*je*) l'avais ».

Les mots commençant par *ef-*

Les mots commençant par *ef-*, comme *effacer*, prennent deux « f », sauf éfaufiler (tirer les fils d'un tissu).

Attention à l'accent : devant une consonne doublée (ou deux consonnes quelles qu'elles soient), je ne mets jamais d'accent sur la voyelle :

Exemple : J'efface le tableau.

■ ***peut – peux – peu***
« Peu » peut devenir « un peu ».
« Peux » et « peut » sont des conjugaisons du verbe pouvoir.
« Peux » peut se remplacer par « je pouvais » ou « tu pouvais ».
« Peut » peut se remplacer par « il/elle pouvait ».
Attention : on écrit « peut-être ».

■ ***plus tôt – plutôt***
« Plus tôt » peut se remplacer par « plus tard ».
« Plutôt » signifie « au lieu (de) ».
Exemple : J'irai au travail plus tôt (*plus tard*) demain.
Exemple : J'irai à la piscine plutôt (*au lieu de*) qu'à la plage.

■ ***c – ç***
Il faut mettre une cédille sous le « c » pour faire le son [s] devant « a », « o », « u ».
Pour faire le son [k], je mets un « u » devant « e » et « i » :
Exemple : Une leçon ; il lança ; il cueille.

■ **Les mots commençant par *at-***
Les mots commençant par *at-*, comme *attendre*, prennent deux « t ».
Sauf : *atroce*, *atelier*, âtre (foyer de la cheminée), *atlas*, *athlète*, *atmosphère*, *atomique*, *atout*…

■ ***la – l'a – l'as – là***
« L'a » peut se remplacer par « il l'avait ».
« L'as » peut se remplacer par « tu l'avais ».
« La » peut se remplacer par « le ».
« Là » peut se remplacer par « ici ».
Exemple : Je la vois là : je le vois ici.
Il l'a vu et tu l'as vu aussi : il l'avait vu et tu l'avais vu aussi.

■ **Les verbes en *-endre***
Les verbes en *-endre*, comme *apprendre*, s'écrivent avec un « e ».
Sauf : épandre et répandre.

■ ***quand – quant – qu'en***
« Quand » peut se remplacer par « lorsque ».
Dans les expressions « quant à » et « quant aux », je mets un « t ». Dans les autres cas, j'écris « qu'en » (*que en*).
Exemple : Quand il pleut = lorsqu'il pleut
Il n'y a qu'en travaillant qu'on réussit. Quant à toi, tu reliras ta leçon.

■ **Les verbes en *-onner***
Les verbes en *-onner*, comme *abandonner*, prennent deux « n », **sauf** *téléphoner*, *ramoner*, *détoner*, *s'époumoner*, *prôner*.

■ ***ex – exc***
Devant une voyelle, pour avoir le son [egz], j'écris *ex-* :
Exemple : exagérer.
Pour avoir le son [ecs], devant une voyelle, j'écris *exc-* :
Exemple : excellent.

■ *si – s'y – ci*

« Si » peut se remplacer par « tellement » ; il indique aussi une condition.
Exemple : Il est si (*tellement*) gentil ! Si tu veux…
« S'y » peut se remplacer par « m'y » ou « t'y » devant un verbe.
Exemple : Il s'y (*m'y*) trouve.
« Ci » se trouve dans les expressions « celles-ci », « ces jours-ci », etc. (attention au tiret quand il suit un nom !).

■ *sans – sens – s'en – cent…*

« S'en » se remplace par « m'en » devant un verbe :
Exemple : il s'en va = je m'en vais.
« Sans » est souvent le contraire de « avec » :
Exemple : Il part sans (*avec*) son cartable.
« Cent » = 100 ; « sens » = le sens interdit, les cinq sens (le -*s* final se prononce !) ou le verbe *sentir* (je sens : nous sentons) ; « sang » = le sang des veines.

■ Les mots terminés par *-ation*

Les mots terminés par *-ation*, comme *récréation*, s'écrivent avec un « t », **sauf** *passion* et *compassion*.

■ La dernière lettre du participe passé

Pour la connaître, j'accompagne le participe passé d'un nom féminin :
Exemple : J'ai écrit = une lettre écrite.
Exemple : J'ai mis = la table mise.
Si je n'entends rien, il n'y a pas de consonne finale :
Exemple : J'ai fini = une affaire finie.

■ Les noms propres

Les noms propres de personnes ne prennent pas de « s » au pluriel, ceux de nationalité oui.
Exemple : Les Dupont ; les Italiens
Attention : les nationalités ne prennent de majuscule que lorsque le nom représente le peuple :
Exemple : Les Italiens ; des journaux italiens (adjectif) ; je parle italien (la langue et non le peuple).

■ Les noms féminins

En général, on forme le féminin d'un nom en ajoutant un *-e* au nom masculin.
Exemple : Un ami – une amie
Cas particuliers :
– les noms masculins terminés par *-n* ou *-t* doublent très souvent la lettre finale :
Exemple : un chien – une chienne
– les noms masculins terminés par *-er* ou *-ier* prennent un accent grave au féminin.
Exemple : Le berger – la bergère
– parfois, la dernière lettre se transforme :
Exemple : loup – louve ; voleur – voleuse ; acteur – actrice
– certains noms ont un féminin très différent :
Exemple : le bœuf – la vache

Les noms féminins en -ée

Les noms féminins en -é ne se terminant pas par le son [té] ou [tié] s'écrivent -ée :
Exemple : cheminée
Sauf : *la clé ; la forêt ; la paix*

Les noms féminins en *-té* ou *-tié*

Les noms féminins terminés par le son [té] ou [tié] ne prennent pas de *-e* muet :
Exemple : pitié
Sauf : *la dictée, la montée, la jetée, la pâtée, la portée* et les noms indiquant un contenu (*brouettée, pelletée, fourchettée*).

Les noms féminins en *-i*

Les noms féminins terminés par le son [i] s'écrivent *-ie* :
Exemple : la vie, la partie.
Sauf : *la brebis, la nuit, la fourmi, la perdrix, la souris.*

Les noms féminins en *-u*

Les noms féminins terminés par le son [u] s'écrivent *-ue* :
Exemple : la rue.
Sauf : *la vertu, la bru* (la belle-fille), *la tribu, la glu.*

Les noms terminés par *-eur*

Les noms masculins et féminins terminés par le son [eur] s'écrivent *-eur.*
Sauf : *l'heure, la demeure, le beurre, un leurre, un heurt* (choc).

Les noms en *-ou*

Sept noms en *-ou* font leur pluriel en *-oux* : *bijou, chou, genou, caillou, hibou, joujou, pou.* Les autres prennent un « s ».
Exemple : des clous.

Le pluriel des noms

En général, pour mettre un nom au pluriel, on ajoute un « s » :
Exemple : un livre, <u>des</u> livre<u>s</u>.
Les noms singuliers terminés par « x », « z », « s » ne changent pas :
Exemple : des nez, des voix…
Les noms terminés au singulier par *-au, -eau, -eu* prennent « x » au pluriel.
Sauf : *landau, sarrau, bleu, pneu* qui prennent un « s ».

Les noms en *-al*

Les noms en *-al* font leur pluriel en *-aux* :
Exemple : un cheval, <u>des</u> cheva<u>ux.</u>
Sauf : *bal, cal, carnaval, chacal, récital, festival, régal* qui s'écrivent *-als* au pluriel :
Exemple : des festivals.

Les noms en *-oir/-oire*

Les noms masculins s'écrivent *-oir*, les noms féminins *-oire.*
Sauf : *un laboratoire, un interrogatoire, un auditoire, un territoire, un réfectoire, un accessoire, un observatoire, un ivoire.*

Les noms en *-ail*

Sept noms en *-ail* font leur pluriel en *-aux* :
Exemple : *bail, corail, émail, vitrail, soupirail, vantail, travail.*
Les autres prennent un « s » :
Exemple : un attirail, des attirails.
Attention : le mot « ail » peut s'écrire au pluriel « des ails » ou des « aulx ».

L'accord du participe passé dans les verbes pronominaux

Le participe passé ne s'accorde pas toujours, même si l'auxilaire employé est obligatoirement *être* :
Exemple : Ils se sont levés *mais* Ils se sont parlé.
Pour savoir si l'on doit accorder, on pose la question avec l'auxiliaire *avoir* :
Exemple : Ils ont levé qui ? *et* Ils ont parlé à qui ?
Dans la première question on cherche le COD, donc il y a accord, dans la seconde on cherche le COI, donc pas d'accord.

Le féminin de l'adjectif qualificatif

On forme généralement le féminin de l'adjectif qualificatif en ajoutant *-e* au masculin :
Exemple : bleu, bleue
Remarques :
-er, -ier → *-ère, -ière*
Exemple : léger, légère
-eux, -eur → *-euse*
Exemple : heureux, heureuse
-f → *-ve*
Exemple : vif, vive
-el, -et, -on, -en → *-elle, -ette, -onne, -enne*
Exemple : mignon, mignonne
Quelques adjectifs en *-et* ont leur féminin en *-ète* :
Exemple : *complet, discret, inquiet, secret, replet, concret.*

Particularités de l'accord de l'adjectif qualificatif

Deux singuliers valent un pluriel :
Exemple : Une ferme et une maison isolées.
Le masculin l'emporte sur le féminin :
Exemple : La pivoine et l'œillet sont fleuris.

Les mots invariables

– Lors : alors, lorsque, dès lors, hors, dehors
– Tôt : sitôt, aussitôt, bientôt, tantôt
– Tant : pendant, cependant, maintenant, durant, dorénavant, devant, davantage, auparavant, pourtant, autant, tant mieux, tant pis
– Longtemps
– Moins, néanmoins
– Plus, plusieurs
– Ailleurs
– Puis, depuis

– Près : après, auprès, très, exprès, dès que
– Ainsi, aussi, parmi
– Assez, chez
– Mais : désormais, jamais
– Beaucoup, trop
– Guère : naguère
– Gré : malgré
– Vers : envers, travers
– Fois : autrefois, toutefois, parfois, quelquefois
– Dessus, dessous *et leurs dérivés*
– Volontiers
– Certes
– Sans
– Selon
– Loin…

■ **Le pluriel de l'adjectif qualificatif**
On forme généralement le pluriel en ajoutant « s » ou « x » au singulier.
Exemple : au → aux
Lorsque l'adjectif se termine par « s » ou « x », le pluriel reste en « s » ou « x ».
Lorsque l'adjectif se termine en *-al*, le pluriel se termine en *–aux.*
Sauf : *final* (*-als* ou *-aux*), *glacial* (*als* ou *aux*), *naval*, *fatal*, *banal*, *natal*, *bancal* qui prennent un « s ».

■ ***leur – leurs***
« Leur » placé près d'un verbe, quand il est le pluriel de « lui » est toujours invariable. C'est un pronom personnel.
Exemple : Je lui donne. Je leur donne
« Leur » se rapportant à un nom est un adjectif possessif. Il varie avec le nom.
Exemple : Ils rangent leurs livres et leur sac.

■ ***qu'elle(s) – quelle(s) – quel(s)***
« Qu'elle(s) » peut se remplacer par « qu'il(s) ».
Exemple : on dit qu'elle (*qu'il*) viendra.
« Quel » est un adjectif interrogatif ou exclamatif qui s'accorde avec le nom.
Exemple : Quel bonheur ! À quelle heure ?

■ ***de = des***
Devant un adjectif qualificatif, « de » = « des », donc ce qui suit est au pluriel :
Exemple : De longs cils.
« De » devant un nom a souvent valeur de généralité, donc le nom est au singulier :
Exemple : J'ai besoin de farine pour ce gâteau.

■ **Les mots en *ac-***
Les mots commençant par *ac-*, comme *accrocher*, prennent deux « c ».
Sauf : *un acrobate, un acompte, un acacia, l'acajou, une académie, un acolyte, un acabit, acoustique, acariâtre…*

Les adverbes en *-ement*, *-emment*, *-amment*

Ceux qui se terminent par le son [ement] s'écrivent *e-m-e-n-t*.

Exemple : divin → divinement

Ceux qui se terminent par le son [ament] s'écrivent avec deux « m » :

– s'ils proviennent d'un adjectif en *-ent*, ils s'écrivent avec un « e » :

Exemple : intelligent → intelligemment

– s'ils proviennent d'un adjectif en *-ant*, ils s'écrivent avec un « a » :

Exemple : brillant → brillamment

Les noms composés

Dans les mots composés, seuls les noms et les adjectifs peuvent prendre la marque du pluriel, si le sens et la logique le permettent.

Exemple : *Des fils de fer* (en fer), *des chiens-loups*, *des arcs-en-ciel* (un seul ciel), *des garde-fous* (garde = verbe), *des abat-jour* (pour abattre – verbe – le jour)

Les adjectifs qualificatifs de couleur

Les adjectifs qualificatifs de couleur s'accordent quand il n'y a qu'un adjectif pour une couleur.

Exemple : Une ampoule bleue *mais* Une ampoule bleu clair (pas d'accord)

Les noms qui expriment une couleur, comme marron, restent invariables, **sauf** *rose*, *pourpre*, *mauve*, *fauve* et *écarlate* qui s'accordent.

Adjectif verbal, participe présent et gérondif

Le participe présent est invariable. L'adjectif verbal est variable. Pour les différencier, je les mets au féminin.

Exemple : Les moineaux étaient hésitants (les hirondelles étaient hésitantes). Les moineaux, hésitant à s'envoler, piaillaient.

Le gérondif est précédé de « en » et il est invariable.

Exemple : Ils partirent en chantant.

Les adjectifs numéraux

« Vingt » et « cent » prennent un « s » quand ils sont multipliés en nombre entier de fois (= quand ils ne sont suivis de rien).

Exemple : Quatre-vingts *mais* Quatre-vingt-trois. Six cents mais Six cent deux.

« Mille » ne prend jamais de « s ».

Adjectif ou adverbe

L'adverbe est invariable, il est placé près du verbe ou d'un adjectif. Je le remplace par un autre adverbe.

Exemple : Ces montagnes sont fort (*très*) jolies.

L'adjectif s'accorde avec le nombre :

Exemple : Ces hommes sont forts. Ces femmes sont fortes.

Test d'évaluation en orthographe

Pour vous aider à identifier vos difficultés, plongez-vous dans les quelques exercices proposés ci-dessous et, en fonction des lacunes que fera éventuellement apparaître la correction, prenez le temps de revoir les points qui vous mettent en difficulté.

Cependant, si vous doutez vraiment de votre orthographe, quelques révisions rapides ne sauraient suffire : de nombreux sites Internet et ouvrages sont spécialisés dans ce domaine et vous aideront à progresser, il est donc important que vous ayez le réflexe de vous tourner vers le dictionnaire, une grammaire, des ouvrages de conjugaison dès que vous vous sentez en difficulté.

Série 1

❶ Quelle est la phrase correctement orthographiée ?

☐ **a.** Elles ont notées toutes les informations que nous avions abordées lors de la réunion, malgré le peu de temps dont elles disposaient.

☐ **b.** Elles ont noté toutes les informations que nous avions abordé lors de la réunion, malgré le peu de temps dont elles disposaient.

☐ **c.** Elles ont noté toutes les informations que nous avions abordées lors de la réunion, malgré le peu de temps dont elles disposaient.

❷ Complétez la phrase suivante en choisissant la bonne orthographe : « ... les difficultés rencontrées, il faut agir. »

☐ **a.** Quelque soient

☐ **b.** Quel que soit

☐ **c.** Quelles que soient

❸ Parmi les sommes proposées ci-dessous, quelle est celle qui contient une faute d'orthographe ?

☐ **a.** Deux cent quatre-vingt-douze euros

☐ **b.** Quatre milles quatre cents euros

☐ **c.** Six cent cinquante euros

❹ Quelle est la bonne conjugaison ?

☐ **a.** Il résout

☐ **b.** Il résoud

☐ **c.** Il résous

❺ Complétez la phrase suivante en l'orthographiant correctement : « ... très en retard, elle a demandé à bénéficier de .... de temps. »

☐ **a.** Quoi que / d'avantage

☐ **b.** Quoique/ d'avantage

☐ **c.** Quoique/ davantage

Série 2

❶ Dans les phrases suivantes, conjuguez les verbes entre parenthèses au temps et au mode indiqués :
A. (*apprécier*, futur de l'indicatif)-tu venir ?
B. Il faut qu'il (*voir*, présent du subjonctif) de ses propres yeux.
C. Je (*résoudre*, présent de l'indicatif) un problème de mathématiques.
D. Il (*vaincre*, présent de l'indicatif) sa peur des méduses.
E. (*aller*, impératif présent, 2e personne du singulier) voir ce spectacle.
F. Je (*craindre*, présent de l'indicatif) le pire.
G. Il (*peindre*, présent de l'indicatif) un tableau.
H. Je l'(*attendre*, présent de l'indicatif).
I. Nous (*résoudre*, présent de l'indicatif) ce problème.

❷ Écrivez en toutes lettres les chiffres suivants :
A. 180 000 km
B. 1 675 004 habitants
C. La page 80
D. 2 400 euros
E. L'année 1980
F. 820 360
G. 745 heures
H. 65 000 000 d'individus
I. 480 g

❸ Accordez correctement les adjectifs de couleur.
A. Voici des chandails (*marron*).
B. Ces toiles (*ivoire*) tranchent peu sur ce mur (*gris foncé*).
C. Je cherche des nappes (*brun pâle*) avec des garnitures (*rouge*).
D. Choisissez, pour ces ensembles (*gris-bleu*), des bas (*kaki*) et des chemises (*beige*).
E. Vos tapis (*noisette*) et (*paille*) ne vont pas avec les décorations (*vert tendre*).
F. Ces chapeaux (*noir*) s'harmonisent bien avec vos chaussures (*cuivre*).
G. Entre ces arbres touffus et (*vert*), le soleil réussit à laisser filtrer ses rayons (*ocre*).
H. Ils ont les joues (*rose*) et les cheveux (*châtain*).
I. Les teintes de ce bouquet sont (*pourpre*).
J. Les lueurs sont (*bleu foncé*) et (*turquoise*).

❹ Indiquez quel est le participe passé de chacun des verbes à l'infinitif proposés ci-dessous :
A. falloir ; **B.** dissoudre ; **C.** teindre ; **D.** élire ; **E.** combattre ; **F.** voir ; **G.** entreprendre ; **H.** entretenir ; **I.** bâtir ; **J.** nuire ; **K.** aboyer ; **L.** apercevoir ; **M.** plaire

❺ Accordez les participes passés :
A. Les élèves qu'elle a (*rencontrer*) tout au long de sa carrière l'ont souvent (*remercier*) pour tous les bons conseils qu'elle a (*savoir*) leur donner.
B. Elles ne se sont pas (*parler*) depuis plusieurs mois maintenant, la dernière discussion qu'elles ont (*avoir*) ensemble s'étant très mal (*passer*).
C. La réflexion que tu m'as (*faire*) à propos de mon comportement m'a (*pousser*) à changer mon regard sur la femme que je croyais être.
D. Nous ne sommes pas (*venir*) plus tôt alors que nous l'aurions vraiment (*souhaiter*) mais notre santé chancelante ne nous l'a pas (*autoriser*).
E. Elle ne s'est pas (*rendre*) compte de tous les efforts que ce travail lui a (*coûter*).

❻ Corrigez les fautes d'orthographe contenues dans le texte suivant :

Quelque soit les moments ou se déroule les transmissions infirmières oral, il s'agit d'un temps d'élaboration et de mise en commun des démarches de soin important car les écrits sont trop souvent centrés sur les actes techniques, et ne laissent pas assez de place à la réflexion clinique.

Les transmissions ont plusieurs utilitées : tout d'abord transmettre des informations fiables, que les soignants ont collecté tout au long de leur activité quotidienne, utilisables rapidement par tous, pour la continuité des soins en garantissant la tracabilité des actes effectués. Elles permettent, par la verbalisation des actions passées, de récupérer des erreurs ou des disfonctionnements dans le processus de soins afin qu'ils n'est pas de répercutions graves.

Les transmissions sont également l'occasion pour les équipes d'échangé, de construire une cohésion de service, autour de valeurs culturels et sociales, les soignants ayant l'opportunité de transmettre les savoirs théoriques et techniques qui leurs sont propres. Ces temps d'échange favorisent le repérage d'erreur ou d' écart. Mais on ne peut nier qu'elles peuvent aussi être une source de problèmes, de difficultés ou d'accidents (pertes d'information, interruptions de soins, soins réalisés à tord, etc.) lorsqu'elles ne sont pas réalisée dans des conditions optimales.

Elles n'ont nullement pour but de poser un diagnostique mais bien de permettre un passage de relai entre deux équipes dans les meilleures conditions possible.

Corrigé série 1

❶ **c.**

❷ **c.**

❸ **b.** (quatre mille quatre cents euros)

❹ **a.**

❺ **c.**

Corrigé série 2

❶ **A.** apprécieras ; **B.** voie ; **C.** résous ; **D.** vainc ; **E.** va ; **F.** crains ; **G.** éteint ; **H.** attends ; **I.** résolvons

❷ **A.** cent quatre-vingt mille kilomètres ; **B.** un million six cent soixante-quinze mille quatre habitants ; **C.** la page quatre-vingt ; **D.** deux mille quatre cents euros ; **E.** l'année mille neuf cent quatre-vingt ; **F.** huit cent vingt mille trois cent soixante ; **G.** sept cent quarante-cinq heures ; **H.** soixante-cinq millions d'individus ; **I.** quatre cent quatre-vingts grammes.

❸ **A.** marron ; **B.** ivoire ; gris foncé ; **C.** brun pâle, rouges ; **D.** gris-bleu, kaki, beige ; **E.** noisette, paille, vert tendre ; **F.** noirs, cuivre ; **G.** mauves et orange ; **H.** roses, châtains ; **I.** pourpres ; **J.** bleu foncé, turquoise.

❹ **A.** Fallu ; **B.** Dissous ; **C.** Teint ; **D.** Élu ; **E.** Combattu ; **F.** Vu ; **G.** Entrepris ; **H.** Entretenu ; **I.** Bâti ; **J.** Nui ; **K.** Aboyé ; **L.** Aperçu ; **M.** Plu.

❺ **A.** rencontrés, remerciée, su ; **B.** parlé, eue, passée ; **C.** faite, poussée ; **D.** venus, souhaité, autorisé ; **E.** rendu compte, coûtés.

❻ **Quels que soient** les moments **où** se **déroulent** les transmissions infirmières **orales**, il s'agit d'un temps d'élaboration et de mise en commun des démarches de soin important car les écrits sont trop souvent centrés sur les actes techniques, et ne laissent pas assez de place à la réflexion clinique.

Les transmissions ont plusieurs **utilités** : tout d'abord transmettre des informations fiables, que les soignants ont **collectées** tout au long de leur activité quotidienne, utilisables **rapidement** par tous, pour la continuité des soins en garantissant la **traçabilité** des actes effectués. Elles permettent, par la verbalisation des actions passées, de récupérer des erreurs ou des **dysfonctionnements** dans le processus de soins afin qu'ils n'**aient** pas de **répercussions** graves

Les transmissions sont également l'occasion pour les équipes d'**échanger**, de construire une cohésion de service, autour de valeurs **culturelles** et sociales, les soignants ayant l'opportunité de transmettre les savoirs théoriques et techniques qui **leur** sont propres. Ces temps d'échange favorisent le repérage d'**erreurs** ou d'**écarts**. Mais on ne peut nier qu'elles peuvent aussi être une source de problèmes, de difficultés ou d'accidents (pertes d'information, interruptions de soins, soins réalisés à **tort**, etc.) lorsqu'elles ne sont pas **réalisées** dans des conditions optimales.

Elles n'ont nullement pour but de poser un **diagnostic** mais bien de permettre un passage de **relais** entre deux équipes dans les meilleures conditions **possibles**.

Maîtriser les compétences pour la rédaction

1. Savoir reformuler et résumer

Il s'agit d'un exercice technique durant lequel celui qui le réalise s'efface totalement derrière l'auteur. Être capable de synthétiser les idées essentielles d'un texte sans se limiter à de la paraphrase ni dénaturer les propos tenus ne s'improvise pas. En effet, la reformulation et l'enchaînement des différentes idées doivent être particulièrement soignés de façon à ne pas donner l'impression que l'on se contente de recopier le texte que l'on a sous les yeux.

POURQUOI DONNER CET EXERCICE À L'ÉCRIT ?

Demander à un candidat de synthétiser un texte permet d'en évaluer sa compréhension, sa capacité à distinguer les idées essentielles et les idées secondaires, sa capacité à synthétiser mais aussi son expression globale (tant au niveau du choix du vocabulaire, de la tournure des phrases qu'au niveau de la maîtrise de l'orthographe).
Conseil : attention, une synthèse de texte ne constitue absolument pas un exercice d'argumentation. À aucun moment vous n'aurez à donner votre opinion personnelle sur les idées énoncées dans le texte. De même, vous ne proposerez en aucun cas une version raccourcie du texte, expurgée de quelques morceaux de phrases recollées les unes aux autres.

A. S'attarder sur le paratexte

Il faut le faire lors de la première lecture. Cela va permettre de recueillir les informations qui permettent de bien situer le texte, mais qui n'en font pas directement partie :

– **Le titre et éventuellement les sous-titres** ; ils constituent bien souvent des indicateurs très précieux pour situer la thématique abordée, voire parfois la tonalité qui sera celle du texte.

– **La source** (nom de l'auteur, ouvrage d'où le texte est tiré, date de parution, maison d'édition, etc.).

– Éventuellement, **les notes jointes**.

Ces informations sont déterminantes pour cerner le thème, et parfois l'orientation des idées contenues, selon l'époque, le magazine d'où il est extrait, etc.

B. Se pencher sur le corps du texte

Il ne faut pas hésiter à le relire deux ou trois fois de suite. Si un mot vous pose problème, ne vous attardez pas trop longuement dessus, bien souvent le reste du paragraphe dans lequel il est contenu permet de le comprendre.

C. Se poser trois questions essentielles

Quel est le thème du texte ? Il est important que vous cerniez bien le sujet abordé.

Quels sont les pronoms personnels utilisés (je, nous, on…) ? Il est important que vous repériez si l'auteur parle en son nom, utilise un « on » général qui désigne toute la société, interpelle le lecteur à travers le « vous », etc.

Quel est le ton du texte ? Il s'agit souvent d'un ton neutre, didactique, car les sujets proposés sont souvent des articles de presse ; cependant il est tout à fait possible de trouver également un ton engagé, véhément, ironique, etc.

D. Repérer la structure du texte

Pour cela, vous devez vous appuyer sur différents indices :

– l'organisation en **paragraphes** (un paragraphe correspond souvent à une idée) ;

– **les mots de liaison** (du type *tout d'abord, puis, enfin*), qui bien souvent fixent l'organisation des idées.

ATTENTION Ne sont pas des idées principales :

- les chiffres (dates, pourcentages, âges, etc.) surtout s'ils sont nombreux ;
- les énumérations ;
- les exemples rapides qui n'ont pas d'autre but que d'illustrer les idées énoncées ;
- les paroles au style direct, c'est-à-dire entre guillemets.

E. Noter les idées principales au brouillon, de façon abrégée

Il faut essayer au maximum de ne pas reprendre les termes exacts du texte. Les idées principales sont celles qui expriment l'opinion de l'auteur sans la développer.

F. Rédiger votre synthèse

Appuyez-vous principalement sur les idées que vous aurez reformulées au brouillon, afin de ne pas être tenté de reprendre systématiquement les tournures de phrases et les termes du texte. Vous veillerez à :

– suivre la consigne de base, si elle est précisée, c'est-à-dire le nombre de lignes fixé pour votre reformulation ;

– respecter l'organisation du texte sans bousculer l'ordre d'apparition des idées, en vous appuyant sur des mots de liaison afin de rendre l'enchaînement de vos idées le plus clair possible ;

– ne pas introduire d'idée nouvelle ou personnelle ;

– ne pas dénaturer le texte en transformant ses propos ou en les interprétant de façon personnelle.

G. Relisez-vous

Avant de recopier votre reformulation au propre, relisez-vous attentivement en tâchant d'éliminer toutes les éventuelles fautes d'orthographe. Vous soignerez la tournure des phrases et vérifierez bien que votre vocabulaire n'est pas trop semblable à celui du texte de départ.

Entraînement

Quelque 55 % des appels au 115 n'ont jamais abouti: le numéro d'urgence des SDF a atteint une inefficacité record en juillet alors que de nombreuses structures d'hébergement sont fermées, selon un baromètre de la **Fédération nationale des associations de réinsertion sociale (Fnars)**.

Sur les 21.506 personnes ayant contacté le 115 en juillet, un chiffre en hausse de 2,4 % par rapport au même mois l'an dernier, 11.908 « n'ont jamais été hébergées », soit 55 % du total, affirme l'étude. Ce taux correspond à une hausse de 5 % sur un an et à un « quasi doublement par rapport à la moyenne hivernale ». Dans huit des quarante départements étudiés, dont le Rhône (Lyon), l'Isère (Grenoble) ou la Gironde (Bordeaux), le taux d'attribution est même inférieur à 20 %.

« Dès 10H00 du matin, il n'y a plus de place pour les sans-abris » dans ces départements, souligne à l'AFP Florent Gueguen, le directeur général de la Fédération nationale des associations de réinsertion sociale (Fnars). « Il n'y a plus de place nulle part », insiste-t-il. En été, la question du logement des sans-abris ne suscite qu'« indifférence » alors que la mortalité chez les grands précaires est « aussi importante l'été que l'hiver », peste-t-il.

En fermant au printemps des structures d'hébergement ouvertes l'hiver, quand le froid est mordant, les pouvoirs publics remettent de fait une partie des précaires sur les trottoirs, « comme si les sans-abris étaient moins importants en été », note-t-il. Parmi les demandeurs, Florent Gueguen constate une hausse de 6 % en un an du nombre des 18-24 ans, qui n'ont pas accès à des prestations sociales telles que le RSA et sont victimes de « la crise du logement ». « On a là une vraie bombe sociale », affirme-t-il.

Article de *La Charente libre*, août 2016

Question

Formulez en une phrase l'idée principale développée dans cet article.

Corrigé

L'hébergement des sans-abri en période estivale suscite très peu d'intérêt, or le manque criant de places dans des centres d'accueil ne saurait se justifier puisque la grande précarité tue autant l'été que l'hiver.

2. Savoir argumenter

Lorsque cet exercice est bien traité, il cerne précisément la question soulevée par le sujet et y répond grâce à une argumentation structurée et étayée par des exemples.

Demander à un candidat de rédiger un petit texte argumentatif permet d'évaluer sa capacité à cerner précisément le sujet abordé, à proposer une réponse correspondant exactement à la question posée et s'appuyant sur une réflexion organisée et cohérente, si possible à partir de faits concrets. Cela permet également de tester ses connaissances personnelles sur des thèmes sociaux et sanitaires liés à l'actualité plus ou moins récente et sa capacité à rédiger un texte de façon soignée, en utilisant une expression écrite précise et élaborée, manifestant une maîtrise pertinente de la langue.

CONSEILS DU FORMATEUR

Attention, même si le temps imparti pour votre épreuve rédactionnelle est très bref, il ne peut en aucun cas s'agir de répondre expéditivement par oui ou par non à la problématique en proposant quelques éléments de réponse désordonnés et abstraits. De même, si le sujet qui vous est soumis tire sa problématique d'un texte qu'il vous est demandé de lire avant de traiter le sujet, votre réponse ne saurait se contenter de reprendre des morceaux du texte sans y apporter de réflexions personnelles. Retenez ainsi qu'une argumentation n'est pas une accumulation de généralités bavardes et sans pertinence.

Le sujet qui vous est proposé peut contenir une interrogation déjà clairement exposée ou vous laisser libre de la formuler par vous-même. Dans tous les cas, l'essentiel est de parvenir à comprendre et à dégager une problématique, c'est-à-dire identifier la question posée par le sujet.

A. Ne pas se contentez de s'appuyer sur quelques termes (mots-clés)

Pour cerner le sujet et être certain de soulever la bonne question, vous risqueriez de déformer la question attendue en ne prenant pas en compte la totalité du sujet.

B. Si la problématique est déjà donnée, la reformulez pour être sûr de l'avoir bien comprise

Si elle n'est pas donnée, posez-vous la question « Sur quel sujet précis veut-on exactement me faire réfléchir ? ». Une fois la problématique clairement dégagée, ne la perdez plus de vue, tout votre devoir doit concourir à y répondre. Répondre à une autre question vous conduirait forcément au hors-sujet.

C. Noter au brouillon ses idées

Il faut noter toutes les idées qui vous viennent à l'esprit lorsque vous réfléchissez à la problématique soulevée. Si certaines idées demeurent générales, essayez autant que possible de vous souvenir également de faits d'actualité précis en vous appuyant sur des dates, des noms de personnes, des lieux bien déterminés, afin qu'ils constituent des faits concrets sur lesquels appuyer votre argumentation.

D. Trier ses idées

Lorsque vous pensez avoir accumulé un nombre d'idées assez important, triez-les : réunissez celles qui semblent constituer des éléments de réponse pertinents face à la question posée en prenant soin de bien distinguer des arguments des exemples.

E. Élaborer un plan

Même si la réponse que vous devez apporter ne doit généralement pas dépasser 15 lignes, faute de temps, l'ensemble doit être organisé, structuré, afin de permettre une bonne fluidité de lecture et une bonne compréhension du raisonnement que vous exposez. Vous n'aurez probablement pas le temps de rédiger la totalité de votre devoir au brouillon. Votre plan doit donc constituer une trame solide à laquelle vous vous reporterez régulièrement afin de vous assurer que vous ne vous éloignez pas de votre réflexion de départ. Vous y ferez donc clairement apparaître, à l'aide de mots de liaison, l'organisation de votre argumentation qui peut tout à fait être constituée de paragraphes distincts.

F. Si possible, rédiger une petite phrase introductive ainsi qu'une phrase de conclusion

Rédigez-les au brouillon afin d'être certain de les construire le mieux possible. Elles sont essentielles car elles constituent respectivement la première et la dernière impression que vous laissez au correcteur, ce sont donc toutes deux des étapes qui doivent être peaufinées.

Pour rédiger une introduction pertinente, vous devez y faire apparaître :
- Une phrase d'accroche, qui permet de lancer la thématique abordée.
- Une présentation rapide du sujet.
- Une problématique claire et précise qui permet de bien cerner la question à laquelle vous allez répondre.
- Une annonce adroite du plan.

De même, pour soigner votre conclusion, il est important qu'elle contienne :
- Un rapide bilan de ce qui a été énoncé précédemment afin de démontrer que l'on a bien apporté une réponse à la question de départ.
- Éventuellement une ouverture adroite de façon à prouver que bien d'autres aspects de la thématique abordés sont dignes d'intérêt.

G. Se relir

Comme pour tout exercice de ce type, la relecture constitue une étape incontournable : réservez-vous impérativement du temps pour ne pas la mener à la hâte !

CONSEILS DU FORMATEUR

Tout au long de votre rédaction, les mots de liaison (aussi appelés connecteurs logiques) vous aideront à en structurer l'ensemble. En voici quelques exemples parmi lesquels vous pouvez abondamment puiser :

Relation	Mots de liaison		
Addition	et de plus	puis en outre	non seulement… mais encore
Alternative	ou soit… soit soit… ou	tantôt… tantôt ou… ou ou bien	seulement… mais encore l'un… l'autre d'un côté… de l'autre
But	afin que pour que	de peur que en vue de	de façon à ce que
Cause	car en effet effectivement comme par parce que	puisque attendu que vu que étant donné que grâce à par suite de	eu égard à en raison de du fait que dans la mesure où sous prétexte que
Comparaison	comme de même que ainsi que autant que aussi… que	si… que de la même façon que semblablement pareillement plus que	moins que non moins que selon que suivant que comme si

Quel que soit	malgré en dépit de quoique bien que alors que	quel que soit même si ce n'est pas que certes bien sûr	évidemment il est vrai que toutefois
Conclusion	en conclusion pour conclure en guise de conclusion en somme bref	ainsi donc en résumé en un mot par conséquent	finalement enfin en définitive
Condition, supposition	si au cas où à condition que pourvu que à moins que	en admettant que pour peu que à supposer que en supposant que dans l'hypothèse où	dans le cas où probablement sans doute apparemment

CONSEILS DU FORMATEUR

Vous rédigerez le développement de votre texte argumentatif directement sur votre copie en ne perdant jamais de vue votre problématique pour être sûr de ne pas la déformer et en vous référant régulièrement à votre plan pour bien dérouler les différents points de votre réflexion. Enfin, vous prendrez impérativement le temps de vous relire afin d'éliminer au maximum les fautes d'orthographe qui risqueraient de parasiter votre devoir.

Entraînement

Après avoir été craint pendant des siècles par les « belles », fort désireuses de conserver la blancheur de leur teint, le soleil a été prisé avec les premières vacances en bordure de mer. La mode du bronzage, qui s'est développée durant les Trente Glorieuses, connaît, depuis les années 1980, un certain ralentissement. L'accumulation des données scientifiques sur les dangers des rayonnements solaires pour la peau n'y est sans doute pas totalement étrangère.

Question

Quelles réflexions vous suggère cet extrait de l'article « de soleil et santé » l'*Encyclopedia Universalis* ?

Corrigé

Bien que le soleil soit indispensable pour se maintenir en bonne santé et qu'on l'associe le plus souvent à la détente et aux vacances, il peut également être source de problèmes sévères, ce que confirment des études menées ces dernières décennies.
En effet, au-delà du teint hâlé qui nous donne bonne mine, ses rayons sont susceptibles de causer des lésions graves, et de nombreux cancers de la peau, appelés mélanomes, sont dus à un manque de prudence lors d'expositions prolongées sans écran total.
Il est essentiel d'adopter les bons réflexes très tôt ; les enfants ne doivent jamais être exposés durablement sans protection : des lunettes de soleil, un chapeau, de la crème et parfois même des vêtements sont indispensables lorsqu'ils jouent sur la plage par exemple. Il faut également veiller à éviter la déshydratation qu'il favorise.
Il apparaît donc que profiter des bienfaits du soleil peut se faire en toute sérénité si l'on prend bien conscience qu'il faut doser ses temps d'exposition, éviter celles aux heures les plus chaudes, entre midi et 16h, et prévoir les protections adaptées, à tous les âges.

3. Répondre à des questions et comprendre un texte

POURQUOI DEMANDER À UN CANDIDAT DE RÉALISER CE TYPE D'EXERCICE ?

Répondre correctement signifie « cibler exactement ce qui est attendu » et non pas proposer de multiples pistes de réponse dans l'espoir qu'une d'entre elles au moins corresponde à l'idée attendue. Une réponse adaptée ne commence pas directement par « parce que » ou « car », elle reprend les termes de l'interrogation et reformule les éléments tirés du texte de façon à éviter la paraphrase.
L'intérêt de vous donner des exercices de ce type consiste avant tout à vérifier votre bonne compréhension du texte. En effet, les questions sont généralement posées de façon à éviter que vous vous contentiez de recopier les propos de l'auteur pour y répondre, et que vous soyez au contraire obligé de faire preuve d'esprit d'analyse pour obtenir les points.

A. Reformuler les idées contenues

Si nécessaire, creusez-les, illustrez-les avec des faits tirés de l'actualité ou de votre expérience personnelle, tirée des stages par exemple. S'il s'agit de reformuler la thèse défendue par l'auteur : formulez-la avec vos propres termes, sans la déformer ni y joindre votre opinion si cela ne vous est pas demandé.

B. S'il s'agit de relever les principaux arguments utilisés par l'auteur pour soutenir sa thèse

Cherchez les points concrets sur lesquels s'appuie l'auteur. Ne recopiez pas tout le texte de peur d'en oublier un. Un argument est une idée qui est développée, citez l'idée, et non pas tout le développement.

CONSEILS DU FORMATEUR

Ayez toujours le souci de structurer votre réponse, d'organiser les différents éléments qui la composent afin de rendre l'ensemble clair et fluide. Pour cela, appuyez-vous particulièrement sur les connecteurs logiques qui permettent de suivre aisément le fil de votre réflexion.

C. Les questions posées peuvent être de plusieurs types

Par exemple :

– **Quel est le thème de ce texte ?**

Cette question revient à vous interroger sur le sujet principal abordé, et non pas sur l'opinion défendue par l'auteur.

– **Quelle est la problématique de ce texte ?**

Cette question revient à vous demander de formuler la question soulevée par le texte, elle est donc en lien étroit avec le thème abordé.

– **Quelle est la thèse défendue dans ce texte ?**

S'il s'agit de reformuler la thèse défendue par l'auteur, c'est-à-dire son opinion, formulez-la avec vos propres termes, sans la déformer ni y joindre votre propre jugement si cela ne vous est pas demandé.

Il peut également s'agir d'expliquer ce que recouvre pour vous un terme (ou un groupe de termes) qui peut éventuellement être en rapport étroit avec le métier d'IDE. Dans ce cas, votre réponse ne demeurera pas purement lexicale mais vous permettra soit de creuser un aspect de la profession et de développer rapidement la perception que vous en avez, soit de définir une notion en rapport avec l'actualité sanitaire et sociale par exemple. Dans ce cas-là, on ne s'attache pas qu'au lexique mais à un phénomène, une notion.

Entraînement

Pourquoi il faut faire attention à la maladie de Lyme

Par Clara Delpas

Maladie bactérienne transmise par une certaine catégorie de tiques, la maladie de Lyme est présente sur plusieurs continents. Elle peut entraîner les malades sur une longue errance diagnostique et conduire à une prise en charge insuffisante, voire inadaptée.

Tout commence par une piqûre. La tique, dotée d'un organe tubuliforme qui lui permet d'ouvrir la peau, enfonce sa bouche dans la plaie, s'y fixe avec les minuscules barbillons de sa tête et pompe, plusieurs jours durant, le sang de sa victime. C'est ainsi qu'elle peut lui transmettre des agents pathogènes. Parmi eux peuvent se trouver les Borrelia, des bactéries qui sont à l'origine de la maladie de Lyme (…)

C'est parfois quelques mois ou quelques années plus tard que des symptômes diffus apparaissent, sans qu'on puisse toujours les relier à une piqûre de tique. Près de « 80 % des malades ne se souviennent pas avoir été piqués », rappelle l'infectiologue. Dans sa forme la plus grave, chronique, la maladie de Lyme s'exprime par des atteintes cutanées, neurologiques, psychiatriques, articulaires et musculaires, une fatigue permanente, des douleurs diffuses, des troubles de concentration, voire des syndromes d'auto-immunité... Autant de symptômes variés qui ne rentrent pas dans les cases d'un tableau clinique bien défini qui permettrait d'en établir facilement le diagnostic. « 90 % des symptômes sont subjectifs », résume le Pr Perronne, comme la fatigue par exemple, c'est-à-dire qu'on ne les voit pas et qu'il n'y a pas de moyens de les objectiver (...)

Il existe encore peu de consultations spécialisées en France. Autre problème : les recommandations officielles auxquelles doivent se plier les médecins généralistes se basent sur un consensus établi en 2006, alors que la recherche sur Borrelia a beaucoup progressé depuis dix ans. « Le test de référence, Elisa, a été mis au point aux États-Unis et il n'a jamais évolué depuis : il n'est capable de détecter que trois espèces de Borrelia, alors qu'on en a identifié une vingtaine depuis dans le monde ! », conteste Christian Perronne. Ainsi, il ignore Borrelia miyamotoi, découverte au Japon mais présente chez les tiques françaises, ou encore Borrelia mayonii, la petite dernière mise en évidence par la clinique Mayo (USA) en 2016 dans les tiques américaines... En outre, en cas de résultat négatif, les autorités sanitaires françaises interdisent toute investigation complémentaire ! Le médecin qui prescrira le test Western Blot, plus sensible, donc plus fiable, encourt des sanctions lourdes de la part du conseil de l'ordre des médecins ! (...)

Publié le 21/07/2017 dans le *Figaro*

Questions

❶ Quelle est la problématique soulevée par cet extrait d'article ?

❷ En vous appuyant sur cet extrait d'article, expliquez pourquoi, aujourd'hui encore, il est difficile de diagnostiquer la maladie de Lyme.

Corrigé

❶ Cet article invite le lecteur à s'interroger sur le problème de santé publique que constituent actuellement la détection et le traitement de la maladie de Lyme en France.

❷ À la lecture de cet article, on comprend qu'il est difficile aujourd'hui encore de poser précocement un diagnostic de maladie de Lyme, tout d'abord parce que les personnes infectées ignorent qu'elles ont été piquées ou l'ont oublié. De plus, les symptômes de la maladie apparaissent tardivement après la piqûre, ils sont diffus, donc difficiles à repérer, d'autant que leurs formes variées peuvent correspondre à de nombreux autres diagnostics. Enfin, les consultations spécialisées sont encore trop rares en France, et l'on n'y tient pas suffisamment compte des avancées scientifiques enregistrées depuis quelques années.

4. Savoir analyser un texte

Il s'agit là d'un exercice qui a pour but d'évaluer votre compréhension du texte et votre capacité à vous exprimer clairement.

Les termes que l'on vous propose ne sont jamais choisis au hasard. Ils renvoient la plupart du temps à des notions essentielles dans le texte.

S'il s'agit d'un terme seul :

– Si vous ne connaissez pas du tout le terme, ne passez pas pour autant la question, aidez-vous du contexte (phrase, paragraphe dans lesquels le terme est contenu) pour émettre des hypothèses de sens.

– Ne vous contentez pas d'un simple synonyme pour le définir (à moins bien sûr que cela soit explicitement demandé).

– Proposez une réponse en deux temps : d'abord une explication du terme en général, puis une définition du terme dans le contexte précis où il vous est donné. Des nuances de sens peuvent alors apparaître.

S'il s'agit d'une expression ou de toute une phrase :

N'expliquez pas chaque mot. Concentrez-vous sur les plus importants, ceux qui portent le sens, et attachez-vous surtout à souligner le lien qui les unit pour exprimer une idée précise.

Entraînement

Ibuprofène, kétoprofène : des anti-inflammatoires à éviter en cas d'infection

Si, comme bon nombre de Français, vous avez dans votre armoire à pharmacie de l'ibuprofène (Advil et autres) et du kétoprofène (Profénid et autres), ce message vous concerne ! Il émane de l'Agence nationale de sécurité du médicament et des produits de santé (ANSM) qui avait lancé, en juin 2018, une enquête nationale de pharmacovigilance portant sur les deux AINS les plus utilisés pour combattre la fièvre ou la douleur. Les centres de pharmacovigilance de Tours et de Marseille viennent de dévoiler leurs résultats : ces médicaments ne doivent pas être pris en cas d'infection, car ils risquent d'aggraver la situation.

Sur l'ensemble des cas rapportés depuis l'année 2000, l'agence a retenu 337 complications infectieuses avec l'ibuprofène et 49 avec le kétoprofène, « après avoir pris en compte uniquement les cas les plus graves chez des enfants ou des adultes [souvent jeunes] sans facteur de risque ni comorbidité ». Il s'agit d'infections sévères de la peau et des tissus mous, d'infections généralisées (sepsis), d'infections pulmonaires (pneumonies et pleurésie), neurologiques ou ORL compliquées, entraînant des hospitalisations, des séquelles, voire un décès. (...)

Le Point, le 18/04/19

Question

Définissez les termes soulignés dans l'extrait.

Corrigé

- Pharmacovigilance : les deux racines réunies pour former ce terme (pharmaco : drogue/vigilance : attention portée à quelque chose ou quelqu'un) nous aident à déduire qu'il s'agit ici de porter une attention particulière aux effets secondaires engendrés par les médicaments que l'on consomme. Dans cet extrait d'article, le lecteur est incité à faire preuve de vigilance lorsqu'il consomme certains produits utilisés pour combattre la fièvre ou la douleur et dont les effets sont nocifs en cas d'infection.

- Comorbidité : la morbidité désigne le caractère maladif d'un individu ou de toute une population. Le préfixe « co » désigne « ce qui fonctionne avec », « ce qui accompagne ». Ainsi, en médecine, la comorbidité désigne la présence d'un ou de plusieurs troubles associés à un trouble ou une maladie primaire, l'effet provoqué par ces troubles ou maladies associés. L'article proposé ici évoque le fait que l'étude dont les résultats sont rapportés s'est basée sur des individus ne rencontrant pas de problèmes de santé autres que ceux pour lesquels ils ont eu recours à certains types de médicaments.

5. Savoir commenter

Commenter un extrait de texte consiste à s'appuyer sur la pensée de son auteur pour analyser les idées essentielles à en retenir et éventuellement les compléter avec des réflexions personnelles. Ainsi, il n'est pas un résumé puisqu'il ne se contente pas du tout de reformuler les idées déjà énoncées, et il n'est pas non plus une dissertation puisqu'il doit impérativement s'inspirer des réflexions de l'auteur, sans forcément répondre à une problématique. La maîtrise de la langue et le choix d'un vocabulaire adaptés y sont essentiels, comme dans tous les autres types d'exercices.

Il ne vous sera pas demandé de commenter un texte dans son intégralité : le temps imparti pour l'épreuve est trop court pour permettre cela. On peut par contre tout à fait vous demander d'en commenter une phrase, un bref passage particulièrement significatif. Dans ce cas, la méthode demeure la même que lorsqu'il s'agit de commenter l'intégralité du texte : utilisez l'extrait soumis à votre réflexion comme point de départ afin de l'enrichir de votre propre analyse.

A. Pourquoi donner cet exercice à l'écrit ?

Le premier critère évalué grâce au commentaire de texte est bien évidemment celui de la compréhension du texte par le candidat : en restituant correctement la pensée de l'auteur, on indique que l'on a su s'en imprégner, même si certains concepts sont parfois complexes. D'où l'intérêt de posséder une culture générale solide : vous vous laisserez moins facilement désarçonner par des thématiques, sociales ou non, au premier abord un peu hermétiques.

Mais le commentaire permet aussi de prouver que l'on est capable de rebondir sur les notions abordées en les complétant si nécessaire, et donc en structurant sa propre réflexion.

CONSEILS DU FORMATEUR

Le verbe « commenter » signifie « faire des remarques, un exposé qui explique, interprète, apprécie un texte ou une œuvre ». Vous ne pouvez donc en aucun cas vous contenter de paraphraser ce qui a été exprimé par l'auteur : il faut vous impliquer dans votre analyse, enrichir l'ensemble grâce à vos connaissances, quitte d'ailleurs à contredire ou nuancer sur certains points les propos de l'auteur : un commentaire ne consiste pas obligatoirement à abonder dans le sens de ce qu'il affirme.

Le commentaire de texte ne présente d'intérêt que s'il discute, complète, voire nuance les propos de l'auteur. La consigne donnée vous guidera : elle précisera en effet s'il s'agit de commenter l'ensemble du texte (souvent un article récent traitant de thématiques actuelles), d'en tirer une problématique globale, ou si vous devez extraire une ou deux idée(s) qui vous interpelle(nt) particulièrement afin de la (ou les) discuter.

B. S'imprégner de la réflexion de l'auteur dans un premier temps

Il faut être certain de bien la saisir, sans commettre de contresens. La phase de lecture est donc déterminante. Relisez le texte autant de fois que nécessaire.

C. Structurer le texte

Grâce entre autres aux mots de liaison, au découpage en paragraphes, repérez quelle est la structure du texte, qui vise le plus souvent à mettre en valeur une opinion.

D. Prendre des notes

Dans la marge, notez sous forme de phrases rapides les idées que vous extrayez de cette lecture afin d'obtenir une trame qui schématise l'enchaînement des notions abordées. S'il s'agit d'une argumentation d'où se dégage clairement une thèse défendue par l'auteur et soutenue par des arguments structurés, la construction de l'ensemble doit être relevée.

E. Se poser les bonnes questions

À partir des notes ainsi obtenues, posez-vous différentes questions : quel était l'objectif de celui qui a écrit le texte ? Pourquoi veut-on vous faire réfléchir sur cette thématique ? Quelles connaissances avez-vous sur le sujet ? En quoi approuvez-vous ou estimez-vous au contraire certaines idées de l'auteur ?

Face à chaque notion extraite du texte, interrogez-vous : en quoi l'idée abordée peut-elle être complétée, discutée, nuancée, etc ? Appuyez-vous sur vos connaissances pour enrichir votre analyse. Plus vous aurez d'exemples précis sur lesquels appuyer votre réflexion, plus solide elle apparaîtra.

F. Construire son plan

Comme pour tout exercice de ce type, l'étape de la construction du plan ne doit surtout pas être négligée : si le texte s'organise autour d'un plan que vous souhaitez reprendre tel quel, cela est tout à fait envisageable. Vous pouvez aussi très bien d'aborder dans un premier temps les notions de l'auteur avec lesquelles vous êtes en accord, afin de développer dans un second temps celles que vous souhaitez nuancer.

Vous n'aurez sans doute pas pas le temps, un jour d'épreuve, de rédiger la totalité de votre devoir au brouillon. Votre plan doit donc constituer une trame solide à laquelle vous vous reporterez régulièrement afin de vous assurer que vous ne vous éloignez pas de votre réflexion de départ. Vous y ferez donc clairement apparaître, à l'aide de mots de liaison, l'organisation de votre commentaire.

Pour rédiger une introduction pertinente, vous devez y faire apparaître :
- Une phrase d'accroche, qui permet de lancer la thématique abordée.
- Une présentation rapide du sujet.
- Une problématique claire et précise qui permet de bien cerner la question à laquelle vous allez répondre.
- Une annonce adroite du plan.

De même, pour soigner votre conclusion, il est important qu'elle contienne :
- Un rapide bilan de ce qui a été énoncé précédemment afin de démontrer que l'on a bien apporté une réponse à la question de départ.
- Puis un bilan de ce que l'on a soi-même apporté au fil de l'analyse.

G. Se relire

Comme pour tout exercice de ce type, la relecture constitue une étape incontournable : réservez-vous impérativement du temps pour ne pas la mener à la hâte !

Entraînement

Contrairement aux idées reçues, la maltraitance ne se produit pas uniquement dans les établissements de santé. Bien au contraire. Dans 70 % des cas, elle a lieu à domicile, dans l'intimité d'un appartement, d'une chambre ou dans le voisinage. L'isolement contribue à faire perdurer ces situations. « **Quand on est seul, on est acheteur de lien social** », constate Alain Koskas. « Alors on est prêt à ouvrir sa porte à tout, y compris les abus ». À partir de là, il est parfois difficile de faire marche arrière. « Certaines personnes ont honte de dire qu'elles sont victimes quand d'autres préfèrent endurer la maltraitance pour ne pas rester seules. »

« Personnes âgées : plus de 29.000 appels en 2016 pour signaler des cas de maltraitance », par Caroline Piquet, *Le Figaro*, Publié le 15/06/2017

Question

Vous commenterez la phrase en gras dans cet extrait d'article :

Corrigé

La phrase extraite de cet article évoque une réalité douloureuse pour de nombreuses personnes dépendantes très seules : parce que la solitude est souvent très pesante et difficile à vivre au quotidien, elle incite des personnes qui la subissent à rechercher des échanges avec tout individu susceptible de leur apporter une présence, un semblant d'attention. Cet état de fait les pousse parfois à accepter l'inacceptable, car même si elles ont conscience que les traitements qu'elles subissent ne sont pas corrects, elles les préfèrent à la solitude, soit parce que celle-ci leur est très pénible, soit parce qu'elles savent qu'elles ne pourront pas s'assumer seules au quotidien du fait de leur perte d'autonomie.

Ainsi s'installent des situations que les personnes âgées savent souvent être anormales mais qu'elles ne dénoncent pas et les personnes qui abusent de leur faiblesse ont tout à fait conscience du pouvoir qui est le leur, qu'elles fassent partie de leur famille, de leur voisinage ou encore des personnes chargées d'assurer leur maintien à domicile. Cet état de fait n'est malheureusement pas rare et donne parfois lieu à des situations d'extrême détresse.

Fiche 1 : les aidants familiaux

Une carence dramatique en structures spécialisées pour l'accueil de **personnes handicapées** oblige l'entourage proche à s'organiser, à se sacrifier parfois pour prendre en charge leur parent dépendant. La loi du 22 mai 2019 vise à améliorer la reconnaissance des proches aidants. Leur statut est donc enfin reconnu et leur implication mesurée à sa juste valeur, après des décennies d'indifférence en dépit du rôle central qu'ils jouent pourtant auprès de leurs proches dépendants.

A. Qui sont les aidants familiaux (ou aidants naturels) ?

On appelle « **aidant familial** » la personne qui vient en aide à titre non professionnel, pour partie ou totalement, à une personne dépendante de son entourage pour les activités de la vie quotidienne. Aide qui peut prendre plusieurs formes : *nursing*, soins, accompagnement à l'éducation et à la vie sociale, démarches administratives, veille, soutien psychologique, activités domestiques, etc.

Au moins 8 millions de personnes en France sont l'aidant principal d'une personne proche, majoritairement des femmes du cercle familial resserré : conjoints, ascendants ou descendants. 20 % des aidants interviennent également auprès d'amis ou de voisins.

Il n'y a pas de disparités particulières entre les régions du nord ou du sud de la France, et le phénomène concerne aussi bien des personnes vivant en milieu rural qu'en milieu urbain.

a. Les différents types d'aides qu'ils sont susceptibles d'apporter au quotidien

- de la surveillance ;
- des tâches domestiques, ménage, entretien, jardinage ;
- de l'aide pour les soins, la prise de médicaments ;
- de l'aide pour les activités élémentaires de la vie quotidienne ;
- de l'aide pour la gestion financière et administrative ;
- du soutien moral ;
- de l'accompagnement aux rendez-vous médicaux, etc.

b. Quel est leur statut juridique ?

Jusqu'à présent, on parlait « des aidants » en général, sans qu'ils aient de statut juridique. La **loi pour l'adaptation de la société au vieillissement** (ASV) précise les modalités de l'assouplissement et de l'élargissement du congé de soutien familial pour les aidants qui doivent souvent concilier une activité professionnelle et l'accompagnement d'une personne âgée dépendante.

Le **Code de l'action sociale et de la famille** stipule qu'est considéré comme un aidant familial le conjoint, le concubin, la personne avec laquelle le bénéficiaire a conclu un pacte civil de solidarité (PACS), l'ascendant, le descendant ou le collatéral jusqu'au quatrième degré du bénéficiaire, ou l'ascendant, le descendant ou le collatéral jusqu'au quatrième degré de l'autre membre du couple qui apporte l'aide humaine et qui n'est pas salarié pour cette aide.

L'aidant familial peut bénéficier de **formations** et a droit à la **validation des acquis de l'expérience**.

En tant qu'aidant, il est possible d'obtenir le statut de salarié si :

– on aide une personne âgée dépendante bénéficiaire de l'APA. Cette allocation peut lui permettre de rémunérer son aidant ;

– on aide une personne en situation de handicap bénéficiaire de la prestation de compensation du handicap ;

– l'on n'est ni le conjoint ni le concubin ou la personne ayant conclu avec elle un pacte civil de solidarité, ni son obligé alimentaire au premier degré dans le cas des personnes en situation de handicap.

L'aidant salarié est soumis aux règles du droit du travail. La durée maximale de travail est fixée à 48 heures par semaine.

Depuis le 1er janvier 2020, les dédommagements perçus par les personnes aidant un proche handicapé dans le cadre de la prestation de compensation du handicap (PCH) ne sont plus soumis à l'impôt sur le revenu, à la CSG et à la RDS. La loi du 6 mars 2020 vise en outre à améliorer l'accès à la prestation de compensation du handicap (PCH).

FOCUS CHIFFRES

- On estime actuellement à 8,3 millions le nombre d'aidants familiaux en France.
- 60 % des aidants sont des femmes.
- 1 aidant sur 2 consomme des anxiolytiques pour supporter sa situation.
- 1 aidant sur 2 travaille encore.
- 1 aidant sur 2 encore actif a dû renoncer partiellement ou complètement à son activité professionnelle afin de demeurer disponible pour son proche dépendant.
- Les aidants sont globalement plus âgés que le reste de la population : 57 % ont plus de 50 ans, l'âge moyen s'établit à 64 ans.
- 18 % des aidants interviennent auprès d'amis ou de voisins.

c. Quelles conséquences pour les aidants au quotidien ?

Les aidants familiaux souffrent dans une proportion importante d'**épuisement physique** et de **fatigue morale**. Un aidant sur 2 assumant la prise en charge d'un malade âgé souffre de signes de dépression et consomme des anxiolytiques. Cependant, ils sont tellement habitués à apporter leur aide qu'ils pensent rarement à en demander pour eux-mêmes. Dans 36 % des cas environ, l'aidant décède avant le malade d'Alzheimer qu'il accompagne au quotidien.

Ils doivent également fréquemment renoncer partiellement ou totalement à occuper un emploi afin d'être plus disponibles, ce qui diminue souvent considérablement leur pouvoir d'achat.

B. Quelles aides pour les aidants ?

a. Le droit au répit

Depuis le 1er octobre 2020, les aidants ont tous la possibilité de prendre des « congés proche aidant » rémunérés pour aider un proche en situation de handicap ou en perte d'autonomie. Ce congé peut durer jusqu'à trois mois et être renouvelé jusqu'à un an sur l'ensemble de la carrière d'un salarié.

b. Des séjours vacances atypiques pour les aidants

Plusieurs associations proposent des séjours adaptés aux situations de détresse que connaissent de nombreuses personnes épuisées par leur quotidien d'aidant. Ces temps organisés ont pour principal intérêt d'offrir aux aidants ce dont ils sont privés tout au long de l'année : un temps de répit pendant lequel ils peuvent se reposer sans avoir à craindre que leur proche dépendant se retrouve sans prise en charge.

Ces vacances atypiques ne peuvent être organisées que grâce à l'investissement de bénévoles qui assurent, le temps du séjour, les soins nécessaires auprès de la personne dépendante. Ces parenthèses constituent aussi l'occasion pour l'aidant d'échanger avec d'autres personnes qui vivent la même situation.

Chaque année, la journée nationale des aidants familiaux sensibilise la population aux conditions de vie de ceux qui endossent ce rôle.

c. La loi Mathys, de quoi s'agit-il ?

Depuis 2015, cette loi autorise les salariés d'une entreprise à donner par solidarité des RTT à un collègue devant rester temporairement auprès d'un proche malade, nécessitant une présence soutenue. Cette situation doit être attestée par le médecin ayant en charge la maladie ou le handicap. L'accord de l'employeur est obligatoire.

Tous les types de jours de repos (RTT, jours de récupération ou congés payés ordinaires) sont concernés, aussi bien dans le secteur public que dans le secteur privé.

✎ Entraînement sur les aidants familiaux

❶ Pourquoi parle-t-on parfois d'aidants familiaux et parfois d'aidants naturels ?

❷ Les aidants naturels bénéficient-ils d'un statut juridique clairement défini ?

Corrigé

❶ La désignation « aidant naturel » se veut plus large que celle évoquant « l'aidant familial ». En effet, les aléas de la vie amènent parfois des personnes ne possédant pas de lien de famille avec des malades à assurer malgré tout leur prise en charge au quotidien : ils peuvent ainsi être leurs voisins, des amis proches, des collègues… Ils sont bien souvent le dernier recours de personnes qui, vivant une situation de dépendance durable ou non, ne peuvent s'assumer seules au jour le jour et ont donc besoin d'un soutien logistique, psychologique, administratif, etc. Cependant, on désigne souvent les aidants sous l'appellation d'« aidants familiaux » du fait qu'ils sont souvent issus de leur environnement familial immédiat.

❷ Selon le Code de l'action sociale et de la famille : « Est considéré comme un aidant familial, le conjoint, le concubin, la personne avec laquelle le bénéficiaire a conclu un pacte civil de solidarité, l'ascendant, le descendant ou le collatéral jusqu'au quatrième degré du bénéficiaire, ou l'ascendant, le descendant ou le collatéral jusqu'au quatrième degré de l'autre membre du couple qui apporte l'aide humaine et qui n'est pas salarié pour cette aide ». Le statut juridique d'aidant familial est reconnu par l'État suite au décret de la loi relative à l'adaptation de la société au vieillissement (ASV) du 1er janvier 2016. Malgré cela, aujourd'hui encore, 74 % des aidants familiaux ne connaissent pas leur statut.

Fiche 2 : la famille

A. Définition

Difficile aujourd'hui de définir un schéma standard de la famille tant celle-ci a acquis, au fil des décennies, des caractéristiques nouvelles et multiples prouvant qu'elle connaît des mutations qui la rendent polymorphe.

L'**homoparentalité**, les **familles recomposées**, **monoparentales** sont autant de données sociologiques qu'il faut désormais prendre en compte, et qui poussent la société à des réflexions nouvelles et parfois complexes sur ce qui définit les tuteurs légaux, les liens de parenté, et donc toute la notion de famille.

Quoi qu'il en soit, de nos jours, la famille reste une valeur refuge centrale vers laquelle se tournent la plupart des individus. En période de crise, elle constitue même parfois le dernier rempart avant de tomber dans la précarité.

Les facteurs d'évolution

On observe :

- de moins en moins de mariages, délaissés au profit du PACS ;
- des divorces de plus en plus nombreux ;
- de moins en moins de familles nombreuses ;
- de plus en plus de personnes vivant seules.

B. La famille à travers quelques chiffres

- En 2021, on a comptabilisé 738 000 naissances et 657 000 décès. En 2020, on comptabilisait 12 000 décès de plus, mais ils étaient 44 000 de moins en 2019, ce qui indique que nous ne sommes toujours pas revenus à une situation similaire à celle d'avant la pandémie de covid-19.

- De nombreux couples qui n'avaient pas pu se marier à cause de la situation sanitaire se sont unis en 2021. Cette année-là a donc enregistré 220 000 mariages, soit 42 % de plus que l'année précédente.

- Depuis 2017, qui a vu se concrétiser la possibilité de simplifier la procédure de divorce lorsqu'il s'agit d'une séparation à l'amiable, les chiffres du divorce demeurent stables (environ 130 000 par an), mais il a de plus en plus souvent lieu par consentement mutuel, sans l'intervention d'un juge. Ainsi en France, environ 45 % des mariages se terminent par un divorce.

C. Le cadre législatif s'adapte à ces évolutions

Au niveau politique, de nombreuses questions se posent afin que la législation s'adapte aux différentes évolutions familiales. L'Assemblée nationale a adopté un volet de la loi famille, intitulée « Autorité parentale et intérêt de l'enfant » (loi APIE), le 17 juin 2014 : un « mandat d'éducation quotidienne » a ainsi été entériné pour le beau-parent.

De nombreuses interrogations en lien avec la **notion de filiation** se trouvent au cœur des débats. Par exemple, en France, plusieurs dizaines de milliers d'enfants sont élevés au sein de foyers dont les parents sont homosexuels, sans que leur réalité sociale et affective corresponde à leur statut administratif.

Pour de nombreux **couples homosexuels**, l'accès au mariage acquis en 2013 ne constituait qu'une première étape dans la reconnaissance de leur droit à fonder une famille. Plusieurs associations de défense des droits des homosexuels attendent du Gouvernement qu'il autorise également l'accès à la gestation pour autrui (GPA) pour les couples d'hommes et celui à la procréation médicalement assistée (PMA) pour les couples de femmes.

Emmanuel Macron s'était engagé, lors de la campagne présidentielle de 2017, à ouvrir le débat autour de l'accessibilité à la **PMA** pour toutes les femmes, et non plus uniquement pour les femmes hétérosexuelles en couple. C'est chose faite depuis qu'un décret d'application de la loi bioéthique ainsi qu'un arrêté sont parus dans le Journal officiel, le 29 septembre 2021.

En France, la **GPA** est illégale et les parents utilisant les services d'une femme à l'étranger ne peuvent obtenir la reconnaissance légale de cet enfant comme étant le leur. Aux yeux de la loi, il reste celui de la femme qui l'a porté, même si elle ne l'élève pas par la suite. Le 12 décembre 2014, la circulaire Taubira, dont l'objectif est de faciliter la délivrance de papiers d'identité français à des enfants nés par GPA à l'étranger, a été validée par le Conseil d'État.

Il revient aux législateurs de savoir prendre en compte les évolutions de la notion de filiation et de savoir les intégrer dans nos textes de loi en ayant toujours avant tout le souci du bien-être de l'enfant, qui doit l'emporter sur toute autre revendication.

Entraînement sur la famille

❶ L'adoption est-elle ouverte aux couples homosexuels en France ?

❷ D'après vous, pourquoi l'âge auquel une femme accouche de son premier enfant ne cesse-t-il de reculer en France ?

Corrigé

❶ L'adoption est ouverte à tous les couples mariés, qu'il s'agisse de couples hétérosexuels ou homosexuels. L'agrément ne peut en aucun cas être refusé à un couple au motif qu'il est constitué de personnes de même sexe.

❷ Les raisons qui expliquent que l'on devienne mère de plus en plus tard en France sont essentiellement sociologiques. C'est la conjugaison de plusieurs facteurs :
- l'allongement de la durée des études ;
- la progression de l'emploi féminin ;
- le souhait croissant des femmes de ne mettre des enfants au monde qu'une fois installées dans la vie, avec des diplômes, un emploi stable, un logement et une vie de couple.

Par ailleurs, incontestablement, la diffusion de la contraception contribue à ce recul en réduisant la fréquence des grossesses non désirées, notamment chez les plus jeunes.

Fiche 3 : la place des femmes dans la société

Depuis la Seconde Guerre mondiale, le statut des femmes a connu de nombreuses évolutions qui lui ont peu à peu permis d'atteindre des droits qui lissent les inégalités avec les hommes : accès à la contraception, droit à l'**IVG** (interruption volontaire de grossesse), autorité parentale équivalente à celle du père, droit d'exercer librement une profession, etc. Les avancées sociales ont été bien plus nombreuses pour les femmes en quelques décennies qu'en plusieurs siècles. Cependant, des progrès restent encore à accomplir pour que les disparités hommes-femmes deviennent un phénomène totalement lié au passé.

Depuis l'automne 2017 et la révélation des agressions sexuelles subies par de nombreuses actrices dans le monde du cinéma, la parole des femmes se libère dans des milieux divers (professionnel, politique, sportif ...). Les réseaux sociaux ont participé à cette libération, à travers le mouvement #MeToo par exemple, suscitant la pandémie parce qu'ils s'apparentent parfois à de véritables tribunaux populaires.

A. Les disparités

Les **inégalités salariales** tendent à s'estomper, cependant, plus on monte dans les hiérarchies professionnelles, plus les différences sont criantes.

Aujourd'hui, la moyenne des salaires mensuels féminins est encore inférieure de 10 % à celle des salaires masculins.

Les **inégalités face à la précarité** penchent très nettement en défaveur des femmes : elles sont plus touchées par le chômage que les hommes, elles sont également plus concernées par le temps partiel subi et sont bien plus souvent responsables de familles monoparentales que les hommes.

Les **inégalités au sein des ménages** sont les plus difficiles à faire disparaître. En 2017, 80 % des tâches ménagères reviennent encore aux femmes, qui se chargent également plus souvent que les hommes de l'éducation des enfants, parfois au détriment de leur carrière professionnelle. 10 % seulement des congés parentaux sont pris par les pères.

Au sein de la **sphère politique**, les femmes sont encore peu représentées. Plus les postes occupés requièrent de prise de responsabilités, moins ils sont dévolus aux femmes. Pourtant, la loi du 6 juin 2000 impose aux partis de présenter 50 % de candidats de chacun des deux sexes.

B. Les conséquences

a. Dans la sphère politique

Lors des élections législatives de 2022, 215 femmes ont été élues députées dans la nouvelle Assemblée nationale, ce qui marque un léger recul par rapport aux élections de 2017, où elles étaient 224.

Le 14 février 2015, les députés ont adopté à la quasi-unanimité un projet de loi instaurant des quotas dans la haute fonction publique. L'objectif était de porter à plus de 20 % les nominations de femmes sur la période 2013-2015, plus de 30 % pour les deux années suivantes, et au-delà de 40 % à partir de 2018. Les femmes représentent près de 60 % des agents de la fonction publique, mais ne sont que 14 % aux postes de cadres dirigeants et 24 % à ceux de cadres supérieurs.

b. Dans la sphère professionnelle

Dans les **entreprises** ou dans la **fonction publique**, les femmes restent très minoritaires à un niveau de direction.

Bien que proportionnellement plus nombreuses que les hommes à accéder aux études supérieures, les femmes demeurent moins présentes dans les filières les plus cotées, subissent davantage le chômage et le temps partiel non choisi. L'écart des salaires moyens est aussi en leur défaveur.

Les femmes subissent parfois une **discrimination à l'embauche** due à la crainte des employeurs de devoir gérer des absences liées à une éventuelle maternité ou à la garde d'enfants malades.

L'arsenal législatif ne pouvant être mis en cause, puisqu'il existe bel et bien et fixe en théorie les fondements d'une égalité hommes-femmes, il apparaît donc que la disparition des discriminations sexistes relève bien plus de l'évolution des mentalités.

Il s'agit d'un **travail de fond sur le long terme**, à la fois éducatif, politique et social, qui permettra sans doute un jour que les femmes ne soient plus considérées comme le sexe faible.

C. Une avancée législative : la loi pour l'égalité réelle

La loi pour l'égalité réelle, ou loi n° 2014-873 du 4 août 2014 pour l'égalité réelle entre hommes et femmes, est une loi française qui vise à combattre les inégalités entre les deux sexes. Elle aborde l'égalité dans toutes ses dimensions : l'égalité professionnelle, la lutte contre la précarité, l'image de la femme dans les médias, la lutte contre les violences, la parité en politique et dans le milieu social et professionnel.

Parmi les avancées majeures, on notera **la réforme du congé parental** qui vise à favoriser le partage des responsabilités parentales, l'expérimentation d'une garantie contre les impayés de pensions alimentaires ou encore le renforcement des compétences du Conseil supérieur de l'audiovisuel afin de lutter contre les stéréotypes sexistes et les traitements dégradants imposés aux femmes dans les médias.

Un amendement adopté par le Sénat impose également l'interdiction des concours de beauté pour les enfants de moins de 13 ans (les concours de « mini-miss »).

D. Les violences faites aux femmes en France

Au sein du couple, la violence conjugale peut prendre plusieurs formes visant à porter atteinte à l'intégrité physique ou psychique de la partenaire en la soumettant par la force ou par la manipulation mentale à l'autorité du conjoint.

Bien souvent, les **femmes victimes de violences** de la part de leur conjoint ne le quittent pas pour des raisons diverses :

- parce que le conjoint maltraitant fonctionne par crises et, en période favorable, promet de changer, de ne plus recommencer ;
- parce qu'elles sont parfois financièrement dépendantes de leur bourreau ;
- par peur de ne pas parvenir à assumer les enfants seules, ou de devoir être séparées d'eux ;
- par peur des représailles : de nombreuses femmes sont mortes après avoir osé quitter et dénoncer leur conjoint, lorsque celui-ci les a retrouvées et brutalisées une ultime fois pour se venger.

a. Quelles sont les violences existantes ?

– Les **violences physiques** : coups, blessures, mutilations, meurtre, etc.

– Les **violences sexuelles** : viol, agressions sexuelles, proxénétisme, mutilations sexuelles.

– Les **violences psychologiques** : chantage, insultes, humiliation, dévalorisation, menaces, pressions.

– Les **privations et contrainte** : vol, destruction de propriété, privation d'autonomie, volonté d'aliénation.

b. Les violences conjugales

– 1 femme décède tous les 2,7 jours, victime de son conjoint ou ex-conjoint.

– Contrairement à ce que pouvaient laisser craindre les différentes périodes de confinement liées à la crise sanitaire du Covid-19, le nombre d'homicides liés aux violences d'un conjoint sur sa compagne ou son ex-compagne a baissé de 40 % en 2020. Les décès de 88 femmes sont liés à des violences conjugales.

c. Les violences sexuelles

Chaque année, en moyenne, 84 000 femmes majeures sont victimes de viol ou de tentatives de viol : dans 90 % des cas, ces agressions ont été perpétrées par une personne connue de la victime ; dans 37 % des cas, c'est le conjoint qui est l'auteur des faits. En France, 1 femme sur 2 a déjà subi des violences sexuelles.

d. Les enfants victimes des violences conjugales

– 143 000 enfants vivent dans un foyer où leur mère a déclaré être victime de violences de la part de son conjoint ou ex-conjoint.

– 42 % d'entre eux ont moins de 6 ans.

On estime que chaque année au moins 20 enfants décèdent parce qu'ils sont les victimes collatérales de violences conjugales auxquelles ils assistent.

e. Les jeunes femmes (18-25 ans)

– 1 victime d'agression sexuelle sur 3 était âgée de 18 à 25 ans au moment de l'agression.

– 20 % des victimes de violences conjugales sont âgées de 20 à 24 ans en Île-de-France.

– 90 % des **mariages forcés** sont réalisés avant 25 ans.

– 1 jeune fille sur 5 a été insultée en ligne sur son apparence physique et 1 sur 6 a été confrontée à des cyberviolences à caractère sexuel par photos, vidéos ou textos.

f. Les femmes en situation de handicap

Le handicap est un facteur aggravant d'exposition aux violences faites aux femmes : des taux de prévalence plus importants sont enregistrés pour les femmes en situation de handicap. Ils correspondent à 3,9 % des femmes handicapées contre 1,87 % des femmes en moyenne.

80 % des femmes en situation de handicap ont déjà été victimes de violence.

g. Les femmes des territoires ultramarins

La prévalence des violences faites aux femmes est plus forte dans les **territoires ultramarins** : elles sont 15 % à la Réunion et 18 % à la Martinique à se déclarer victimes de violences conjugales, lorsque ces dernières concernent 10 % des femmes dans l'Hexagone.

E. Les mesures prises

Un service d'assistance téléphonique anonyme et gratuit est dédié aux femmes victimes de violences au 39 19. Une femme en situation de violences peut recevoir une ordonnance de protection par le juge aux affaires familiales sans qu'une plainte soit déposée. Le conjoint violent sera alors obligé de quitter le domicile, ou bien la victime bénéficiera d'un logement en priorité pour elle et ses enfants.

Le **5e Plan de mobilisation et de lutte contre les violences (2017-2019)** a été mis en place dans le souci de permettre aux femmes victimes de violences d'accéder à leurs droits, et d'être protégées et accompagnées afin de sortir des violences et se reconstruire. Le Plan fixait trois objectifs :

– sécuriser et renforcer les dispositifs qui ont fait leurs preuves pour améliorer le parcours des femmes victimes de violences et assurer l'accès à leurs droits ;

– renforcer l'action publique là où les besoins sont les plus importants ;

– déraciner les violences par la lutte contre le sexisme, qui banalise la culture des violences et du viol.

Du 3 septembre au 25 novembre 2019 s'est tenu le Grenelle des violences conjugales qui a permis de faire émerger des mesures fortes telles que l'ouverture sans interruption du numéro d'urgence 3919, ce qui a fait monter le nombre d'appels de 150 à 600 par jour ; ou encore la formation initiale et continue à l'accueil des femmes victimes de violences conjugales dispensée aux forces de l'ordre.

Entraînement sur la place des femmes

❶ Pourquoi les dernières élections législatives constituent-elles une étape importante dans la lutte contre les inégalités hommes-femmes ?

❷ Le cadre législatif fixant l'obligation de respecter l'égalité hommes-femmes existant déjà en grande partie, comment expliquer que les inégalités perdurent dans le temps ?

❸ Faites quelques recherches afin de trouver quels sont les engagements du président Emmanuel Macron concernant le respect de l'égalité hommes-femmes.

❹ Pourquoi la parole de femmes dénonçant le sexisme qu'elles subissent au quotidien s'est-elle particulièrement libérée à l'automne 2017 ?

Corrigé

❶ Les élections législatives de juin 2017 sont un signal fort car elles ont envoyé pour la première fois près de 40 % de femmes à l'Assemblée nationale. Même si l'égalité avec les députés hommes n'est pas encore atteinte, il s'agit du score le plus élevé de l'histoire de la Vᵉ République.

❷ Il semblerait que la solution aux discriminations imposées aux femmes dans différents domaines ne relève pas uniquement d'un arsenal législatif mais certainement plus d'une évolution des mentalités. En effet, les réflexes sexistes, misogynes et discriminatoires proviennent souvent de comportements dont on a plus ou moins consciemment hérité par son éducation. Ainsi, de nombreux jugements négatifs, dégradants ou dévalorisants pour les femmes sont considérés comme indiscutables, car culturellement ancrés dans les mentalités.

Il ne saurait donc s'agir de se contenter d'accumuler les textes de loi censés imposer une parité ou un respect qui peinent à faire sens pour certains, si l'on ne s'applique pas par ailleurs à éduquer les esprits et à faire évoluer les façons de penser figées sur des stéréotypes dépassés.

❸ Le 25 novembre 2017, Emmanuel Macron a lancé officiellement la Grande Cause nationale à laquelle son quinquennat sera dédié, à savoir l'égalité entre les hommes et les femmes. Parmi les grands axes de ce Plan, on retiendra la mise en place d'un module d'enseignement dans toutes les écoles publiques consacré à la prévention et la lutte contre le sexisme, le harcèlement et les violences faites aux femmes. Il s'agira aussi d'étendre les pouvoirs du Conseil supérieur de l'audiovisuel (CSA) afin qu'il régule la présence de vidéos dont le contenu peut se révéler dégradant pour les femmes.

❹ En septembre 2017, une actrice a osé révéler le harcèlement et les agressions sexuelles dont s'était rendu coupable à son égard le grand producteur hollywoodien Harvey Weinstein, suivie dans sa dénonciation par des dizaines d'autres actrices. Ce scandale ne s'est pas arrêté là, participant très largement à délier les langues de nombreuses femmes victimes au quotidien de comportements sexistes et dégradants, que ce soit en politique, dans le monde du cinéma, du sport, de l'entreprise, etc. Il semblerait qu'une réelle prise de conscience ait alors eu lieu, concernant les stéréotypes rétrogrades et machistes encore bien présents dans notre société.

Fiche 4 : le handicap

La loi n° 2005-102 pour l'égalité des droits et des chances, la participation et la citoyenneté des personnes handicapées a été votée le **11 février 2005**. Elle introduit pour la première fois dans le Code de l'action sociale et des familles une définition du handicap considéré comme « toute limitation d'activité ou de restriction de participation à la vie en société subie dans son environnement par une personne en raison d'une altération substantielle, durable ou définitive d'une ou plusieurs fonctions physiques, sensorielles, mentales, cognitives ou psychiques, d'un polyhandicap ou d'un trouble de santé invalidant ».

La classification internationale des handicaps (CIH) établie par l'OMS en 1980, remplacée en 2001 par la classification internationale du fonctionnement, du handicap et de la santé (CIF), met en évidence les différentes composantes du handicap :

- les **déficiences** ;
- les **limitations d'activité** ;
- les **restrictions de participation**.

FOCUS CHIFFRES

- Environ 400 000 élèves en situation de handicap sont scolarisés en France. Parmi eux, plus de 300 000 le sont dans les établissements publics et privés de l'Éducation nationale (+ 7 % par an) ; ils représentent 2,5 % des élèves du premier degré et du collège mais seulement 1 % des lycéens.
- 30 % de ces élèves sont scolarisés avec l'appui d'un dispositif collectif (8 600 unités localisées pour l'inclusion scolaire [Ulis] de l'école au lycée), 45 % avec l'appui de plus de 80 000 accompagnants.
- Environ 700 000 personnes souffrent de handicaps intellectuels (difficultés de l'apprentissage, du langage ou retards mentaux).
- Les déficiences motrices concernent environ 2 300 000 personnes, soit 4 % de la population générale.
- Au total, 5,18 millions de personnes souffrent d'une déficience auditive, dont 303 000 personnes souffrent d'une déficience auditive profonde ou totale.
- Au total, 1,7 million de personnes souffrent d'une déficience visuelle, dont environ 61 000 aveugles complets.
- Chez les adultes handicapés, le taux de chômage s'élève à 21 %, soit plus du double de l'ensemble de la population active.

1 253 800 personnes étaient bénéficiaires de l'allocation adultes handicapés au 31 décembre 2020.

A. L'intégration des personnes handicapées

En France, plusieurs lois visent à assurer une meilleure intégration des individus handicapés dans une société qui les a souvent déconsidérés et laissés de côté.

La personne handicapée a droit à l'insertion dans la vie sociale. Dans chaque département français, une structure d'accueil et d'accompagnement a été créée en 2006 : il s'agit de la maison départementale des personnes handicapées ou MDPH (voir la loi du 11 février 2005).

L'État et les associations œuvrent pour l'**insertion** et l'**intégration des personnes handicapées** avec la mise en place d'allocations telles que l'AAH.

De même, la **prestation de compensation du handicap** (la PCH) englobe les différentes aides dont peut éventuellement bénéficier une personne handicapée, en fonction de ses besoins.

Le **maintien à domicile** est privilégié par le biais d'aides diverses (auxiliaires de vie, équipement adapté) visant à améliorer le quotidien.

Lorsque les gestes sont difficiles et nécessitent une tierce personne, cette aide consiste à procurer à la personne handicapée une assistance pour tout ce qu'elle ne peut pas faire seul, comme se nourrir, se laver, se déplacer.

En novembre 2019, le Premier ministre, Édouard Philippe, a demandé un rapport sur le déploiement à grande échelle de l'habitat inclusif, dans les années à venir, en accord avec la concertation Grand âge et autonomie. L'habitat inclusif concerne les personnes âgées ou en situation de handicap qui font le choix d'un lieu de vie regroupé, où est donnée la possibilité de recourir à des services d'accompagnement.

Cependant, le maintien à domicile n'est pas toujours possible. Ce sont alors des institutions qui prennent bien souvent le relais des familles. Il s'agit d'établissements sociaux ou médico-sociaux où la personne handicapée peut effectuer des séjours temporaires ou de longue durée.

La loi du 11 février 2005 pour l'**égalité des droits et des chances**, la participation et la citoyenneté des personnes handicapées renforce les actions en faveur de la scolarisation des élèves handicapés.

Les enfants sont encadrés, lorsque cela est possible, par l'Éducation nationale grâce aux **classes d'intégration scolaire** (CLIS), mais également par les **unités pédagogiques d'intégration** (UPI), les **instituts médico-éducatifs** (IME), etc.

Dans le but de favoriser l'intégration dans le monde du travail des personnes handicapées pouvant exercer un emploi, la loi française stipule que les grandes entreprises doivent embaucher au minimum 6 % de personnel atteint par un handicap avec obligation de proposer un poste adapté.

Des aides visent à favoriser dans les entreprises l'accueil de ces salariés handicapés.

Le 3 décembre 2019, le Conseil supérieur de l'audiovisuel (CSA) a présenté une charte visant à améliorer la représentativité des personnes handicapées et du handicap dans les médias. Les personnes handicapées étaient jusqu'alors très peu présentes sur les chaînes de télévision.

B. La protection des personnes handicapées

La personne étant dans l'incapacité physique et/ou mentale de gérer ses biens peut bénéficier d'une **tutelle** : un tuteur représente la personne handicapée qui perd alors la liberté d'agir en son propre nom. Pour tout acte important, le tuteur doit consulter le juge des tutelles.

La **curatelle** permet à un majeur incapable d'accomplir certains actes importants sous le contrôle d'un curateur.

C. La loi du 11 février 2005

Avec ses 101 articles, la loi du 11 février 2005 a apporté de nombreux changements dans divers domaines.

a. L'accueil

La loi a créé une **maison départementale des personnes handicapées** dans chaque département (MDPH). Sa mission : accueillir, informer et accompagner les personnes handicapées ainsi que leurs familles. La **Commission des droits et de l'autonomie des personnes handicapées** (CDAPH), qui remplace la COTOREP, prend toutes les décisions concernant les aides et les prestations grâce aux évaluations menées par l'équipe pluridisciplinaire mise en place au sein des MDPH.

b. Le droit à compensation

La loi a réaffirmé le droit à compensation « des conséquences de son handicap quelles que soient l'origine et la nature de sa déficience, son âge ou son mode de vie ». Ce droit est accordé à toute personne handicapée. Il constitue l'un des principes fondamentaux de la loi en mettant en avant le projet de vie de la personne.

c. Les ressources

La loi n° 2005-102 a aussi instauré deux nouveaux compléments à l'allocation adulte handicapé : le complément de ressources et la majoration pour la vie autonome.

Elle a également amélioré le cumul de l'**AAH** avec un revenu d'activité en milieu ordinaire, ainsi que la participation aux frais d'hébergement pour les personnes accueillies en établissement.

Elle a enfin réformé le mode de rémunération des travailleurs handicapés en centre d'aide par le travail.

d. L'emploi

La loi a réaffirmé le principe de **non-discrimination** en raison du handicap dans le cadre professionnel : les employeurs devront prendre les mesures appropriées pour permettre aux personnes handicapées d'accéder à un emploi ou d'y progresser et d'accéder à une formation adaptée à leurs besoins. Les salariés peuvent bénéficier d'aménagements d'horaires.

La loi n° 2005-102 a aussi réformé le travail en milieu protégé : les ateliers protégés sont renommés en entreprises adaptées. Ce sont désormais des entreprises du milieu ordinaire ayant pour vocation d'employer en priorité des personnes handicapées.

Les **CAT** sont renommés en établissement ou service d'aide par le travail (ESAT). Les travailleurs ont droit à une rémunération garantie. La loi améliore enfin les droits aux congés et à la validation des acquis de l'expérience.

e. La scolarité et l'enseignement

La loi n° 2005-102 a supprimé la notion d'éducation spéciale et affirme le devoir du service public d'assurer une formation scolaire, professionnelle ou supérieure aux enfants, adolescents et adultes présentant un handicap. Tout enfant ou adolescent doit ainsi être inscrit dans l'école ou l'établissement scolaire le plus proche de son domicile. Il pourra ensuite être accueilli dans un autre établissement, en fonction du projet personnalisé de scolarisation et en associant les parents à ces décisions.

La loi met également en place des équipes de suivi de la scolarisation et des enseignants référents. Elle réaffirme par ailleurs la possibilité de prévoir des aménagements afin que les étudiants handicapés puissent poursuivre leurs études ou passer des concours.

f. L'accessibilité

La loi n° 2005-102 a réaffirmé le principe d'accessibilité pour tous, quel que soit le handicap. Ainsi les établissements recevant du public et les transports collectifs doivent se mettre en conformité avec la loi qui mentionne également la mise en accessibilité des communes et des services de communication publique. 13 ans après la promulgation de cette loi, ce principe n'est pas encore appliqué partout.

Par ailleurs, cette loi a modifié le **Code de la construction et de l'habitation**. Objectif : prendre en compte l'ensemble des handicaps, notamment physiques, sensoriels, cognitifs, mentaux ou psychiques dans le cahier des charges pour les constructeurs.

g. La recherche et l'accès aux soins

La loi de 2005 a créé un observatoire national sur la formation, la recherche et l'innovation sur le handicap. Celui-ci est chargé d'évaluer la coordination des politiques de prévention et de dépistage des problèmes de santé avec la politique de prévention du handicap.

Les professionnels de santé et du secteur médico-social reçoivent une formation spécifique sur l'évolution des connaissances relatives aux maladies à l'origine des handicaps et les innovations thérapeutiques, technologiques, pédagogiques éducatives et sociales.

Enfin, la loi n° 2005-102 a instauré des **consultations médicales de prévention** spécifiques pour les personnes handicapées.

Entraînement sur le handicap

1. Pourquoi peut-on affirmer que la loi du 11 février 2005 a largement contribué à changer le regard porté par la société sur le handicap ?
2. La loi du 11 février 2005 prévoyait, lorsqu'elle a été promulguée, une accessibilité aux personnes dans tous les lieux accueillant du public pour 2015. Nous sommes aujourd'hui en 2019, cet objectif a-t-il été atteint ?
3. Qu'appelle-t-on le handicap invisible ?

Corrigé

1. Pour la première fois, lorsque la loi du 11 février 2005 a été promulguée, un texte législatif affirmait que ce n'est pas aux personnes en situation de handicap de tenter de s'intégrer dans la société mais bien à la société de mettre tout en œuvre pour simplifier leur intégration, et ce quels que soient les domaines de la vie concernés (scolarité, emploi, accessibilité des lieux publics, etc.).
2. En 2021, l'accessibilité de tous les lieux publics aux personnes handicapées n'est toujours pas une réalité.
3. Le handicap invisible désigne toutes les formes de handicap non distinguables au premier abord. On a trop souvent tendance à associer le handicap au fait de devoir se déplacer en fauteuil roulant, alors qu'il existe de multiples formes de handicaps, physiques ou mentaux, dont de très nombreuses sont difficilement repérables au premier abord, telles que la surdité, les maladies chroniques, la dysphasie, etc.

Fiche 5 : les différentes formes de maltraitance

Les victimes de maltraitance sont malheureusement nombreuses. Ainsi, bien qu'il soit très complexe d'établir un chiffre précis, on estime que 1 à 2 enfants meurent chaque jour sous les coups de leurs parents.

Le plus souvent, c'est sur les personnes les plus vulnérables que s'exercent les mauvais traitements : enfants, personnes âgées ou handicapées. La maltraitance émane généralement de personnes ayant autorité sur leur victime, leur étant supérieures en âge ou en force physique.

A. Quelles formes la maltraitance peut-elle prendre ?

Il peut s'agir :

- d'une **maltraitance installée**, chronique, à laquelle la victime est soumise jour après jour ;
- d'une **violence spontanée**, ponctuelle, qui ne se renouvellera pas régulièrement ;
- d'une **maltraitance morale**, visant à détruire la victime dans sa construction psychique ;
- d'une **maltraitance sexuelle** ;
- d'une **maltraitance sexuelle imposant des relations incestueuses** à la victime ;
- d'une **maltraitance passive**, ne découlant pas d'actes violents mais d'une indifférence affective, d'une négligence dangereuse pour la victime ;
- d'une **maltraitance financière**, visant à abuser de la faiblesse de la victime pour la voler, détourner son argent et la spolier ;
- d'une **privation de traitements médicamenteux** indispensables à la victime.

Dans quels cadres peut-elle surgir ?

Les comportements maltraitants peuvent provenir :

- du milieu familial ;
- des institutions médicales assurant la prise en charge de certains patients, ou du personnel devant assurer l'aide à domicile ;
- de l'environnement scolaire, etc.

B. La maltraitance des personnes âgées ou handicapées

a. La nature et les conséquences de ces maltraitances

La maltraitance dont les personnes âgées et les personnes handicapées peuvent être victimes est un phénomène complexe. La notion de maltraitance renvoie à une diversité de situations allant de la simple négligence à la violence gratuite. Elle correspond le plus souvent à une succession de petits actes qui, réunis, créent les conditions de l'isolement et de la souffrance des personnes.

- **Quelques exemples de maltraitance :**

  – brutalité, sévices ;
  – infantilisation, humiliation ;
  – abus de confiance ;
  – défaut de soins ;
  – privation ou violation de droits.

  Chacun d'entre nous peut y être confronté dans son environnement familial, privé ou professionnel. La maltraitance peut exister à domicile ou en établissements. Elle concerne les personnes âgées comme les personnes handicapées.

- **Les conséquences de ces maltraitances sont :**

  – des lésions physiques : blessures et coups pouvant entraîner la mort ;
  – un état de santé très dégradé, déshydratation, maux liés à la mauvaise prise de traitements ;
  – un état de soumission mentale, avec une dévalorisation et un dégoût de soi ;
  – un désintérêt pour la vie, parfois même une volonté de se laisser mourir.

b. La loi de 2002 rénovant l'action sociale et médico-sociale

Le texte donne une définition élargie du concept de maltraitance. Ainsi a-t-il été précisé qu'elle pouvait être un « acte » ou une « omission », pouvant porter atteinte à la vie, à l'intégrité corporelle ou psychique d'une personne. Cette loi stipule que « l'exercice des droits et libertés individuels est garanti à toute personne prise en charge par des établissements et services sociaux et médico-sociaux. Dans le respect des dispositions législatives et réglementaires en vigueur, lui sont assurés : le respect de sa dignité, de son intégrité, de sa vie privée, de son intimité et de sa sécurité ».

La notion d'accompagnement de la personne se substitue à la simple prise en charge qui mettait davantage l'accent sur les soins. L'usager est d'abord et surtout un être humain dont il faut respecter la dignité et les droits.

Le service téléphonique 39 77 propose quant à lui une écoute spécialisée permettant la dénonciation de maltraitances à l'égard de personnes âgées et/ou handicapées. Les appelants peuvent être aussi bien des proches, des professionnels que des voisins, des anonymes désireux d'alerter sur des situations qui ne peuvent perdurer.

Le **suivi individuel de chaque situation** proposé aux appelants est assuré par des acteurs locaux, essentiellement des bénévoles spécifiquement formés au sein d'associations spécialisées (Alma). Depuis février 2014, ce dispositif national dispose d'une gouvernance et d'une direction unique pour la plateforme d'écoute nationale et le réseau de proximité.

c. La loi du 28 décembre 2015 dite d'adaptation de la société au vieillissement

La loi du 28 décembre 2015 contient plusieurs articles visant à protéger les **droits des personnes âgées** :

– des mesures pour garantir les droits individuels des personnes âgées hébergées ou accompagnées par des établissements ou services sociaux et médico-sociaux avec la désignation d'une personne de confiance. La personne de confiance est consultée dans le cas où la personne âgée rencontre des difficultés dans la connaissance et la compréhension de ses droits ;

– des mesures pour renforcer et simplifier la protection juridique des majeurs ;

– des mesures pour assurer la protection des personnes handicapées et des personnes âgées fragiles.

Par ailleurs, afin de lutter contre l'ensemble des abus financiers et assurer la protection patrimoniale des personnes âgées et handicapées vulnérables, l'interdiction de recevoir de l'argent ou des biens est étendue, en particulier aux bénévoles et à certains intervenants à domicile.

La loi instaure une obligation de signalement des situations de maltraitance et l'applique à l'ensemble des établissements et services sociaux et médico-sociaux, ainsi qu'aux lieux de vie et d'accueil.

C. Les maltraitances imposées aux enfants

FOCUS CHIFFRES

Il existe aujourd'hui en France plus de 100 000 cas connus d'enfants en danger, c'est-à-dire 10 % de plus qu'il y a dix ans. Parmi eux, 19 000 sont victimes de maltraitance et 78 000 se trouvent dans des situations à risques. Plus précisément :

- 44 % des enfants maltraités ont moins de 6 ans ;
- 60 % des cas de maltraitance sexuelle ont lieu dans la famille des victimes et sont imputables aux pères ;
- 25 % des cas de maltraitance sont imputables aux mères ;
- 9 % des cas de maltraitance sont imputables aux beaux-pères ;
- 600 à 700 décès sont imputables à de mauvais traitements infligés par les parents.

a. Les conséquences des actes de maltraitance sur les enfants

– Des lésions physiques, blessures pouvant entraîner la mort ou des séquelles irréversibles.

– Des traumatismes psychiques, perte de la confiance en soi, incapacité à se construire dans un cadre sécurisant et affectif, soumission totale aux personnes maltraitantes, difficultés scolaires, retards importants dans les apprentissages, difficultés pour intégrer les normes sociales qui permettent de trouver une place dans la société, etc.

b. Comment lutter contre ces maltraitances ?

La lutte contre les différentes formes de maltraitances faites aux enfants relève de la responsabilité de chacun. Il existe par exemple un numéro vert, le 119, qui permet d'alerter (anonymement si on le souhaite) sur des situations jugées alarmantes.

Dans la lutte contre la maltraitance dirigée vers les enfants, l'école a également un rôle essentiel à jouer. En effet, sa capacité à réagir à temps est fondamentale pour permettre le repérage et la transmission des situations d'enfants en danger.

L'école a également un rôle par rapport à l'éducation et à l'accompagnement social des élèves et des familles en cas de difficultés, notamment dans le cadre de la prévention de l'absentéisme et du décrochage. La sensibilisation et la formation des personnels constituent donc des axes déterminants.

c. Le plan 2020/2022 contre les violences faites aux enfants

Le plan triennal (2020-2022) de mobilisation et de lutte contre les violences faites aux enfants, qui fait suite au plan 2017-2019, est le dernier volet du Pacte pour l'enfance annoncé par Adrien Taquet, secrétaire d'État chargé de la Protection de l'enfance.

Afin d'insister sur l'importance de la parole des enfants, les 22 mesures proposées dans ce plan sont classées en cinq grandes catégories formulées à la première personne comme si c'était un enfant qui parlait :

1. Ouvrez les yeux, parlez-moi. (mesures 1 à 3)
2. Écoutez-moi et agissez. (4 à 8)
3. Où que j'aille, protégez-moi. (9 à 13)
4. Aidez-moi à en sortir. (14 à 16)
5. Faites que ça n'arrive pas. (17 et 18)
6. Et restez toujours vigilant. (19 à 22)

La loi du 5 novembre 2015 renforce le dispositif de signalement de maltraitance par les médecins en l'étendant à tous les professionnels de santé et en posant le principe d'irresponsabilité pénale, civile et disciplinaire des professionnels de santé qui effectuent le signalement.

Le 10 juillet 2019 est votée la loi relative à l'interdiction des violences éducatives ordinaires, dite loi « anti-fessée ». Elle affirme que l'autorité parentale s'exerce sans violences physiques et/ou psychologique.

D. La maltraitance découlant de la surcharge de travail

On observe de nombreux cas de maltraitance de patients en établissements liés à un déficit croissant de personnel soignant qui, dans les structures de soins, met sous pression les équipes devant assumer la prise en charge de plus en plus de patients. Épuisés, débordés, sous pression, certains en viennent à négliger leurs responsabilités ou à effectuer des gestes de soins nécessaires avec brutalité, sans toujours avoir conscience que les patients (personnes âgées ou handicapées) ne sont alors pas traités avec le respect qui leur est dû.

On appelle cette forme de maltraitance « la maltraitance institutionnelle », car elle découle du fonctionnement inadapté d'une institution.

Entraînement sur la maltraitance

1. Qu'est-ce que la maltraitance institutionnelle ?
2. Pourquoi est-il difficile d'évaluer avec précision le nombre d'enfants victimes de maltraitances en France ?
3. Qu'est-ce que le syndrome du bébé secoué ?

Corrigé

1. La maltraitance institutionnelle n'est pas directement maltraitante, mais elle met ses acteurs en situation d'être ou de devenir maltraitants. Il s'agit d'une forme de maltraitance qui a cours dans les hôpitaux, maisons de retraite et instituts spécialisés. On peut prendre pour exemple le peu de moyens alloués aux hôpitaux, ce qui impose au personnel soignant un rythme de travail trop intense. Il en résulte des erreurs et des maltraitances de la part du personnel sur les patients. Cette forme de maltraitance est donc, la plupart du temps, liée au problème des moyens, ce qui la rend très difficile à résoudre. L'effort de lutte contre la maltraitance est le plus souvent porté sur le personnel alors que, souvent, il ne s'agit là que d'un symptôme et que la véritable cause est celle des moyens.

2. Il est très difficile d'évaluer avec précision le nombre d'enfants en situation de maltraitance ou en danger de le devenir en France, car on accède difficilement à ce qui se passe dans l'intimité des foyers. Or, la très large majorité des cas de maltraitance sont intrafamiliaux. L'école, une hospitalisation, des appels au 119 peuvent être un moyen de signaler des suspicions de maltraitance.

   Mais dans bien des cas, malheureusement, la société fait preuve d'une extrême frilosité lorsqu'il s'agit de dénoncer des comportements maltraitants, comme si le fait de s'immiscer dans ce qui se passe chez les autres « ne nous regardait pas », comme s'il valait mieux « ne pas voir ».

3. Le syndrome du bébé secoué (SBS) est la conséquence de secousses qu'un adulte inflige à un enfant en le tenant par le tronc, les épaules ou les extrémités. La tête du bébé ballotte fortement car elle est lourde, alors que les muscles de son cou sont faibles.

   Le cerveau du bébé, mou et fragile, peut enfler et saigner. Les bébés qui ont été secoués présentent des lésions au cerveau parfois accompagnées d'ecchymoses et de fractures du crâne.

   Ces blessures résultent toujours de secousses très violentes. Elles ne peuvent ni être attribuées à une chute ni être provoquées par un simple jeu.

Fiche 6 : le vieillissement de la population

FOCUS CHIFFRES

Au 1er janvier 2022, la France comptait 67,8 millions d'habitants. En 2021, le solde naturel était de + 81 000, ce qui est supérieur à celui enregistré en 2020 (+ 66 200), année marquée par un nombre élevé de décès liés au covid-19.

En 2021, 12 000 décès de moins qu'en 2020 ont été enregistrés, ce qui représente une baisse de 1,4 %. Le nombre de morts reste néanmoins nettement supérieur à celui de 2019 (+ 44 000), avant la crise du covid. Celle-ci n'explique cependant pas tout, l'arrivée des générations du baby-boom de l'après-guerre à des âges de forte mortalité n'est pas étrangère à ce phénomène.

Le nombre des naissances repart à la hausse en 2021 (2 800 naissances de plus qu'en 2020).

En atteignant 85,4 ans pour les femmes et 79,3 pour les hommes, le niveau d'espérance de vie ne retrouve pas son niveau d'avant crise du covid-19.

À 35 ans, un cadre peut espérer vivre encore 47 ans, contre 41 ans pour un ouvrier, soit une différence de 6 années.

À 45 ans, un ouvrier a 2,5 fois plus de risques de mourir dans l'année qu'un cadre. Ce risque n'est plus que de 1,3 à 90 ans.

La France continue également de vieillir : les séniors représentent maintenant plus de **16 % de la population totale**, tendance qui devrait se poursuivre avec **l'avancée de l'espérance de vie.**

Au 1er janvier 2050, en supposant que les tendances démographiques récentes se maintiennent, la France métropolitaine compterait **70 millions d'habitants**, soit 9,3 millions de plus qu'en 2005. La population augmenterait sur toute la période, mais à un rythme de moins en moins rapide.

En 2050, un habitant sur trois serait âgé de 60 ans ou plus, contre un sur cinq en 2005. La part des jeunes diminuerait, ainsi que celle des actifs.

En 2050, 69 habitants seraient âgés de 60 ans ou plus pour 100 habitants de 20 à 59 ans, soit deux fois plus qu'en 2005. Ces résultats sont sensibles aux hypothèses retenues, mais aucun scénario ne remet en cause le vieillissement, qui est inéluctable.

Les deux principales causes de l'augmentation du nombre de personnes âgées en France sont :

– l'arrivée à l'âge de la retraite des **enfants du baby-boom** qui a suivi la Seconde Guerre mondiale ;

– les avancées scientifiques et médicales qui permettent l'**allongement de l'espérance de vie**, qui ne cesse de croître.

A. Les conséquences du vieillissement de la population en France

Elles sont de natures diverses, car l'allongement de la durée de vie a un impact fort sur différents domaines de la vie quotidienne.

Le système de retraite doit être réformé, car le nombre de retraités augmente alors que le nombre d'actifs cotisant pour les retraites diminue.

Les structures capables d'accueillir les personnes âgées dépendantes (maisons de retraite, centres spécialisés pour les personnes atteintes de la maladie d'Alzheimer, etc.) doivent être plus nombreuses afin de répondre à la demande croissante.

Le personnel prenant en charge les personnes âgées dépendantes (personnel soignant, auxiliaires de vie, etc.) doit être recruté et formé plus largement.

Le troisième âge constitue un important facteur de croissance économique, car son pouvoir d'achat est souvent plus important que celui du reste de la population.

B. Quelles sont les mesures mises en place ?

La gamme des prestations offertes par l'aide sociale aux personnes âgées est très diversifiée. On peut citer :

- l'allocation de solidarité aux personnes âgées (ASPA) ;
- l'aide-ménagère à domicile ;
- l'allocation personnalisée d'autonomie (APA) ;
- la participation aux frais de repas dans les foyers-restaurants ;
- l'allocation représentative de services ménagers ;
- l'aide sociale à l'hébergement.

Le projet de loi sur les retraites adopté par le Parlement en mars 2020 prévoit l'instauration d'un régime de retraite universel. Son vote a suscité de vives contestations, exprimées par des grèves, notamment en raison de l'âge pivot fixé à 62 ans. Celui-ci a été perçu par certains comme un recul déguisé de l'âge du départ à la retraite. La retraite à points a également été perçue comme une source d'inégalités. La crise économique liée à la pandémie de Covid-19 va certainement bousculer la mise en application de ce projet de loi.

C. La perception de la société

Notre société n'aime pas vieillir, car vieillir c'est le déclin dans toutes les capacités, autant physiques qu'intellectuelles. La vieillesse donne l'impression de ne plus servir à grand-chose à part être suivi par de multiples spécialistes de santé, être dépendant des autres et, surtout, elle représente la dernière étape de la vie. Évidemment, cette image négative est renforcée par les médias aux stéréotypes immuables. En dehors des assurances obsèques, des couches pour l'incontinence et des pâtes pour fixer les dentiers, les personnes âgées y sont bien peu représentées !

Dans une société fondée sur la performance, les biens matériels et l'argent, les personnes âgées trouvent difficilement leur place, ressentant parfois le mépris des autres qui les confortent dans l'idée qu'ils ne servent à rien.

Pourtant, la vieillesse s'est modernisée grâce :

– aux activités de loisirs et culturelles ;
– aux voyages ;
– au bénévolat actif ;
– à la maîtrise d'Internet, etc.

Soit autant de moyens de se maintenir en forme, de rester curieux des évolutions de la société, et d'entretenir des réseaux sociaux qui évitent le repli sur soi et l'isolement.

Entraînement sur le vieillissement de la population

❶ Proposez quatre points qui vous paraissent fondamentaux pour bien vieillir.

❷ Pourquoi parle-t-on de 3e et de 4e âges ?

❸ Qu'est-ce que le minimum vieillesse, et à combien s'élève-t-il aujourd'hui ?

Corrigé

❶ Pour bien vieillir, il semble important :

- de rendre son environnement immédiat compatible avec le vieillissement afin d'éviter d'éventuels accidents ou des difficultés liées à un lieu de vie inadapté. Les maisons de plain-pied semblent par exemple plus favorables au grand âge ;
- de se maintenir en forme en conservant une activité physique compatible avec son état de santé (gymnastique douce, marche, jardinage, etc.) ;
- de ne pas se renfermer sur soi-même en gardant un réseau social actif, par exemple en s'investissant dans du bénévolat ;
- de continuer à s'ouvrir au monde en s'intéressant à l'actualité, en essayant d'adopter les nouvelles technologies, en ne partant pas systématiquement du principe que la nouveauté nous dépasse.

❷ La durée de vie ne cessant de s'allonger, après avoir évoqué le 3e âge pour désigner les retraités, on a pris l'habitude, à partir des années 1980, de parler de 4e âge pour les personnes d'un âge très avancé, au-delà de 85 ou 90 ans.

❸ Le minimum vieillesse correspond à l'allocation de solidarité aux personnes âgées (ASPA) ; il s'élève à 906,81 euros/mois pour une personne seule sans ressources.

Fiche 7 : les maladies à incidence sociale

A. Le cancer

Le cancer est une maladie redoutée, souvent perçue comme « la pire des maladies ». Elle est la **première cause de décès** avant l'âge de 65 ans dans les pays industrialisés. De nos jours, de plus en plus de gens reçoivent un diagnostic de cancer mais, heureusement, bon nombre en guérissent.

Il existe plus d'une centaine de variétés de cancer, ou tumeur maligne, qui peuvent se loger dans différents tissus et organes.

Chez les gens atteints de cancer, certaines cellules se multiplient de façon exagérée et non contrôlée. Les gènes de ces cellules déréglées ont subi des altérations, ou mutations. Parfois, les cellules cancéreuses envahissent les tissus environnants ou se détachent de la tumeur d'origine, et migrent vers d'autres régions du corps. Ce sont les « métastases ».

La plupart des cancers mettent plusieurs années à se former. Ils peuvent apparaître à tout âge, mais ils sont plus souvent découverts chez des personnes âgées de 60 ans et plus.

Les **tumeurs bénignes** ne sont pas cancéreuses et ne risquent ni de détruire les tissus voisins ni de se disséminer dans le corps. Elles peuvent toutefois faire pression sur un organe ou un tissu.

Les **tumeurs malignes** contiennent quant à elles des cellules cancéreuses qui risquent d'envahir d'autres tissus de l'organisme en les détruisant.

a. Causes

Les causes peuvent être diverses :

- des **facteurs héréditaires** dans 5 à 15 % des cas. Les facteurs héréditaires sont des données contre lesquelles on ne peut rien, transmises dans nos gènes et donc liées à notre profil génétique. Ce sont les parents biologiques qui les transmettent ;
- l'**âge** ;
- les **habitudes de vie**, essentiellement le tabagisme, l'alcool et l'alimentation ;
- l'**exposition à des substances cancérigènes** présentes dans l'environnement (pollution de l'air, substances toxiques manipulées au travail, pesticides, etc.) ;
- les **expositions prolongées au soleil** sans protection adaptée.

Aucun médecin ne peut prédire avec certitude l'évolution du cancer ni les chances de survie pour une personne en particulier.

Une proportion importante de malades guérit définitivement du cancer. Selon une vaste enquête menée en France, plus d'un patient sur deux est toujours en vie 5 ans après avoir reçu le diagnostic.

Le taux de guérison dépend d'une multitude de facteurs :
- du type de cancer (le pronostic est excellent en cas de cancer de la thyroïde, mais l'est beaucoup moins en cas de cancer du pancréas) ;
- de l'étendue du cancer au moment du diagnostic ;
- de la malignité des cellules ;
- de la disponibilité d'un traitement efficace, etc.

b. Personnes à risques

Certaines familles sont plus touchées par le cancer. Il existe des **gènes de prédisposition** au cancer, transmis d'une génération à l'autre. Cela peut être le cas pour les cancers du sein, de l'ovaire et du côlon. Même chez les personnes dont le bagage génétique prédispose au cancer, le risque d'en être atteint un jour dépend aussi et en grande partie des **habitudes de vie** et des **lieux de vie** et de **travail**. Les personnes qui ont déjà eu un cancer ont aussi plus de risques d'en développer un autre.

La recherche scientifique a permis de découvrir des facteurs de risque pour la plupart des cancers. On estime que nombre d'entre eux sont aujourd'hui favorisés par un environnement saturé de **perturbateurs endocriniens** dont la toxicité est de plus en plus reconnue. Pesticides, solvants, additifs alimentaires, etc. sont autant de substances dangereuses avec lesquelles nous sommes en contact quotidiennement tout au long de notre vie.

Toutefois, il est très difficile de définir précisément la responsabilité de chacun des facteurs de risque dans la vie d'un individu, car la maladie se développe sur plusieurs années et est souvent multifactorielle.

B. Les maladies cardiovasculaires

Les maladies cardiovasculaires (**MCV**) constituent l'une des principales priorités de santé publique. En France, on compte chaque année 100 000 **infarctus du myocarde**, dont 20 % surviennent avant 55 ans et sont mortels une fois sur trois.

La majeure partie d'entre eux pourraient être prévenus grâce à un dépistage précoce. Ils résultent d'anomalies lipidiques innées, mais sont également liés à des **facteurs de risque évitables**, comme l'excès de cholestérol, le tabagisme, l'hypertension artérielle, l'obésité et le surpoids, la sédentarité, le diabète de type 2.

L'**hérédité** et la **sédentarité** favorisent l'apparition de maladies cardiovasculaires ainsi que d'autres facteurs.

a. Le cholestérol

L'excès de cholestérol a un impact majeur sur le développement des maladies cardiovasculaires.

C'est le **cholestérol LDL** qui, en s'accumulant et en s'oxydant dans les parois des artères, constitue les plaques d'athérome à l'origine des maladies cardiovasculaires. Plus son taux dans le sang est élevé, plus le risque est important.

Une concentration faible de **cholestérol HDL** constitue également un facteur de risque majeur. À l'inverse, en quantité importante, le cholestérol HDL a un rôle protecteur et pondère les autres facteurs de risque.

Enfin, un taux élevé de **triglycérides**, un autre lipide circulant dans le sang, favorise également l'apparition des maladies cardiovasculaires.

b. Le tabagisme

Le tabagisme chronique multiplie par deux le **risque d'infarctus** pour une consommation de 10 cigarettes par jour et le multiplie par 3 pour 20 cigarettes par jour.

14 % des maladies cardiovasculaires chez les hommes ainsi que 2 % chez les femmes sont attribuables au tabac.

Mais le bénéfice de l'arrêt du tabac est rapide : après trois ans sans tabac, le risque cardiovasculaire des ex-fumeurs est identique à celui des non-fumeurs.

c. Le diabète

Une personne est diabétique si son **taux de glycémie** excède régulièrement 1,26 g/L. Le diabète de type 2 est un facteur de risque cardiovasculaire majeur : il multiplie par 10 à 15 le risque d'amputation et par 4 le risque de claudication intermittente chez les hommes, et par 6 chez les femmes.

En France, la prévalence du diabète augmente en moyenne de 3,2 % par an et la progression du diabète de type 2, de plus en plus fréquent chez les enfants, est parallèle à celle de l'obésité.

Les pays riches industrialisés assistent, depuis ces 30 dernières années, à une véritable explosion du nombre de diabètes de type 2.

d. L'obésité

Selon l'OMS, depuis 1975, l'obésité mondiale a doublé. En 2019, on estimait que 38,2 millions d'enfants à travers le monde étaient en surpoids ou obèses. L'obésité est un **facteur aggravant dans le développement des maladies cardiovasculaires**, au même titre que le tabagisme, l'hypertension ou le diabète.

L'obésité est déterminée en fonction de l'**indice de masse corporelle** : le poids en kg divisé par la taille en cm au carré. Un indice de masse corporelle compris entre 25 et 30 signe un surpoids. S'il est supérieur à 30, on est en présence d'une obésité.

En France, depuis 1997, la proportion d'hommes et de femmes considérés comme obèses a doublé, on estime qu'ils sont plus de 8 millions à l'heure actuelle, et que parmi eux 1 million soufre d'obésité massive (c'est-à-dire que leur IMC est supérieur à 40).

Notons que l'obésité présente avant la puberté persiste à l'âge adulte dans 50 à 70 % des cas et qu'elle génère ensuite une surmortalité principalement cardiovasculaire de 50 à 80 %.

Par ailleurs, lorsqu'elle est associée à une glycémie, à une tension artérielle supérieure à la normale ou à un taux de HDL bas, l'obésité abdominale est un facteur de risque majeur d'accidents coronaires.

e. Les conséquences des maladies cardiovasculaires

Les maladies cardiovasculaires peuvent avoir des **conséquences variées** : insuffisance cardiaque ; anévrisme ; péricardite ; hypertension artérielle ; endocardite ; infarctus du myocarde ; angine de poitrine, etc.

Conséquences des MCV, la perte d'autonomie et les décès, par exemple, sont fréquents. Les maladies cardiovasculaires sont aussi à redouter parce qu'une maladie peut en entraîner une autre plus grave, et ainsi de suite.

f. Lutter contre les maladies cardiovasculaires

Une **hygiène de vie** renvoie à un mode de vie complet qui prend en compte : une alimentation saine ; des activités physiques régulières ; la surveillance du poids.

Ainsi, il est important de manger des aliments variés pour équilibrer les apports nutritifs dans l'organisme. Il faut dépenser de l'énergie et faire travailler les muscles par des mouvements physiques afin de brûler des calories. Mais en plus, il serait avantageux de ne pas manger en excès graisses ou sucres pour garder un poids de santé et, bien entendu, d'éviter le tabac et l'alcool.

C. Le sida

Le sida est une maladie causée par la présence dans l'organisme d'un **virus** : le **VIH** (**virus de l'immunodéficience humaine**). Le VIH infecte des cellules intervenant dans le fonctionnement du système immunitaire : les **lymphocytes T4**. Le virus prolifère au sein des cellules qu'il a infectées, lesquelles, avant d'être détruites, produisent de nouveaux virus qui infectent à leur tour d'autres cellules : c'est le **phénomène de la réplication virale**. L'organisme est alors incapable d'éliminer le virus.

Une personne contaminée par le virus est **séropositive** : cela signifie qu'elle n'a pas développé la maladie appelée Sida, mais qu'elle est tout de même susceptible de transmettre le virus à d'autres personnes. La **contamination** peut s'effectuer :

- par **voie sexuelle** ;
- par **voie sanguine** (échange de seringues pour les toxicomanes, transfusions sanguines, utilisation d'objets souillés de sang) ;
- par **voie materno-fœtale** pendant l'accouchement si la mère est séropositive et que le nouveau-né est mis en contact avec son sang.

La salive, la sueur et les larmes ne sont pas contaminantes, le virus y étant présent en très faible quantité. Ainsi, les gestes quotidiens pratiqués auprès d'une personne séropositive (s'embrasser, manger dans la même vaisselle, etc.) ne font courir aucun risque de contamination.

Une personne est malade du sida quand ses défenses immunitaires sont très affaiblies. L'être humain a normalement dans le sang entre 800 et 1 000 lymphocytes T4 par millimètre cube. On parle de sida, ou sida déclaré, lorsque le nombre de lymphocytes descend au-dessous de 200. Alors, des maladies opportunistes se développent, profitant de l'affaiblissement du système immunitaire. sida signifie « syndrome de l'immunodéficience acquise ».

Le sida se soigne, mais ne se guérit pas. Au fur et à mesure de l'évolution de l'infection, le système immunitaire se dégrade et devient incapable de défendre l'organisme face à toutes sortes de bactéries, parasites, champignons, virus et à la multiplication de cellules cancéreuses. Apparaissent alors des maladies que l'on appelle « infections opportunistes ». Profitant de la faiblesse du système immunitaire, ces germes, inoffensifs chez les personnes en bonne santé, trouvent un terrain propice pour se développer.

a. Lutter contre la multiplication du virus lorsque l'on est séropositif

Le VIH étant un virus, on administre un « **antirétroviral** », un médicament qui l'empêche de se multiplier dans l'organisme. Utilisé seul, son efficacité est limitée ; associé à d'autres médicaments, il est plus performant : c'est ce qu'on appelle la **multithérapie**, ou **trithérapie** quand on associe trois médicaments.

Ces traitements ont permis à des milliers de personnes vivant avec le VIH de prolonger leur existence dans les meilleures conditions possible. Malheureusement, ils ont des **effets secondaires importants** : ils peuvent provoquer des déficiences en globules blancs ou rouges, endommager le pancréas ou les terminaisons nerveuses, sans oublier les troubles du sommeil, les nausées, les diarrhées.

En aucun cas les multithérapies n'éliminent définitivement le virus. Ces thérapies ne font que ralentir le développement du virus.

b. Le sida en France et dans le monde

Apparu au début des années 1980, ce virus a tué en premier lieu de très nombreuses personnes homosexuelles puis hétérosexuelles avant que ne soit acquis le réflexe de se protéger grâce au **préservatif** lors de relations sexuelles.

Les toxicomanes constituent également une population à risques très élevés du fait de l'échange entre eux de seringues déjà utilisées.

La planète entière est concernée par ce fléau mais, depuis 30 ans, les pays riches parviennent à diminuer le nombre de contaminations grâce à la **prévention**, et à allonger l'espérance de vie des personnes contaminées.

Les pays pauvres sont, eux, totalement démunis face à cette épidémie. Ils n'ont pas les moyens financiers de permettre à la population déjà contaminée d'accéder aux molécules qui retardent le développement de la maladie, et la prévention est très difficile à mettre en place face à des cultures où le préservatif n'est pas bien vu.

Chaque année en France, **environ 6 500 personnes** apprennent qu'elles sont séropositives. Cependant, bien souvent, il ne s'agit pas de contaminations récentes mais plutôt de dépistages tardifs. Plusieurs milliers de personnes seraient séropositives sans le savoir et donc potentiellement contaminantes.

Malheureusement, on remarque depuis plusieurs années une protection moins systématique : le préservatif est désormais souvent abandonné, car une partie de la population estime à tort qu'on ne meurt plus du Sida de nos jours.

Grâce au dépistage et à l'utilisation de la prophylaxie pré-exposition (Prep) parmi les hommes ayant des rapports homosexuels, une baisse timide mais encourageante du nombre de contaminations a cependant été enregistrée en France depuis quelques années.

Entraînement sur les maladies à incidence sociale

❶ Quels sont les réflexes à adopter pour favoriser une bonne hygiène de vie ?

❷ Pourquoi les pays riches occidentaux font-ils face à une explosion du nombre de malades du diabète de type 2 ?

❸ Comment expliquer que l'on ne parvienne pas à faire diminuer le nombre de contaminations au VIH en France depuis plusieurs années ?

❹ Qu'est-ce que l'autotest concernant le VIH ?

Corrigé

❶ Une bonne hygiène de vie associe une alimentation équilibrée à une activité physique régulière. En effet, la sédentarité et la consommation quotidienne de produits riches en sucres, en graisses et en sel favorisent la survenue de maladies cardiovasculaires. L'alcool et le tabac constituent des facteurs aggravants.

❷ En 35 ans, le nombre de diabétiques a plus que quadruplé dans le monde, avec plus de 420 millions de malades. Le surpoids, la sédentarité, une alimentation trop riche en sucres et en graisses sont les principaux facteurs d'apparition de la maladie. En favorisant la culture de la malbouffe, du grignotage et en délaissant les activités physiques au profit de déplacements ou d'activités physiques où la dépense énergétique est très réduite, les pays riches occidentaux se trouvent confrontés à une multiplication alarmante du nombre de diabétiques, en particulier chez les enfants.

❸ Depuis de trop nombreuses années, le nombre de contaminations ne régresse plus en France. Ce constat s'explique en grande partie par le fait que, à tort, s'installe peu à peu la conviction qu'on ne meurt désormais plus du sida, puisque les personnes séropositives sous trithérapie parviennent à vivre longtemps sans déclarer la maladie. Ainsi, dans les esprits, le sida s'apparente presque à une maladie chronique non mortelle, alors qu'elle demeure évidemment d'une extrême gravité et que la lourdeur des traitements que doivent prendre tout au long de leur vie les personnes séropositives impacte lourdement leur qualité de vie.

Pourtant, de nombreuses personnes renoncent à des réflexes de prévention que l'on croyait ancrés dans les habitudes, se passant par exemple de préservatif lors des relations sexuelles. La multiplication des rapports sexuels non protégés avec des partenaires multiples se retrouve en particulier chez les jeunes hommes homosexuels, ce qui explique que les contaminations repartent à la hausse dans cette catégorie de la population.

❹ Cet autotest permet de capter une population qui refuse de penser au risque. Il s'adresse donc à tous ceux qui, quelles que soient leurs raisons, n'iront pas vers un centre de dépistage habituel ou chez un médecin et qui, de fait, si jamais ils sont contaminés sans le savoir, peuvent transmettre le virus en adoptant des pratiques à risques. Cependant, l'autotest ne se substitue en aucun cas à une prise de sang qui devra donc être effectuée pour confirmer le résultat si celui-ci est annoncé positif.

Il s'achète en pharmacie sans prescription médicale et n'est pas remboursé par la Sécurité sociale. Sa simplicité d'utilisation permet de le réaliser seul chez soi, mais implique une prise en compte scrupuleuse des consignes données sur l'emballage en cas de résultat positif.

Fiche 8 : le secret médical

L'article 9 du Code civil stipule que « chacun a droit au respect de sa vie privée ». Ce **droit individuel**, fondamental, explique que le **secret professionnel** concerne de très nombreuses personnes qui, dépositaires d'informations concernant des clients, des usagers, des patients, n'ont pas à les divulguer. Les métiers concernés sont nombreux, de l'avocat au notaire en passant par le policier ou encore le médecin.

Lorsque les professionnels possédant des données personnelles sur des patients sont des soignants, on parle plus précisément de secret médical.

A. De quoi s'agit-il ?

Le **serment d'Hippocrate** fixait déjà le cadre de l'exercice du médecin en énonçant que : « Admis dans l'intérieur des maisons, mes yeux ne verront pas ce qui s'y passe, ma langue taira les secrets qui me seront confiés et mon état ne servira pas à corrompre les mœurs, ni à favoriser le crime. Je tairai ce qui n'a pas besoin d'être divulgué. »

Légalement, le **secret médical** constitue une obligation générale et absolue qui interdit à tout médecin, sous peine de poursuites pénales, de communiquer des informations à une tierce personne sur les patients dont il a la responsabilité, quels que soient l'âge et l'état de santé de ce patient. La discrétion dont doit faire preuve le médecin en assurant la confidentialité concerne aussi bien les informations contenues dans le dossier du patient que ce qu'il a pu être amené à voir, entendre ou comprendre à son sujet.

Ce **secret professionnel** s'impose également à tous les autres personnels de santé ainsi qu'à tous les professionnels intervenant dans le système de santé qui pourraient avoir accès à des informations concernant les patients.

Bien sûr, dans certains cas, des professionnels de santé peuvent toutefois échanger des informations médicales sur un patient car cette communication sur certaines données peut être indispensable pour assurer une bonne prise en charge. Dans ce cas, les informations échangées doivent être nécessaires à la continuité des soins, la prévention et le suivi médico-social et social du patient. Il est à noter que le partage d'informations entre professionnels ne faisant pas partie de la même équipe de soins nécessite le consentement préalable du patient.

Pourquoi le secret médical ?

Pour le patient, avoir l'assurance que toute information relative à sa **vie privée** et à son intimité restera confidentielle permet l'instauration d'une relation de confiance avec les soignants qui le prennent en charge. Sans cet espace de confidentialité, difficile d'oser livrer des informations dont les soignants ont pourtant besoin pour proposer l'accompagnement le mieux adapté possible.

B. La réalité sur le terrain

Tout à fait légitime et justifié, le secret médical demeure pourtant difficile à maintenir dans certains contextes où l'information circule sans véritable cadre. En effet, la législation qui encadre le secret professionnel et la confidentialité n'est pas toujours bien connue des soignants et il arrive fréquemment que des indiscrétions surviennent.

Malgré l'obligation faite à tous les professionnels prenant en charge les usagers de respecter une confidentialité absolue (qui doit permettre d'assurer au patient que l'information n'est pas accessible à des personnes non-autorisées), celle-ci est fréquemment mise à mal, souvent d'ailleurs sans volonté de porter préjudice.

En effet, à l'hôpital par exemple, les risques d'indiscrétions sont fréquents : dès l'arrivée, l'aménagement des guichets d'accueil dans une zone de passage peut poser problème. Dans les différents services, le patient s'entretient parfois avec le personnel soignant dans des conditions de confidentialité discutables (zone d'accueil encombrée, porte ouverte, etc.). Quant aux chambres, elles ne sont pas toutes individuelles et plus l'hospitalisation se prolonge, plus les visites et les échanges se multiplient.

De même, le **dossier médical**, qu'il soit informatique ou papier, est parfois exposé aux regards indiscrets. Il peut évoquer le nom d'une pathologie ou d'un groupe de pathologies en fonction de l'intitulé du service (psychiatrie, alcoologie) ou être ouvert sur des comptes rendus opératoires.

Le public circule dans les couloirs en toute liberté, observant les médicaments transportés, écoutant les conversations. Le nom des patients est encore parfois affiché sur la porte et la feuille de soins peut se trouver dans la chambre. De même, les discussions au téléphone dans les couloirs peuvent laisser échapper des informations sur les patients telles que le nom, la pathologie… Mais les situations les plus à risques sont celles qui concernent la famille du patient, notamment lorsque les soignants répondent au téléphone à un interlocuteur sans connaître ni son identité, ni son niveau d'information sur la pathologie.

C. Les textes de lois encadrant le secret médical

Selon l'article L.1110-4 du Code de la santé publique, dans le domaine de la santé, sauf exceptions légales, **le secret médical couvre l'ensemble des informations concernant la personne venues à la connaissance du professionnel de santé.**

L'article R.4312-5 contenu dans le Code de déontologie infirmier, validé par le décret n° 2016-1605 du 25 novembre 2016, fait mention du secret professionnel en spécifiant qu'il s'impose à tout infirmier dans les conditions établies par la loi. L'infirmier instruit les personnes qui l'assistent de leurs obligations en matière de secret professionnel et les étudiants sont bien évidemment concernés.

La loi du 4 mars 2002 relative aux droits du patient réitère son droit à ce que la confidentialité des informations confiées aux soignants lui soit garantie.

Dans le cadre de l'exercice infirmier, sont soumises au secret professionnel les informations relatives :

– aux faits confiés par le patient lui-même ou appris par son entourage, même si leur caractère secret n'est pas précisé ;

– aux faits découverts (constatations effectuées au cours de soins), devinés, compris ou déduits du fait de la maladie ;

– aux faits ou circonstances en rapport avec l'état du malade, la nature de son affection et les éléments du traitement ;

– à tout élément de la vie privée du patient (mésentente familiale, difficultés matérielles, pratique inhabituelle…).

Cependant, pour tous les professionnels de santé, et donc les infirmiers, l'article 226-14 du Code pénal introduit la possibilité encadrée pour le professionnel de ne pas être pénalement poursuivi en cas de révélation d'une information à caractère secret : il s'agit des « **limites à l'obligation de se taire** ».

En effet, face à certaines situations, le soignant peut être autorisé à parler selon sa liberté de conscience, s'il estime que ne pas le faire risquerait de porter préjudice au patient. Il se rendrait alors coupable de non-assistance à personne en danger (article 223-6 du Code pénal).

Dans le cadre de la lutte contre les violences faites aux femmes, le Parlement a adopté en juillet 2020 une proposition de loi autorisant le médecin ou tout autre professionnel de santé à déroger au secret médical lorsqu'il estime en conscience que les violences mettent la vie de la victime en danger immédiat et qu'il y a emprise.

D. Quelles sanctions en cas de violation du secret professionnel ?

La révélation intentionnelle d'informations confidentielles sur un patient fait encourir à un soignant des **sanctions pénales et disciplinaires**, puisque cela relève à la fois de l'infraction et de la faute professionnelle.

a. Concernant les sanctions pénales

L'article 226-13 du Code pénal stipule que la révélation d'une information à caractère secret par une personne qui en est dépositaire soit par état ou par profession, soit en raison d'une fonction ou d'une mission temporaire, est punie d'un an d'emprisonnement et de 15 000 euros d'amende.

b. Concernant les sanctions disciplinaires

L'article R.4312-1 du Code de déontologie infirmier fixe qu'en cas de violation d'une règle professionnelle, l'infirmier peut recevoir de l'Ordre national des infirmiers un avertissement, un blâme ou une interdiction temporaire d'exercice, avec ou sans sursis. La sanction peut aller jusqu'à la radiation du tableau de l'ordre.

E. Qu'est-ce que le secret partagé ?

La prise en charge d'un patient, qu'elle soit dans un établissement ou au domicile, implique toujours une équipe. La loi du 4 mars 2002 relative aux droits du patient tient compte de cette réalité puisqu'elle stipule que, sauf opposition de cette personne dûment avertie, **les informations confiées à un membre de l'équipe sont réputées confiées par le malade à l'ensemble de l'équipe.**

Par ailleurs, la loi de modernisation de notre système de santé (26 janvier 2016) élargit la définition de l'équipe grâce à deux décrets du 20 juillet 2016 qui proposent un partage de ces informations avec l'ensemble des acteurs de la prise en charge, incluant le secteur social (assistante sociale, éducateurs) mais également des personnes en charge de l'accueil sur des lieux de vie (personnes âgées ou handicapées…) ou autres mandataires judiciaires. Cependant, les informations partagées doivent être :

- strictement nécessaires à la coordination ou à la continuité des soins, à la prévention ou au suivi médico-social et social de ladite personne ;
- uniquement dans le périmètre de leur mission.

Entraînement sur le secret médical

1. Quels sont les professionnels concernés par l'obligation de secret médical ?
2. Quelles sont les sanctions prévues en cas de violation du secret médical ?

Corrigé

1. Tous les professionnels qui gravitent autour du patient, qu'ils soient ou non soignants, ont l'obligation de ne pas divulguer les informations auxquelles ils ont accédé, de quelque manière que ce soit, du moment qu'elles concernent le dossier et la vie privée du patient.
2. L'article 226-13 du Code pénal stipule que : « La révélation d'une information à caractère secret par une personne qui en est dépositaire soit par état ou par profession, soit en raison d'une fonction ou d'une mission temporaire, est punie d'un an d'emprisonnement et de 15 000 euros d'amende. »

Fiche 9 : les lois de bioéthique en France

Les premières lois de bioéthique ont été promulguées en 1994 et sont, depuis, régulièrement révisées. Cette révision est rendue indispensable par les avancées scientifiques qui, au fil du temps, soulèvent de nouvelles grandes questions de société auxquelles elles se doivent d'apporter des réponses sans ambiguïté. En effet, doit-on pratiquer tout ce que la science permet de nos jours ? Les valeurs morales et humanistes ne doivent-elles pas primer sur la fascination pour des progrès scientifiques parfois effrayants ?

A. Qu'est-ce que la bioéthique ?

Le terme est constitué de l'élément « bio », qui signifie « **vivant** », et d'« éthique », qui désigne **la morale** ; il concerne également les domaines philosophique, politique, social ou religieux sur lesquels nous devons mener une vaste réflexion. Le développement des techniques biologiques et médicales interroge sur la conduite à tenir face aux nouvelles possibilités qu'il rend accessibles. Outre l'euthanasie, les greffes ou le brevetage du vivant, plusieurs dossiers posent aujourd'hui problème : celui des procréations médicalement assistées (PMA) et celui des recherches en génétique.

B. Les textes de lois

■ **Les premiers textes de loi concernant la bioéthique ont été promulgués en 1994 :**

– loi n° 94-548 du 1er juillet 1994 relative au traitement des données nominatives ayant pour fin la recherche dans le domaine de la santé et modifiant la loi n° 78-17 du 6 janvier 1978 relative à l'informatique, aux fichiers et aux libertés ;

– loi n° 94-653 du 29 juillet 1994 relative au respect du corps humain ;

– loi n° 94-654 du 29 juillet 1994 relative au don et à l'utilisation des éléments et produits du corps humain, à l'assistance médicale à la procréation et au diagnostic prénatal. Cette dernière loi a fait l'objet d'une révision en 2004.

Les lois de bioéthique de 1994 concernent à la fois :

– l'affirmation des principes généraux de protection de la personne humaine qui ont été introduits notamment dans le Code civil ;

– les règles d'organisation de secteurs d'activités médicales en plein développement tels que ceux de l'assistance médicale à la procréation ou de greffes ;

– des dispositions relevant du domaine de la santé publique ou de la protection des personnes se prêtant à des recherches médicales.

■ **La première révision des lois de bioéthique de 1994** est intervenue par la loi n° 2004-800 du 6 août 2004 relative à la bioéthique. Ces principales dispositions concernent :

– l'interdiction absolue du clonage reproductif ou thérapeutique ;

– l'interdiction de la recherche sur l'embryon et les cellules embryonnaires, sauf cas exceptionnel, « si elles sont susceptibles de permettre des progrès thérapeutiques majeurs » ;

– l'élargissement du cercle des personnes pouvant procéder à un don d'organe pour une greffe ;

– l'autorisation d'obtenir un brevet pour une invention constituant l'application technique d'une fonction d'un élément du corps humain ;

– la création d'une Agence de la biomédecine ;

– le délai de 5 ans fixé pour que la loi de bioéthique soit révisée par le Parlement.

L'AGENCE DE LA BIOMÉDECINE

Agence publique nationale créée par la loi de bioéthique de 2004, ses missions concernent le prélèvement et la greffe d'organes, de tissus et de cellules, mais également la procréation, l'embryologie et la génétique humaine. Elle met en œuvre ce dont les malades ont besoin dans le respect des règles de sécurité sanitaire, mais également dans le respect de l'éthique et de l'équité. Son expertise la place comme autorité de référence sur les aspects médicaux, scientifiques et éthiques.

■ **La loi du 7 juillet 2011 est l'aboutissement de la clause de révision inscrite dans la loi de 2004.** Les principales innovations du texte de 2011 portent sur les points suivants :

– le don croisé d'organes intervenant en cas d'incompatibilité entre proches est autorisé : deux personnes, candidates au don pour un proche mais incompatibles avec leur proche malade, s'échangent leur receveur respectif s'ils leur sont compatibles. Cette possibilité concernant essentiellement les greffes de rein permet d'en réaliser autour de 200 de plus chaque année ;

– l'émergence d'une nouvelle définition des modalités et des critères permettant d'autoriser les techniques d'assistance médicale à la procréation et d'encadrer leur amélioration pour les femmes rencontrant des problèmes de fertilité et devant suivre des traitements. L'autorisation n'est toutefois pas donnée lorsque la demande de congélation n'est pas induite par des raisons médicales, pour des femmes qui voudraient par exemple conserver leurs ovocytes en attendant de décider quand les utiliser.

La loi a également étendu les compétences de l'Agence de la biomédecine en lui confiant une mission d'information du Parlement et du Gouvernement sur le développement des connaissances et des techniques dans le domaine des neurosciences.

■ **La loi du 6 août 2013 modifie la loi de bioéthique de 2011.**

Le texte fixe le passage du régime d'interdiction de la recherche sur l'embryon avec dérogation à une autorisation encadrée.

Les recherches peuvent être menées à partir d'embryons surnuméraires conçus dans le cadre d'une procréation médicalement assistée (fécondation *in vitro*) ne faisant plus l'objet d'un projet parental, après information et consentement écrit du couple concerné. Le consentement du couple doit être confirmé à l'issue d'un délai de réflexion de trois mois et peut être révoqué sans motif par les deux membres du couple ou le membre survivant tant que les recherches n'ont pas débuté. La recherche sur ces embryons est limitée à cinq ans et doit avoir pour seul objectif de permettre des progrès thérapeutiques.

■ **En 2011, il était fixé que la loi devait faire l'objet d'un nouvel examen d'ensemble par le Parlement dans un délai de 7 ans après son entrée en vigueur, soit en 2018.**

Ce processus de révision est officiellement lancé avec l'ouverture par le Comité consultatif national d'éthique (CCNE) des états généraux de la bioéthique le 18 janvier 2018.

Le comité citoyen des états généraux, constitué d'un échantillon de citoyens représentatif de la société française, s'est en outre penché sur d'autres thèmes qui concernent :

– l'avancée de la recherche dans les domaines de la reproduction, du développement embryonnaire et des cellules-souches et le respect dû à l'embryon comme personne potentielle ;

– les techniques de séquençage et d'ingénierie génomique et les prémisses d'une médecine prédictive ;

– les dons et transplantations d'organes ;

– les données de santé, notamment au regard du développement des objets connectés et des risques d'atteintes à la vie privée ;

– l'intelligence artificielle et les robots, et la responsabilité des professionnels de santé vis-à-vis de leur utilisation ;

– les neurosciences au regard du développement des techniques d'imagerie ;

– la relation santé-environnement et les responsabilités scientifiques et techniques de l'homme ;

– la fin de vie (question sur la légalisation de l'assistance au suicide, politiques d'accompagnement pour les malades en fin de vie).

Le Sénat a adopté le 4 février 2020, en première lecture, un projet de loi entraînant de nombreuses modifications puisqu'il a :

– limité le remboursement de la PMA par la sécurité sociale aux seuls cas d'infertilité, excluant de fait les couples de femmes et les femmes seules ;

– réécrit les dispositions sur la filiation des enfants nés d'une PMA par un couple de femmes (en faisant intervenir l'adoption pour sécuriser juridiquement l'acte) ;

– rejeté la levée systématique de l'anonymat des donneurs de gamète dans le cadre du droit d'accès aux origines des enfants nés par PMA ;

– interdit l'autoconservation des gamètes sans raison médicale et donc la possibilité pour les femmes de reporter leur projet de grossesse ;

– interdit la transcription automatique de l'acte de naissance ou du jugement étranger établissant la filiation d'un enfant né d'une GPA lorsqu'il mentionne comme mère une autre femme que celle qui a accouché ou deux pères ;

– créé un statut de donneur d'organes ;

– étendu à titre dérogatoire à 21 jours le délai limite pour la recherche sur un embryon *in vitro* ;

– encadré les recherches sur les cellules-souches, dites pluripotentes induites (IPS) et réintroduit la technique dite du « bébé médicament » (double diagnostic préimplantatoire) ;

– supprimé l'introduction d'une clause de conscience spécifique pour les professionnels de santé en matière d'interruption volontaire de grossesse (IVG).

Suite au vote de la loi de bioéthique du 21 juin 2021, toutes les femmes ont désormais accès à la procréation médicalement assistée, ce qui concrétise une promesse de campagne faite par Emmanuel Macron lors de la campagne précédant son premier quinquennat.

Entraînement sur les lois de la bioéthique en France

❶ Que signifient les sigles PMA et GPA ?

❷ À qui la PMA est-elle accessible aujourd'hui en France ?

❸ Proposez une définition des lois de bioéthique.

❹ Pourquoi l'éventualité d'une légalisation de la GPA un jour en France soulève-t-elle de nombreux débats ?

Corrigé

❶ PMA : procréation médicalement assistée. GPA : gestation pour autrui.

❷ En France, la PMA est accessible à toutes les femmes depuis le vote de la loi de bioéthique du 29 juin 2021, que celles-ci soient célibataires, en couple hétérosexuel ou homosexuel. Il n'y a pas d'âge limite clairement fixé pour bénéficier d'une PMA, mais l'Assurance Maladie prend en charge (à 100 %) la PMA à condition que la femme n'ait pas dépassé les 43 ans.

❸ Les lois de bioéthique encadrent les avancées scientifiques et médicales de façon à ne pas rendre possibles toutes les pratiques si celles-ci risquent de se révéler nocives, immorales, dangereuses pour l'être humain. Les lois de bioéthique sont là pour rappeler que si l'Homme est capable de réaliser des prouesses scientifiques, celles-ci ne sont pas toutes bénéfiques ni même souhaitables. Ces lois sont révisées tous les 5 ans environ, afin de les adapter aux progrès de la science.

❹ Selon le point de vue adopté, la GPA, technique des « mères porteuses » qui consiste à faire porter un enfant *in utero* par une femme qui n'est pas sa mère, peut être perçue de façon très différente et soulève donc bien des questions. Est-elle une avancée, un nouvel espoir pour des couples infertiles, ou une inquiétante pratique de « location d'utérus » ? La rémunération d'une femme qui met son utérus à la disposition d'autres couples implique une commercialisation du corps de la femme qui peut choquer.

Cependant, la PMA était devenue légales pour toutes les femmes en France, y compris pour celles vivant avec une personne de même sexe, il est certain que de nombreux couples d'hommes sont eux aussi dans l'attente d'un recours possible à une pratique leur permettant d'accéder à la parentalité, ce qui explique qu'ils ont parfois de grandes attentes quant à la légalisation de la GPA.

Fiche 10 : la protection de l'environnement

Depuis plus d'une cinquantaine d'années, l'environnement et sa préservation ont émergé en France comme un **enjeu global de politique publique** : pour des raisons de **santé publique** et de **préservation de notre écosystème** sur le long terme, et donc de transmission aux générations futures. Au cours de ce demi-siècle, les politiques menées ont dû s'adapter à des problématiques variées pour lesquelles il a fallu à chaque fois innover et apporter des réponses spécifiques.

Malgré cela, il semble que cette question, liée au progrès technologique, à la croissance économique et à l'accroissement de la population, et qui implique l'ensemble de la société, doive se poser encore durablement. En effet, jusqu'à présent, l'action publique a essentiellement consisté à mesurer et limiter les négligences du passé même si, actuellement, la question écologique est devenue incontournable et intégrée à tout projet d'avenir – et a dû composer avec des intérêts parfois opposés (financier, donc politique, et sanitaire, par exemple).

A. La situation actuelle : dégâts constatés et dégâts prévisibles

Aujourd'hui, l'impact des diverses activités humaines sur l'environnement (consommation, transports, industrie, urbanisation, agriculture), s'il n'est pas encore maîtrisé, est relativement bien mesuré, évalué et cartographié. Quatre grands enjeux sont concernés :

- les **rejets** (divers types de déchets, produits chimiques ou radioactifs) ;
- l'**appauvrissement** ou la **dégradation des ressources** ;
- l'**intégrité des écosystèmes** (préservation de la biodiversité) ;
- l'**environnement humain**.

Le constat est inquiétant, les prospectives ne le sont pas moins :

- des chercheurs affirment qu'actuellement notre empreinte écologique – outil évaluant la surface nécessaire pour produire tout ce que consomme un individu ou une population pour son alimentation, son habitation, ses déplacements, ainsi que pour absorber les déchets rejetés – dépasse la capacité de régénération de la Terre ;
- dégradation des sols, déforestation ;
- dégradation de l'air ;
- dégradation de l'eau douce et du milieu marin ;
- réchauffement climatique entraîné par les gaz à effet de serre ;
- disparition de nombreuses espèces animales et végétales : appauvrissement de la biodiversité ;

– augmentation significative, de 2000 à aujourd'hui, du nombre des catastrophes écologiques en lien avec les **changements climatiques** ;

– contaminations alimentaires, exposition à des substances dangereuses (amiante, glyphosate), augmentation inquiétante du nombre de cancers d'origine environnementale, avérée ou supposée ;

– phénomènes climatiques extrêmes plus nombreux et plus intenses si les gaz à effet de serre ne sont pas réduits de façon drastique ;

– élévation inquiétante des températures moyennes du globe entraînant des fontes massives des glaces du Groenland et de l'Antarctique, donnant lieu à une augmentation du niveau des océans.

Les interactions entre les diverses dégradations listées ci-dessus auront aussi des conséquences très lourdes.

B. Les conséquences pour la santé en particulier

En 1999, l'OMS (Organisation mondiale de la santé) estimait que « **l'environnement est la clé d'une meilleure santé** ». En France, un certain nombre d'activités humaines, liées à l'industrialisation, l'urbanisation ou l'évolution des technologies, ont fait l'objet d'évaluation des risques pour la santé, de réglementations adaptées ou de recommandations sanitaires de la part du ministère chargé de la Santé. Depuis 2004, des **plans nationaux « santé-environnement »** sont mis en œuvre afin d'améliorer la santé des Français en lien avec l'environnement.

Quelques points essentiels :

- **Alimentation :** la consommation de nourriture industrielle pose des questions de santé publique (obésité, maladies cardio-vasculaires, cancers, etc.).
- **Qualité de l'air intérieur :** appareils à combustion, matériaux de construction, produits de décoration (peinture, colles, vernis, etc.), meubles, activité humaine (tabagisme, produits d'entretien, produits désodorisants, bricolage, cuisine, etc.).
- **Qualité de l'air extérieur :** pollution aux particules fines chimiques, pollution due au trafic routier, pollution par le chauffage domestique, interactions entre les divers polluants de l'air (décès prématurés, pathologies respiratoires, pulmonaires, cardio-vasculaires, etc.).
- **Changement climatique :** impacts potentiels larges (émergence ou réémergence de maladies infectieuses, augmentation en fréquence et en intensité des évènements extrêmes ; modifications profondes de l'environnement ; qualité de l'eau, de l'air).
- **Environnement sonore :** excès de bruit, que ce soit les effets auditifs (surdité, acouphènes…) ou extra-auditifs (pathologies cardiovasculaires).

C. Les défenseurs de l'environnement et les climatosceptiques

La question de l'environnement ne connaît pas de frontières et, au-delà du territoire français, la coopération des pays se pose comme un axe clé de la réussite d'un projet global et durable de préservation de notre environnement.

Depuis une trentaine d'années, le **GIEC (Groupe d'experts intergouvernemental sur l'évolution du climat)** livre des rapports alarmants sur l'état de l'environnement. Les politiques publiques s'appuient notamment sur ces travaux afin de réduire les risques. Certains chercheurs et **défenseurs de l'environnement** à leur suite avancent que, pour éviter le drame qui se dessine à plus ou moins court terme (la disparition de l'être humain suite à la dégradation complète de son écosystème), il ne faut rien moins qu'une *révolution globale* : repenser de fond en comble nos sociétés occidentales. Modes de production et de consommation, essentiellement, mais sur lesquels reposent une grande partie de notre mode de vie. Certains prononcent même le mot de *décroissance*.

À l'inverse, la famille des « **climato-sceptique** » (qui préfèrent être nommés « climato-réalistes »), réfute les analyses et les prospectives décrites comme alarmistes ainsi que l'origine humaine du réchauffement climatique. Ils font valoir que le consensus scientifique n'est pas réel, que le GIEC ne serait pas une organisation tout à fait neutre, que la mesure précise de l'impact de l'activité humaine sur le climat est très difficile et délicate, et que celle-ci doit donc pouvoir être débattue. Ils font d'ailleurs valoir que le vocable consacré n'est désormais plus *réchauffement* mais *changement* climatique. Pour eux, si réchauffement climatique il y a, la réponse doit d'abord venir de l'innovation technologique.

FOCUS SUR LES DATES CLÉS

- **1971** : création en France du ministère de l'Environnement ; création officielle du Programme sur l'homme et la biosphère (MAB) à l'Unesco.
- **1976** : Convention de Barcelone sur la protection de la mer Méditerranée contre la pollution.
- **1980** : première apparition de l'expression « développement durable » dans le rapport intitulé « La stratégie mondiale pour la conservation », publié par l'Union internationale pour la conservation de la nature.
- **1985** : Convention de Vienne sur la protection de la couche d'ozone.
- **1988** : création du Groupe d'experts intergouvernemental sur l'évolution du climat (GIEC).
- **1990** : premier rapport du GIEC alertant sur les risques du réchauffement climatique dus à la concentration dans l'atmosphère de gaz à effet de serre.
- **1991** : le Premier ministre français Édith Cresson évoque le terme de développement durable dans son discours de politique générale.
- **1997** : 3e Conférence des Nations Unies sur les changements climatiques, à Kyoto, au cours de laquelle sera établi le protocole du même nom, accord international visant à la réduction des émissions de gaz à effet de serre.
- **2002** : sommet de Johannesburg au cours duquel une centaine de chefs d'État, plusieurs dizaines de milliers de représentants gouvernementaux et d'ONG ratifient un traité prenant position sur la conservation des ressources naturelles et de la biodiversité.
- **2004** : adoption en France d'une charte de l'environnement insistant sur le principe de précaution.
- **2005** : entrée en vigueur du protocole de Kyoto dans l'Union européenne.

- **2009** : Conférence de Copenhague sur le climat (COP15).
- **2011** : le Canada se retire du protocole de Kyoto.
- **2012** : conférence de Rio sur le développement durable (Rio+20).
- **2015** : encyclique Laudato si du pape François « sur la sauvegarde de la maison commune » ; Conférence de Paris sur le climat (COP21).
- **2017** : les États-Unis se retirent de l'accord de Paris sur le climat.
- **2017** : dans le cadre de l'application de la loi sur la transition écologique et la croissance verte du 17 août 2015, les sacs de caisse en plastique ne sont plus distribués dans les points de vente à partir de 2017. Au 1er janvier 2020, ce sont de nombreux objets du quotidien qui sont retirés de la vente, tels que les assiettes, les verres et les couverts en plastique.
- **2018** : à partir d'août 2018, la jeune Suédoise Greta Thunberg manifeste régulièrement son mécontentement devant le Parlement de son pays. Elle conteste l'inertie des dirigeants face aux risques climatiques. Elle est à l'initiative d'un mouvement de grèves de la part des jeunes, ainsi que de marches pour le climat. Cette mobilisation réunit à plusieurs reprises des millions de jeunes dans les rues à travers le monde en 2019.
- **2021** : lors de son investiture en janvier 2021, le président américain Joe Biden avait formulé auprès de l'ONU la demande de réintégrer l'Accord pour le climat, quitté quelques années plus tôt sous l'impulsion de Donald Trump. C'est chose faite le 19 février 2021.

Entraînement sur la protection de l'environnement

❶ Définissez ce que sont les gaz à effet de serre.

❷ Proposer deux exemples d'actions mises en place relevant du développement durable.

❸ Pourquoi certains scientifiques évoquent-ils désormais le « changement climatique » plutôt que le « réchauffement climatique » ?

Corrigé

❶ Les gaz à effet de serre sont des composants gazeux émis en grande partie par les activités humaines (transports, industrie, élevage intensif...) qui absorbent le rayonnement infrarouge émis par la surface terrestre. L'augmentation de leur concentration dans l'atmosphère terrestre contribue à l'augmentation de l'effet de serre et constitue l'un des facteurs à l'origine du réchauffement climatique.

❷ Le tri sélectif des déchets et la mise en place d'une agriculture biologique dans de nombreuses exploitations participent du développement durable.

❸ Les scientifiques utilisant l'expression « changements climatiques » souhaitent mettre l'accent sur les différentes mutations du climat plutôt que d'insister uniquement sur la notion de réchauffement. En effet, les transformations du climat ces dernières décennies ne se limitent pas à une augmentation des températures : les épisodes hivernaux et les périodes de fortes précipitations sont par exemple eux aussi accentués depuis plusieurs années.

FOCUS

Le développement durable

Si l'expression est aujourd'hui consacrée et largement diffusée, la vision de ce qu'elle recouvre demeure parfois approximative. Défini en 1987 à l'ONU comme « *un développement qui répond aux besoins du présent sans compromettre la capacité des générations futures à répondre aux leurs* », le développement durable se fonde sur trois piliers, trois axes interdépendants : l'axe environnemental, l'axe social et l'axe économique. Ainsi, le développement durable est une conception de la croissance économique, mais c'est l'intérêt général sur le long terme qui est censé structurer et orienter l'ensemble. Les finalités du développement durable découlent ainsi de ces trois axes : lutte contre le changement climatique et protection de l'atmosphère, préservation de la biodiversité et des ressources, cohésion sociale et solidarité entre les territoires et les générations.

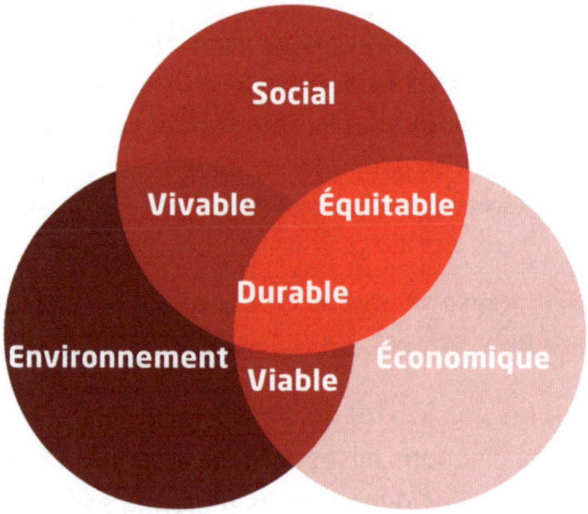

À consulter, le site du ministère de la transition écologique et solidaire : https://www.ecologique-solidaire.gouv.fr/

Fiche 11 : La pandémie du Covid-19 : une crise aux répercussions multiples

Depuis fin 2019, la crise sanitaire du Covid-19 ébranle le monde. Gérée différemment par les gouvernements, qui ont malgré tout opté en majorité pour des confinements aux modalités variables, elle est toujours la source d'une pression sans pareil au sein des hôpitaux. Hormis le domaine de la santé, ses effets se font aussi ressentir dans de nombreux autres secteurs, comme celui de l'économie, et occasionne de nombreuses tensions sociales, notamment concernant la question du vaccin et du pass sanitaire.

A. Chiffres du Covid

En avril 2022, on compte dans le monde 503,6 millions de personnes ayant été testées positives au Covid-19 et 6,2 millions de décès. Les 3 pays avec le plus grand nombre de cas sont les États-Unis (80,5 millions de cas, 987 000 décès), l'Inde (43 millions de cas, 522 décès) et le Brésil (30,2 millions de cas, 662 millions de décès). La France est en quatrième position avec 26,8 millions de cas et 141 000 décès.

B. Gestion par les États, focus sur la France

Le Covid-19 se manifeste par vagues de contamination, face auxquelles les gouvernements réagissent en mettant en place des mesures variables. Partout dans le monde, les manières d'interagir au quotidien ont été modifiées par la mise en place de plusieurs « gestes barrières » : distanciation sociale, rassemblements limités, port du masque, lavage des mains au gel hydroalcoolique... S'ils apparaissaient au début de la pandémie comme peu naturels, ces gestes se sont peu à peu intégrés aux comportements des citoyens.

Au niveau collectif, la mesure la plus radicale est aussi celle pour laquelle un maximum de pays a opté : le confinement, qui s'est révélé particulièrement efficace même s'il n'a pas fait disparaître le Covid-19.

C'est en Chine que les mesures de confinement ont été les plus précoces, malgré un confinement partiel à l'échelle des villes : Wuhan a été confinée dès le 23 janvier, puis quinze autres villes chinoises. Ces confinements locaux ont été particulièrement stricts avec l'adoption d'une stratégie « zéro Covid », efficace mais très lourde pour la population.

Les pays européens ont été les premiers à confiner la totalité de leur population : d'abord l'Italie le 11 mars 2020, puis l'Espagne, l'Autriche et la France, suivis par presque tous les autres pays de la zone européenne.

Aux États-Unis, aucun confinement national n'a été décrété mais plusieurs confinements locaux ont été établis dans certains États comme en Californie. Si elle est controversée en Europe, ailleurs dans le monde la gestion de la crise révèle des failles et des crises politiques importantes. C'est particulièrement le cas en Amérique latine comme avec le Nicaragua, où les mesures comme les interdictions de rassemblement sont instrumentalisées par un pouvoir autoritaire en vue d'affaiblir l'opposition au gouvernement.

En France, un confinement strict a été instauré du 17 mars au 3 mai 2021, avec mise en place de l'école et du travail à distance dans les mesures du possible. Ce confinement a permis de désengorger les hôpitaux, mais il a aussi été vecteur de nouveaux problèmes tels que l'isolement des personnages âgées dans les EHPADs, le décrochage scolaire ou une hausse du chômage partiel. En plus du confinement, une première vague de couvre-feux a lieu à l'initiative des maires, puis sont mis en place des couvre-feux plus étendus à partir du 17 octobre 2020, suivi d'un couvre-feu généralisé entre décembre 2020 et juin 2021.

Le pass sanitaire est mis en place à partir de l'été 2021, et est progressivement étendu à de plus en plus de personnes et de lieux. Il faut pouvoir présenter l'une de ces trois preuves : schéma vaccinal complet, test négatif de moins de 24h ou certificat de rétablissement.

L'utilisation du pass sanitaire est allégée depuis le 14 mars 2022, mais il est encore exigé dans les services et établissements de santé médico-sociaux, lors du passage des frontières dans le cadre de frontière de/vers la France et dans certains territoires d'Outre-mer.

C. Le recours au vaccin, une solution qui divise

À partir du mois de novembre 2020, la mise au point des premiers vaccins contre le coronavirus a connu de grandes avancées dans plusieurs laboratoires (Moderna, Pfizer, Biotech…). La campagne de vaccination en France a commencé le 27 décembre 2020. Après un démarrage assez lent, elle s'est progressivement accélérée, en suivant un ordre de priorité strict : personnes âgées, personnes souffrant de comorbidités, soignants... Le pass sanitaire, instauré le 19 juin 2021, a largement incité la population française à se faire vacciner : à la mi-avril 2022, 80 % des Français ont reçu au moins une dose et 78 % ont un schéma vaccinal complet (3 doses).

Le vaccin et le pass sanitaire, qui dans les faits a rendu le vaccin obligatoire pour continuer à vivre normalement, ont suscité de vives contestations de la part d'une partie de la population, qui y a vu une restriction injustifiée des libertés individuelles et un outrage aux valeurs démocratiques (secret médical, égalité des citoyens, liberté de circulation…). Depuis son entrée en vigueur, le pass sanitaire a ainsi soulevé de nombreuses manifestations.

D. Effets économiques et travail

La crise n'a pas eu seulement des effets au niveau sanitaire, mais a aussi lourdement affecté l'économie des pays. En 2020, le PIB français a chuté de 7,9 %, notamment en raison de la baisse d'activité de plusieurs secteurs liée aux restrictions sanitaires. Plusieurs secteurs particulièrement touchés : commerce, transport, hébergement et restauration.

La France a ainsi connu une paralysie économique due à une modification du rapport à la consommation et au recours massif à l'activité partielle (allocation de l'État permettant d'indemniser les salariés touchés par une perte de salaire). Concernant les entreprises, la baisse de leur épargne a été limitée par des mesures de soutien public. Ces dispositifs ont également permis une légère augmentation du pouvoir d'achat des ménages (+ 0,4 %), malgré une diminution de 7 % de la consommation en 2020. L'évolution de la consommation reflète les effets des comportements des ménages aux mesures de restriction.

L'emploi salarié a lourdement baissé en 2020, mais ce recul a été limité par le recours au dispositif d'activité partielle et au télétravail.

La crise sanitaire a également bouleversé une majorité des projets professionnels des Français : une grande part des salariés et des demandeurs d'emploi a déclaré vouloir modifier son rapport au travail, notamment en commençant une formation ou en entamant une reconversion professionnelle. Cette envie de changement concerne notamment les jeunes.

FOCUS

Effets de la crise sanitaire sur les jeunes

Les jeunes de moins de 30 ans sont moins susceptibles que leurs aînés de développer une forme grave du Covid-19. Cependant, leur état de santé mentale a été largement dégradé par la crise : depuis mai 2020, le taux de symptômes dépressifs a sensiblement augmenté chez les 18-29 ans, prévalence surtout portée par les 18-24 ans.

Les jeunes sont surreprésentés sur le marché du travail précaire, ils occupent plus souvent que leurs aînés des emplois temporaires, donc sont plus atteints par les effets économiques de la crise sanitaire. En 2020, le taux d'emploi des 18-24 ans baisse de 1,7 points tandis qu'il reste stable pour les 30-64 ans. Si la situation de l'emploi s'améliore au deuxième trimestre 2021, la part des jeunes sans emploi ni formation reste plus élevée qu'avant la crise.

Les mesures prises face au Covid-19, en particulier celles de confinement, ont largement affecté les étudiants. Isolement social, conditions d'apprentissage dégradées, situation financière fragilisée pour les plus précaires... Le recours à l'aide spécifique ponctuelle, destinée aux étudiants financièrement précaires, a sensiblement augmenté pendant les confinements.

Juillet 2021

■ Emmanuel Macron annonce lors d'une allocution télévisée la généralisation par étapes du pass sanitaire dans les lieux de culture, de restauration, et les grandes surfaces.

■ Des manifestations réunissent plusieurs dizaines de milliers de personnes dans différentes villes de France afin de contester la mise en place du pass sanitaire.

■ Le gouvernement annonce à la mi-juillet qu'une 4ème vague de Covid-19 est bel et bien en cours, provoquée par le variant delta, extrêmement contagieux.

■ La situation sanitaire liée au Covid-19 s'aggravant, le Japon annonce que les Jeux olympiques de Tokyo auront lieu sans public.

■ Pour la première fois, des vols touristiques sont organisés dans l'espace, ouvrant la voie à un nouveau marché.

Août 2021

■ Les jeux paralympiques de Tokyo débutent 15 jours après la clôture des JO. Le bilan est très positif pour la France, qui remporte plus de médailles qu'espéré.

■ La saturation des hôpitaux qui peinent à faire face à la 4ème vague de Covid-19 en Polynésie française et aux Antilles entraîne de nouvelles périodes de confinement dans ces territoires.

■ L'entrée en vigueur du pass sanitaire en France provoque une contestation assez forte qui continue à s'exprimer notamment chaque samedi lors de manifestations à travers les grandes villes de France.

■ Les derniers soldats américains quittent l'Afghanistan, où les talibans reprennent le pouvoir 20 ans après en avoir été chassés.

■ Paniqués, de nombreux afghans et étrangers expatriés se ruent à l'aéroport de Kaboul dans l'espoir de fuir le pays. Les évacuations durent plusieurs jours, un attentat revendiqué par l'État islamique provoque la mort d'au moins 85 personnes, dont 13 militaires américains.

■ Dans son dernier rapport, le GIEC (Groupe d'experts intergouvernemental sur l'évolution du climat) conclut que le climat est en train de changer partout dans le monde et plus rapidement que prévu. Même en limitant le réchauffement climatique, les catastrophes naturelles devraient se multiplier.

Septembre 2021

- L'Australie annule un contrat record avec la France concernant la vente de sous-marins pour la marine australienne, préférant officialiser un accord avec les États-Unis. La France rappelle ses ambassadeurs aux USA et en Australie.
- Le procès des attentats du 13 novembre 2015 s'ouvre dans une salle créée spécifiquement pour cette occasion, dans l'ancien Palais de justice. Il est prévu qu'il dure de longs mois.
- Le pass sanitaire est étendu aux 12-17 ans dans un contexte de reprise épidémique du Covid-19. Les manifestations anti-pass se poursuivent chaque samedi en France.
- Un soldat français est tué au Mali, une cérémonie en son honneur est organisée aux Invalides.
- Le décret d'application de la PMA pour toutes est publié au Journal officiel.
- Afin d'inciter la population à se vacciner en masse contre le Covid-19, les tests antigéniques et PCR ne sont plus remboursés par la sécurité sociale, hors cas particuliers.
- À Paris, l'édification d'un mur à Pantin afin de lutter contre le fléau des consommateurs de cracks suscite la polémique.
- Yannick Jadot sort vainqueur face à Sandrine Rousseau de la primaire organisée par les Verts pour désigner le candidat écologiste à la présidentielle de 2022.
- Mort de l'acteur français Jean-Paul Belmondo.

Octobre 2021

- Un fort regain épidémique du Covid-19 est constaté à travers le monde, y compris dans les pays où la vaccination a été massive.
- À partir du 16 octobre, en France les soignants non-vaccinés ou dont le schéma vaccinal n'est pas complet n'ont plus le droit d'exercer.
- La publication du rapport de la commission indépendante sur les abus sexuels dans l'Église suscite un émoi considérable devant l'ampleur des actes pédocriminels qui ont été couverts durant des décennies.
- Un député conservateur britannique est poignardé à mort par un terroriste islamiste pendant sa permanence. Ce meurtre relance le débat sur la sécurité des élus durant l'exercice de leur fonction.
- La COP26, destinée à avancer sur la lutte pour la préservation du climat, démarre à Glasgow, en Écosse.

■ Devant l'augmentation très significative du prix des carburants, le gouvernement annonce le versement d'une prime inflation de 100 euros pour tous les Français gagnant moins de 2000 euros mensuels, soit 38 millions de personnes.

■ Le Luxembourg devient le premier pays européen à légaliser le cannabis récréatif.

Novembre 2021

■ Le variant delta, très contagieux, est majoritaire sur le sol français. L'apparition d'un nouveau variant, omicron, encore plus transmissible, et dont la dangerosité pour la santé n'est pas encore évaluée, suscite l'inquiétude à travers le monde.

■ En France, la 5ème vague du Covid-19 est incontestablement là. Le nombre de classes fermées pour cause de cas covid positifs augmente de jour en jour.

■ Joséphine Backer entre au Panthéon.

Décembre 2021

■ Valérie Pécresse remporte la primaire de la droite face à Eric Ciotti. Elle sera donc la candidate des Républicains à l'élection présidentielle.

■ Le variant omicron est bien la forme la plus contagieuse connue du Covid-19. Il devient majoritaire à travers le monde mais ne semble pas plus dangereux pour les malades. De nombreux pays renforcent néanmoins leurs restrictions sanitaires et continuent à exhorter leur population à se faire vacciner.

■ Les boîtes de nuit doivent fermer en France pour plusieurs semaines, afin de tenter de limiter la propagation du variant omicron. La décision suscite l'incompréhension des professionnels du monde de la nuit.

Janvier 2022

■ En France la vague du variant omicron atteint un nombre de contaminations quotidiennes encore jamais vu depuis le début de la crise sanitaire. La situation confirme que la vaccination n'empêche pas la contamination mais limite très fortement le risque de développer une forme grave de la maladie lorsque l'on est positif.

■ De nombreux parents dénoncent le protocole sanitaire intenable mis en place lorsqu'un cas positif est identifié dans une classe, très lourd pour les enfants.

■ Décès de l'acteur Ulliel lors d'un accident de ski.

■ La Russie masse des troupes militaires à la frontière ukrainienne, ce qui fait craindre une entrée en guerre. Elle reproche à l'Ukraine de vouloir rentrer dans l'Union européenne et estime que cette éventualité menace sa propre sécurité.

Février 2022

- Malgré les alertes répétées des États-Unis qui l'annonçaient, la communauté internationale est sidérée par l'invasion de l'Ukraine par des forces armées russes. Ordonnée par Vladimir Poutine, elle était censée être rapide mais s'enlise peu à peu dans une guerre meurtrière qui s'installe dans le temps.
- Les membres de l'OTAN et de l'Union européenne décident d'imposer de nombreuses sanctions économiques à la Russie afin de contre-attaquer sur un plan qui ne soit pas militaire, afin d'éviter toute escalade meurtrière.
- C'est la fin du port obligatoire du masque en France dans les lieux publics tels que les cinémas et les musées. Il reste imposé dans les transports publics.

Mars 2022

- L'aide humanitaire s'organise pour venir au secours des Ukrainiens. Quelques semaines après le début du conflit, ils sont plus de 2 millions avoir fui leur pays. Les pays frontaliers ont besoin d'une aide massive pour accueillir ce flot de réfugiés.
- Les pays qui soutiennent l'Ukraine s'organisent pour lui fournir une aide militaire sans être accusés par la Russie de participer au conflit, de crainte que celui-ci prenne une tournure internationale.
- En France, conséquence directe du conflit russo-ukrainien, le prix des énergies, et des carburant en particulier, connaissent une inflation record.
- Décès du détenu corse Yvan Colonna, 3 semaines après son agression très violente dans la prison où il était détenu depuis des années après avoir été reconnu coupable de l'assassinat du préfet Érignac.
- Son meurtrier est un djihadiste qui n'aurait jamais dû avoir la possibilité de se trouver seul avec lui. Une enquête pour acte terroriste est ouverte et des manifestations violentes ont lieu en Corse suite à la polémique suscitée par cette affaire.
- Les épreuves de spécialités du baccalauréat qui devaient avoir lieu en mars sont repoussées au mois de mai à cause la situation sanitaire défavorable.

Avril 2022

- À partir du 1er avril s'applique la remise à la pompe annoncée par le gouvernement afin de tenter de lutter contre l'augmentation très importante du prix des carburants.
- Emmanuel Macron est réélu Président de la République face à Marine Lepen.
- Décès de l'homme de théâtre et de cinéma Michel Bouquet, un hommage est organisé à sa mémoire aux Invalides.
- Les tractations vont bon train à gauche comme à droite en prévision des législatives qui auront lieu en juin.

S'entraîner avec des QCM

QCM | **DURÉE :** 10 MIN

❶ En France, le seuil de pauvreté est fixé à :

☐ **a.** 885 euros
☐ **b.** 967 euros
☐ **c.** 1 041 euros

❷ Les enfants nés après le 1er janvier 2018 doivent recevoir :

☐ **a.** 3 vaccins obligatoires, 8 autres étant recommandés
☐ **b.** 5 vaccins obligatoires, 6 autres étant recommandés
☐ **c.** 11 vaccins obligatoires

❸ La nomophobie désigne :

☐ **a.** La peur excessive d'être séparé de son téléphone portable
☐ **b.** La peur des ondes émises par les antennes-relais
☐ **c.** La peur des nouvelles technologies

❹ En France, le suicide est responsable chaque année d'environ :

☐ **a.** 5 000 décès
☐ **b.** 10 000 décès
☐ **c.** 20 000 décès

❺ En France, la Journée de Solidarité mise en place en 2004 sert à :

☐ **a.** Financer un meilleur accompagnement des personnes âgées et des personnes handicapées
☐ **b.** Financer des actions de soutien aux femmes victimes de violences
☐ **c.** Financer le développement de la recherche contre le cancer

❻ D'après vous, sur les 10 dernières années, les émissions de gaz à effet de serre en France ont :

☐ **a.** Augmenté de 10 %
☐ **b.** Diminué de 5 %
☐ **c.** Diminué de 12 %

❼ Aujourd'hui en France, à combien s'élève le nombre de cas connus d'enfants en danger :

☐ **a.** 23 000
☐ **b.** 57 000
☐ **c.** 98 000

❽ Le nombre de Français investis dans bénévolement dans une association s'élève actuellement à :

☐ **a.** 6 millions
☐ **b.** 13 millions
☐ **c.** 20 millions

❾ Pendant la crise du Covid-19, les deux personnes qui se sont succédées au poste de ministre des Solidarités et de la Santé sont :

☐ **a.** Marisol Touraine et Olivier Véran
☐ **b.** Agnès Buzin et Olivier Véran
☐ **c.** Nicole Belloubet et Agnès Buzin

❿ En France, en 2022, l'espérance de vie d'une femme est de :

☐ **a.** 75 ans
☐ **b.** 78 ans
☐ **c.** 85 ans

Corrigé

❶ c, ❷ c, ❸ a, ❹ b, ❺ a, ❻ c, ❼ c, ❽ b, ❾ b, ❿ c

S'entraîner avec des sujets blancs corrigés

SUJET 1

Sujet inédit entraînement épreuve écrite

DURÉE : 30 MINUTES

Question

De plus en plus de personnes âgées plébiscitent la vie en colocation entre personnes de la même génération. Comment expliquez-vous ce phénomène ?

Barème

8 points pour le fond
2 points pour la forme

Comment aborder le sujet ?

Le thème abordé ici ne comporte rien de particulièrement difficile. Ce sujet est facilement abordable car il traite d'une question de société que l'on retrouve dans des reportages, des articles, et qui interroge plus largement sur le maintien de l'autonomie des personnes âgées grâce à des solutions adaptées.

Afin de le traiter au mieux, il est pertinent de lister les idées qui vous viennent à l'esprit lorsque vous vous interrogez sur l'intérêt de ce mode d'habitation. Attention, le sujet ne vous invite pas à traiter également les aspects moins enthousiasmants de la colocation. Si vous en relevez quelques-uns, il peut être intéressant de les faire apparaître en ouverture dans la conclusion, mais ils n'ont pas leur place dans le développement.

On peut ainsi relever quelques idées intéressantes à creuser :

- Choix de la colocation motivé par l'envie de lutter contre la solitude (veuvage, éloignement des enfants, sentiment d'être vulnérable lorsque l'on âgé et seul, ...).
- Choix qui s'explique aussi par des raisons financières : loyer moins lourd lorsqu'il est assumé à plusieurs.
- En cas de chute, d'accident domestique, présence des colocataires rassurante.

Proposition de corrigé

La colocation entre personnes âgées séduit de plus en plus de seniors qui trouvent dans ce choix de vie la solution à plusieurs problèmes liés à leur âge. Nous pouvons nous demander ici quels sont les bienfaits de ce nouveau mode de cohabitation.

Comme pour toutes les tranches d'âge où l'on opte pour cette solution, celle-ci permet d'améliorer le confort de vie au quotidien. Elle permet à nos aînés d'avancer en âge en demeurant autonomes plus longtemps.

En effet, ce mode de vie a l'avantage de permettre en premier lieu de lutter contre la solitude qui pèse parfois à la suite du décès du conjoint ou à l'éloignement géographique des enfants. Il favorise donc et entretient le lien social.

De plus, assumer à plusieurs le loyer d'un logement permet de bénéficier d'un espace de vie plus vaste et donc plus agréable au quotidien, ce qui n'est pas négligeable à une époque où les retraites ne suffisent pas toujours à couvrir les besoins de chacun.

Dans un 2ème temps, la présence d'une ou plusieurs autres personnes au domicile peut rassurer les personnes âgées qui se sentent parfois vulnérables ou craignent de ne pas trouver d'aide en cas d'accident domestique ou de problème de santé.

À plusieurs, on peut aussi plus facilement se motiver pour rester actifs, ne pas s'enfermer dans une routine où l'on réduit ses déplacements et ses centres d'intérêts, ce qui est bon pour entretenir sa santé physique et mentale.

Ainsi, la colocation pour les personnes du 3ème, voire du 4ème âge, se révèle pertinente car adaptée à leurs besoins.

Bien évidemment, pour qu'elle fonctionne, il est cependant indispensable d'établir ensemble auparavant les règles de vie qui doivent être respectées par tous, ainsi que les attentes des uns et des autres, afin d'éviter les conflits néfastes, pour le maintien d'une vie sereine dans le logement.

SUJET 2

Sous-épreuve de rédaction et/ou réponses à des questions notée sur 10 points

DURÉE : 30 MINUTES

Être clown à l'hôpital, c'est être à l'écoute de ce qui se vit au moment présent et dans le respect de chacun : enfant, parent, soignant. Le clown ne cherche pas à faire rire à tout prix, mais offre un espace possible de jeu.

L'hôpital est un lieu de vie avant tout. Les clowns partent à la rencontre des enfants malades en toute humilité, équilibristes sur un fil. À travers le personnage du clown, ces espaces de jeux, ces bulles de rêves tissent des liens entre l'enfant et le personnel soignant.

Source : https://www.clownhopital.org/association/etre-clown-a-lhopital/

Question

En une vingtaine de lignes, développez ce que, d'après vous, peuvent apporter les bénévoles clowns auprès des enfants hospitalisés. (8 points pour les idées développées, 2 points pour la correction de la langue)

Comment aborder le sujet ?

Le sujet abordé ici ne présente pas de difficulté particulière, il faut juste faire bien attention à ne pas se limiter au point de vue de l'enfant, mais être capable d'envisager également ce que cette pratique peut apporter aux proches de l'enfant, à l'équipe soignante également.

Corrigé

Les bienfaits du rire à l'hôpital ne sont plus à démontrer et celui-ci a fait son entrée dans les services pédiatriques depuis de nombreuses années déjà. C'est ainsi que des bénévoles, qu'ils soient acteurs, soignants ou issus d'horizons professionnels très variés, n'hésitent pas à donner de leur temps pour venir divertir, détourner quelques instants de leurs soucis des enfants malades.

Le rire est salvateur car il offre une fenêtre, un sas d'insouciance dans un quotidien parfois très lourd et, en redonnant le sourire aux petits patients, il contribue bien souvent à égayer également des parents qui ne demandent qu'à voir leurs enfants retrouver l'insouciance propre à ce temps de l'enfance.

Mais les bienfaits de cette intrusion du rire à l'hôpital sont palpables également pour les soignants qui parviennent mieux à effectuer les soins lorsque l'enfant a la possibilité de se détendre, de se concentrer sur autre chose que la réalité parfois bien difficile qu'il doit affronter.

Formés et respectueux du secret médical, les clowns ne s'imposent jamais s'ils sentent qu'un enfant n'est pas désireux d'échanger avec eux et consultent toujours les équipes soignantes afin de s'assurer que leur présence auprès d'un patient est compatible avec son état.

SUJET 3

DURÉE : 30 MINUTES

Sous-épreuve de rédaction et/ou réponses à des questions notée sur 10 points

Questions

❶ À votre avis, pourquoi les familles monoparentales sont-elles plus souvent touchées par la précarité que les familles traditionnelles ? Vous répondrez en 10 lignes au maximum.

❷ Que savez-vous de la loi Claeys-Leonetti concernant la fin de vie ? Vous répondrez en 10 lignes maximum.
Il sera tenu compte de la correction de la langue dans la notation.

Comment aborder le sujet ?

Les deux questions du sujet concernent des thématiques sur lesquelles il est légitime d'attendre que vous ayez des connaissances.

Pour la question 1, vous devez être en mesure de développer le lien entre la constitution de la cellule familiale et la vulnérabilité face au risque de précarité. Cette réalité sociale s'explique aisément puisqu'il est bien plus difficile d'affronter une situation économique critique avec un seul salaire.

La question 2 est plus précise puisqu'elle vous invite à exposer vos connaissances sur un texte de loi spécifique, mais celui-ci a été largement commenté ces dernières années et fait référence à certains droits du patient. Votre statut de soignant vous permet d'être déjà sensibilisé à ces questions.

Corrigé

❶ Les familles monoparentales sont plus touchées par la précarité car elles sont constituées d'un seul parent ayant à charge un ou plusieurs enfants. Or, il est difficile de parvenir à équilibrer le budget du foyer lorsqu'un seul salaire doit suffire à faire face aux obligations de la vie quotidienne.

De plus, afin de se rendre disponible pour la garde et l'éducation des enfants, le parent responsable, plus fréquemment la mère, ne doit souvent travailler qu'à temps partiel afin d'assumer quotidiennement les contraintes (d'éducation, domestiques...) liées à leur statut de parent seul. De fait, les revenus du travail disponibles sont faibles, les foyers monoparentaux sont donc plus vulnérables que les autres face à des situations économiques défavorables, la précarité touchant plus rapidement ceux qui n'ont pas de conjoint(e) pouvant les aider durant des périodes critiques.

❷ La loi Léonetti-Claeys a été présentée en 2015 et définitivement adoptée par le Parlement le 27 janvier 2016 afin d'accorder de nouveaux droits aux personnes en fin de vie. Elle introduit en particulier le droit à une sédation profonde continue qui permet au malade de mourir sans souffrir, sans que cette sédation constitue de quelque manière que ce soit une forme d'euthanasie. La loi fixe également l'obligation pour l'équipe soignante de respecter les directives anticipées contraignantes du patient et renforce le refus de l'acharnement thérapeutique.

Ce texte est venu renforcer une loi déjà existante, la loi Léonetti, datant de 2005, jugée insuffisante par beaucoup de soignants pour prendre en compte les spécificités de l'accompagnement de la fin de vie.

SUJET 4

Sous-épreuve de rédaction et/ou réponses à des questions notée sur 10 points

DURÉE : 30 MINUTES

Questions

❶ Pour vous, que signifie la notion de « perte d'autonomie »? Vous répondrez en 10 lignes au maximum. (5 points)

❷ Dans quelle mesure peut-on affirmer que la lutte contre les violences faites aux femmes est l'affaire de tous? Vous répondrez en 10 lignes au maximum. (5 points)

Comment aborder le sujet ?

Les deux questions posées ici sont en lien avec des notions sur lesquelles il paraît légitime d'attendre que vous ayez des connaissances.

Concernant la 1re question: il ne s'agit pas de proposer une définition apprise par cœur, mais, ainsi que le stipule la consigne, de définir ce que cela signifie à vos yeux. N'hésitez pas à appuyer vos propos par des exemples précis qui illustreront votre définition. Organisez votre réponse de façon à la structurer, ne procédez surtout pas à une simple liste de situations s'apparentant à une perte d'autonomie: cela ne constituerait pas une explication.

Concernant la 2e question: elle touche un sujet qui, loin d'être nouveau, fait cependant l'objet depuis deux ans d'une attention médiatique particulière. En effet, la libération de la parole de nombreuses femmes victimes d'agressions sexuelles et de comportements sexistes a permis de se pencher avec plus d'attention sur les différentes formes de violences subies au quotidien par de nombreuses femmes.

Le fait que des femmes meurent sous les coups de leur conjoint ou ex-conjoint n'est pas nouveau, ce qui l'est en revanche est que l'on y accorde autant d'attention. Il s'agit donc d'une thématique tout à fait d'actualité.

Appuyez-vous éventuellement sur des chiffres pour étayer vos propos et ne vous limitez surtout pas à de simples jugements qui ne répondraient pas du tout à la question, du type « C'est vraiment triste que des femmes décèdent ainsi ». Proposez une véritable analyse de cette question de santé publique.

Corrigé

❶ La perte d'autonomie correspond à une incapacité totale ou partielle à assumer seul(e) au quotidien des tâches de la vie courante. Les personnes qui perdent cette capacité peuvent souffrir d'altérations physiques et/ou psychiques qui rendent impossibles des gestes simples et nuisent de ce fait à leur confort de vie.

La vieillesse est l'un des principaux facteurs de la perte d'autonomie, mais la maladie et le handicap peuvent également nécessiter la mise en place d'une aide visant à compenser la perte de certaines capacités.

La perte d'autonomie, dans notre société vieillissante où la durée de vie s'allonge, constitue un véritable défi sanitaire et social.

❷ Les violences faites aux femmes prennent des formes diverses, qu'il s'agisse de propos sexistes dans la sphère professionnelle ou sur la voie publique, de mauvais traitements imposés au sein du foyer, d'agressions sexuelles, etc.

Multiples, elles ne doivent pas être banalisées car leurs conséquences peuvent être d'une extrême gravité. N'oublions pas que nous déplorons chaque année en France entre 120 et 130 décès de femmes, tuées par leur conjoint ou ex-conjoint.

Ces violences ne constituent pas une fatalité : toute la société a le pouvoir de se saisir de ce problème de santé publique en endossant une responsabilité citoyenne dans la dénonciation de ces actes. Chacun peut dénoncer aux autorités les violences qu'il perçoit dans sa famille ou son voisinage, s'insurger contre les propos déplacés visant à réduire la femme à un objet sexuel ou dévalorisant ses compétences du fait de son sexe.

SUJET 5

Sous-épreuve de rédaction et/ou réponses à des questions notée sur 10 points

DURÉE : 30 MINUTES

Un des pionniers de la zoothérapie, Boris Levinson, résume ainsi l'intérêt de la médiation animale : « L'animal ne se nourrit pas d'attentes idéalisées envers les humains, il les accepte pour ce qu'ils sont et non pas pour ce qu'ils devraient être », confirmant ainsi que la présence d'animaux dans des établissements hospitaliers pour personnes âgées dépendantes (Ehpad) est pertinente.

Question

Quels sont, d'après vous, les avantages et les limites de cette pratique ?

Votre réponse ne pourra pas excéder 20 lignes.

Corrigé

L'entrée en maison de retraite signifie souvent pour les personnes âgées se séparer d'un animal de compagnie auquel elles sont pourtant très attachées. Cette séparation parfois vécue douloureusement est maintenant quelquefois compensée en partie par la présence, au sein même des structures d'accueil, de chiens, de chats, de lapins, d'oiseaux… auxquels les personnels soignants confient bien souvent une véritable fonction thérapeutique.

Il est important que l'animal choisi pour intégrer une structure ait un caractère compatible avec ses conditions de vie. Il faut aussi qu'il soit en bonne santé et ne risque pas, par exemple, de transmettre des parasites aux résidents. Sa présence ne doit pas non plus générer de travail supplémentaire pour les équipes, mais au contraire les aider dans leurs missions.

Si elle est bien anticipée et mûrement réfléchie, et si l'on prend soin d'accueillir auprès des résidents un animal de compagnie dont le gabarit, le caractère, le comportement sont compatibles avec la vie de l'établissement, l'arrivée de celui-ci peut être un élément très bénéfique tant pour les résidents que pour les soignants en favorisant le lien social et la motricité, lors de promenades pour le sortir, par exemple.

En permettant la création d'un lien affectif, l'animal peut redonner le goût de vivre à des personnes parfois déprimées qui se sentiront utiles et réconfortées en lui apportant leur attention et des soins.

SUJET 6

DURÉE : 30 MINUTES

Sous-épreuve de rédaction et/ou réponses à des questions notée sur 10 points

L'automédication est de plus en plus pratiquée dans les pays occidentaux. Près de 85 % des Français recourent aux médicaments sans ordonnance contre moins de 79 % en 2000 selon une étude de l'AFIPA. La plus grande facilité à se procurer des médicaments en vente libre et la difficulté d'accès à un médecin de famille dans certaines zones encourageraient cette pratique qui peut s'avérer dangereuse...

Source : www.passeportsante.net

Questions

❶ Vous expliquerez en quelques lignes en quoi consiste l'automédication. (4 points)

❷ En quinze lignes maximum, vous présenterez les avantages puis les inconvénients de pratiquer l'automédication (6 points)

Il sera tenu compte de la correction de la langue dans la notation.

Corrigé

❶ L'automédication consiste à se passer d'avis médical pour soigner un problème de santé. De nombreuses personnes la pratiquent en s'adressant directement au pharmacien ou en puisant dans leur réserve de médicaments lorsqu'elles estiment possible de traiter seules des maux mineurs ne nécessitant pas, d'après elles, d'auscultation de la part de leur médecin.

❷ L'automédication n'est pas à proscrire à tout prix puisqu'elle permet de désengorger les cabinets médicaux en évitant la « bobologie »: prendre un traitement auquel on est habitué lorsque l'on souffre de douleurs liées aux règles, faire passer une migraine avec du paracétamol, calmer un léger mal de gorge avec du sirop... Autant de réflexes fréquents, la plupart du temps dépourvus de conséquences fâcheuses, qui permettent aux médecins d'être disponibles pour traiter d'autres pathologies. Les économies ainsi effectuées par la sécurité sociale ne sont par ailleurs pas négligeables.

Cependant, l'automédication doit demeurer ponctuelle: en devenant systématique, elle ferait courir des risques aux patients puisque nul n'est en mesure de s'improviser médecin. Les risques d'interactions médicamenteuses fâcheuses, d'erreur de traitement, de mauvaise interprétation des symptômes, etc. sont bien réels si l'on tarde à consulter un médecin et que l'on s'obstine à se limiter à sa propre appréciation face à des problèmes de santé qui devraient nécessiter la prise en charge d'un professionnel.

SUJET 7

DURÉE : 30 MINUTES

Sous-épreuve de rédaction et/ou réponses à des questions notée sur 10 points

Selon le 15e Baromètre de la santé visuelle (ASNAV), les 16-24 ans passent environ 3 h 30 par jour sur leur smartphone et 2 h 47 sur un ordinateur. Un nombre croissant de parents s'inquiètent et se sentent démunis face à la place de plus en plus centrale des écrans dans la vie de leurs adolescents. La figure du jeune accro aux jeux vidéo ou aux réseaux sociaux a envahi les médias.

Source : lebonusagedesecrans.fr

Questions

❶ Quels sont les dangers associés à la trop grande dépendance des adolescents aux écrans ?

❷ Quelles solutions les parents peuvent-ils mettre en place pour lutter contre cette cyberdépendance ?

Vous répondrez en 15 lignes maximum par question (pour chacune, 4 points pour les idées énoncées, 1 point pour la qualité de la langue)

Corrigé

❶ Inimaginable pour nos ados aujourd'hui de se passer de connexions quotidiennes aux différents réseaux sociaux sur lesquels ils exposent leur vie et observent celle des autres, communiquent avec leurs pairs et s'informent (ou se désinforment...). Ils évaluent leur vie à l'aune de celle de leurs semblables et en ressentent parfois une vive frustration, illusionnés par une représentation bien souvent faussée de la réalité.

De nombreuses heures chaque jour sont consacrées à ces occupations, ce qui en vient régulièrement à inquiéter des parents désireux de voir leurs enfants s'adonner à d'autres activités.

En effet, le temps passé devant les écrans, s'il est trop important, peut amener les plus vulnérables à se replier sur eux-mêmes et à favoriser les échanges virtuels au détriment des interactions sociales bien réelles. De plus, le temps consacré aux écrans a trop souvent tendance à empiéter sur les temps de sommeil, alors réduits à la portion congrue, au risque de provoquer ensuite une somnolence et une incapacité à se concentrer dans la journée, et donc, en toute logique, une baisse des résultats scolaires.

Enfin, hyperconnectés à leur smartphone, les adolescents ont trop facilement tendance à estimer fiables des informations fantaisistes qui circulent sur les réseaux sociaux sans aucune vérification ni objectivité.

❷ La dépendance aux écrans n'est pas une fatalité et peut rapidement être freinée, pour peu que les parents acceptent de mettre en place des règles familiales qui seront peut-être vécues au début comme une contrainte, mais qui pourraient bien se révéler très efficaces avec le temps.

Le premier réflexe est de se montrer cohérent: si l'on reproche à son enfant d'être en permanence « collé à son écran », il convient de montrer l'exemple en étant soi-même, en tant qu'adulte, capable de décrocher des siens. Montrer qu'il existe d'autres activités possibles (lecture, sport, musique, temps entre amis...) incitera l'adolescent à varier ses occupations.
Fixer des temps d'utilisation quotidienne des écrans, même si cela nécessite régulièrement des piqûres de rappel, fait également partie des impératifs. Il n'est donc pas judicieux d'installer un téléviseur dans la chambre d'un enfant ou de laisser un adolescent passer la nuit dans cette même chambre avec son ordinateur et/ou son smartphone, la tentation de les utiliser jusque très tard dans la nuit étant souvent trop forte.
L'utilisation des écrans doit donc être contrôlée par les parents qui ne doivent pas craindre d'affirmer leur autorité face à ce type de risque addictif.

SUJET 8

Sous-épreuve de rédaction et/ou réponses à des questions notée sur 10 points

DURÉE : 30 MINUTES

Vous lirez l'extrait suivant, tiré du journal *Le Figaro* du 26/06/19 puis vous répondrez aux questions qui le suivent :

> Dans une analyse complémentaire des données du Baromètre santé 2017, l'agence scrute la diffusion de cet outil chez les adultes âgés de 18 à 75 ans. Il en ressort que les vapoteurs ont tous eu une expérience avec le tabac : la moitié d'entre eux sont des fumeurs occasionnels ou quotidiens, l'autre moitié d'anciens fumeurs. Moins de 1 % n'a jamais fumé. (...)
>
> Le profil de ses utilisateurs est plutôt masculin et diplômé. Ils vapotent (terme qui a fait son apparition dans le dictionnaire en 2015) depuis 20 mois en moyenne, c'est-à-dire beaucoup plus longtemps que lors de la précédente étude en 2014. (...)
>
> Cela a manifestement un effet sur leur consommation de tabac. En trois ans, la part de fumeurs quotidiens a été divisée par deux chez les utilisateurs de e-cigarette, tandis que le nombre d'anciens fumeurs a doublé. Quant aux « vapofumeurs », les vapoteurs encore fumeurs, ils sont 80 % à avoir réduit leur consommation de cigarettes. Ils allument désormais 9 cigarettes par jour en moyenne, contre un paquet avant leur diminution. Les chercheurs mettent toutefois en garde contre cette pratique. « Les bénéfices sur la santé d'une réduction du tabagisme sont limités par rapport à un arrêt complet, puisque même une faible consommation de cigarettes est très nocive », écrivent-ils, craignant que l'impression de progrès enregistré ne retarde l'arrêt total du tabac.

Questions

❸ En dix lignes maximum, expliquez s'il est possible d'affirmer, d'après cet article, que la cigarette électronique peut avoir un effet bénéfique pour lutter contre le tabagisme.

❹ Dans quelle mesure cet article nous invite-t-il cependant à relativiser cet effet positif ? (votre réponse n'excédera pas 10 lignes).

Corrigé

❶ D'après l'article soumis ici à notre analyse, il apparaît que la cigarette électronique peut éventuellement constituer une piste pertinente dans le processus de réduction du tabagisme : même si son utilisation n'est pas la solution indiscutable pour arrêter le tabac, elle favorise la régression de la consommation de cigarettes classiques. Certes, les adeptes de l'e-cigarette restent pour beaucoup fumeurs mais on note qu'avec 9 cigarettes quotidiennes en moyenne au lieu d'un paquet, leur consommation se trouve très notablement freinée.

De plus, l'article indique que le nombre de fumeurs quotidiens consommateurs de la cigarette électronique a connu une très nette baisse puisqu'en 3 ans il a diminué de moitié. Ces résultats sont donc encourageants et attestent du rôle que peut jouer l'e-cigarette dans la limitation de la consommation de tabac.

❷ Cependant, l'article lui-même nous invite à considérer ces résultats encourageants avec une certaine prudence. En effet, le constat posé ici indique que si la consommation de tabac diminue, pour beaucoup elle ne cesse pas complètement. Or, on ne saurait se satisfaire d'une baisse de la consommation si celle-ci ne mène pas au sevrage définitif : ainsi que l'indique le texte, le tabac est nocif et conserver le réflexe d'en consommer, même si c'est en moindre quantité, demeure problématique.

On comprend donc tout à fait que les tabacologues ne soient pas du tout unanimes à reconnaître l'intérêt de l'e-cigarette. Pour beaucoup d'entre eux, elle maintient les fumeurs dans des habitudes de consommation qui ne sont pas souhaitables, différentes certes, mais délétères tout de même.

SUJET 9

Sous-épreuve de rédaction et/ou réponses à des questions notée sur 10 points

DURÉE : 30 MINUTES

« Si le sucre est un carburant essentiel à l'organisme, il ne doit pas être consommé en excès parce qu'il majore le risque de nombreux problèmes de santé. Surtout chez les enfants. Dans l'actualisation des repères alimentaires publiée le 25 juin, l'Agence nationale de sécurité sanitaire et de l'alimentation (Anses) alerte sur "*les apports excessifs en sucres en particulier chez les plus petits et appelle les pouvoirs publics à mettre d'urgence en place des mesures afin de réduire les risques encourus*".

Les autorités recommandent de ne pas dépasser 60 grammes de sucres par jour entre 4 et 7 ans, 75 grammes entre 8 et 12 ans et 100 grammes entre 13 et 17 ans. Or, elles notent "*des prévalences de dépassement très élevées chez les enfants les plus jeunes : 75 % des 4-7 ans, 60 % des 8-12 ans et 25 % des 13-17 ans ont des apports supérieurs aux seuils*". Une consommation excessive de sucres que ce soit via les aliments ou les boissons entraîne :
- une surcharge pondérale
- un risque accru d'obésité
- davantage de masse grasse au niveau du tronc
- un risque majoré de diabète de type 2 »

Le 26/06/19, sante.journaldesfemmes.fr

Questions

❶ En vous aidant de l'extrait ci-dessus et de vos connaissances, indiquez quels sont les risques liés à une trop grande consommation de sucre pour les enfants.

❷ Proposez des solutions pour limiter la présence du sucre dans l'alimentation des enfants lors du goûter.

Corrigé

❶ Les plus jeunes sont attirés très tôt par le sucre : son pouvoir anesthésiant est même utilisé pour apaiser la douleur chez les nourrissons, ce qui confirme sa capacité à agir sur leur cerveau. Cependant, en faisant découvrir trop précocement aux tout-petits la saveur sucrée à travers des produits dont l'intérêt nutritionnel est souvent faible, les parents qui croient bien faire ne se rendent pas compte qu'ils initient leurs enfants à des comportements alimentaires délétères sur le long terme. En effet, au-delà des problèmes de poids, déjà handicapants, l'enfant risque de développer de graves problèmes de santé tels que le diabète. Le sucre est également nocif pour les dents et favorise les caries dentaires que l'on voit apparaître de plus en plus tôt.

Le sucre favorise le développement de l'obésité qu'il faut considérer pleinement comme une maladie : il n'est pas simple pour un enfant en surpoids de supporter le regard souvent méprisant de ses camarades et les complications médicales telles que les problèmes d'articulation, l'essoufflement, les maux de dos sont des réalités bien concrètes difficiles à vivre pour les enfants et les adolescents et risquent très fortement de perdurer à l'âge adulte.

❷ Afin de réduire les apports en sucres des enfants, plusieurs réflexes simples sont à adopter :

- Il s'agit pour commencer de réduire la consommation de boissons sucrées, qui incluent les sodas et les jus de fruits. Elle doit rester occasionnelle et en deçà d'un verre par jour selon l'ANSES (l'Agence nationale de sécurité sanitaire de l'alimentation, de l'environnement et du travail). Pour la boisson du goûter, un simple verre d'eau ou de lait est tout à fait recommandé.
- Il est également préférable de ne pas donner de biscuits/gâteaux/pâtisseries au goûter. Ces aliments sont riches en sucres et présentent un faible intérêt nutritionnel. Il convient de les substituer par d'autres aliments plus intéressants qualitativement tels que les produits laitiers sans sucres ou d'autres aliments riches en calcium ainsi que des fruits frais et des fruits à coque.
- Il faut également réduire les « sucres ajoutés » présents dans les compotes, les céréales souvent consommées également lors du petit-déjeuner. Les sucres ajoutés ne sont pas facilement identifiables car ils peuvent être inclus dans divers ingrédients utilisés pour leur pouvoir sucrant (sirops de glucose-fructose, sirops ou jus concentrés de fruits, moûts.).
- Il convient enfin de privilégier la préparation d'aliments « faits maison » à partir de produits bruts ou peu transformés en développant l'appétence des enfants pour des goûts et des saveurs qui les détournent de produits dont l'excès de sucre n'a d'autre but que de cacher l'insipidité.

SUJET 10

Sous-épreuve de rédaction et/ou réponses à des questions notée sur 10 points

DURÉE : 30 MINUTES

Vous répondrez aux deux questions suivantes en ne consacrant pas plus de 15 lignes à chacune.

La qualité de la langue (orthographe, syntaxe, choix du vocabulaire, etc.) sera prise compte dans la notation.

❶ L'actualité récente nous rappelle à quel point il est indispensable, pour chacun de nous, de procéder à la rédaction de nos directives anticipées sans attendre qu'un événement grave ne survienne. Expliquez tout d'abord de quoi il s'agit (10 points).

❷ Pourquoi, bien que considérant ces directives importantes, de nombreux Français ne prennent-ils pas l'initiative de les rédiger pour eux-mêmes ? (10 points)

Corrigé

❶ Les « directives anticipées » sont une déclaration écrite que chacun d'entre nous a la liberté de rédiger, en toute conscience, afin de faire connaître sa volonté sur les conditions de prise en charge médicale de sa fin de vie.

Si jamais une personne est hors d'état d'exprimer sa volonté (par exemple suite à un coma, en cas de troubles cognitifs profonds, à la suite d'un accident, du fait de l'évolution d'une maladie, ou encore du fait du grand âge...), ces directives permettent au médecin et à l'équipe médicale qui assurent sa prise en charge de connaître ses volontés. De plus, elles évitent surtout à la famille d'avoir à assumer des décisions douloureuses à prendre en pareilles circonstances.

Toute personne majeure peut, si elle le souhaite, rédiger ses directives anticipées, sur un document écrit qui doit être daté et signé avec noms, prénoms, date et lieu de naissance. Si une personne est dans l'impossibilité physique d'écrire ses directives anticipées, une personne peut le faire à sa place, mais le document n'est valide que si deux témoins attestent par écrit, en précisant leurs noms et qualités, que ce document est bien l'expression de la volonté libre et éclairée de celui ou celle qu'il concerne.

Il existe un modèle de formulaire téléchargeable par exemple su Amélie.fr. L'utilisation de ce modèle n'est pas obligatoire puisque les directives anticipées peuvent également être rédigées sur papier libre, mais ce modèle garantit son utilisateur que l'expression de sa volonté répond aux conditions de validité prévues par les textes et il peut constituer une aide précieuse face à un exercice rédactionnel qui n'est pas forcément très simple à réaliser.

❷ Bien que nombre de personnes s'accordent à reconnaître l'importance des directives anticipées, seuls 14 % des Français les ont déjà rédigées.

Ce paradoxe peut s'expliquer simplement : dans une société où la mort constitue un sujet le plus souvent tabou et où priment le jeunisme et le refus du vieillissement, penser à sa propre fin en envisageant la façon dont on souhaiterait qu'elle se déroule n'est pas dans l'air du temps ; un peu comme si évoquer la mort risquait de la faire survenir plus vite que prévu.

Rédiger ses directives anticipées impose de réfléchir à des aspects peu enthousiasmants de l'existence tels que la maladie, la perte d'autonomie, la souffrance, la mort... Même si ces sujets correspondent à une réalité à laquelle sont confrontées des millions de personnes chaque jour, ils ne deviennent bien souvent concrets qu'une fois que l'on doit les affronter et on préfère feindre d'ignorer qu'ils peuvent survenir tant que la vie nous le permet. Pourtant, faire respecter ses choix face à des situations généralement très douloureuses pour soi et pour ses proches permettrait un véritablement soulagement pour chacun.

C'est précisément ce déni de notre cheminement inéluctable vers la mort qu'il faudrait parvenir à vaincre en libérant la parole autour de la prise en charge de la fin de vie.

CONSEIL DU FORMATEUR

Un sujet comme celui-ci est difficile à traiter si l'on ne s'est jamais penché sur la thématique abordée ici. Cela démontre donc bien l'importance de suivre avec régularité l'actualité : en effet, celle-ci permet bien souvent d'élargir ses connaissances sur des sujets de société bien spécifiques traités par les médias. Au-delà du drame vécu par une famille, le cas de Vincent Lambert (cf Fil de l'actualité, p. X) a par exemple permis d'aborder la question des directives anticipées, souvent méconnues.

S'entraîner avec des annales corrigées

SUJET 1

Sous-épreuve de rédaction et/ou réponses à des questions notée sur 10 points – Session 2020

DURÉE : 30 MINUTES

Questions

Depuis ces dernières années, nos modes de vie sont de plus en plus sédentaires. Expliquer en quoi, aujourd'hui, une activité physique est nécessaire et permet d'améliorer la santé.

Votre réponse devra être rédigée (15 à 20 lignes environ)

Barème

8 points pour le fond
2 points pour la forme (présentation de la copie, syntaxe, grammaire, orthographe)

Comment aborder le sujet ?

Le sujet proposé ici vous invite à réfléchir à une thématique classique pour une telle sélection : les bienfaits de l'activité physique. On notera que l'intitulé de la question contient déjà des pistes de réflexion. En effet, en évoquant nos modes de vie de plus en plus sédentaires, il vous incite à établir un lien entre une activité physique réduite et ses effets délétères sur la santé, ce qui amènera de façon logique à vanter, *a contrario*, les atouts d'une activité physique régulière.
Attention à bien tenir compte du libellé tel qu'il est formulé : le sujet ne traite pas du sport mais de l'activité physique, ce qui permet d'élargir votre analyse à des pratiques ne relevant pas exclusivement du domaine sportif.

On peut tout d'abord lister les caractéristiques de nos modes de vie actuels responsables d'une sédentarité accrue :
- les modes de déplacements : la voiture est souvent privilégiée, pratiquer la marche n'est plus un réflexe ;
- les nombreuses heures quotidiennes passées devant les écrans, qu'il s'agisse de temps consacrés à des activités professionnelles ou à des divertissements, tels que les jeux en ligne ;
- la multiplication des services en drive qui limitent au maximum les efforts à fournir pour obtenir ce que l'on souhaite ;
- le rythme métro-boulot-dodo qui laisse peu de temps pour des activités sportives...

On peut ensuite lister les différents types d'activité physique praticables au quotidien afin de lutter contre la sédentarité :
- se déplacer à vélo ou à pied dès que cela est possible ;

- favoriser les escaliers plutôt que les ascenseurs, descendre quelques stations plus tôt lorsque l'on prend le bus ou le tramway afin de parcourir une partie de son trajet à pied ;
- pratiquer le jardinage, faire du ménage ;
- jouer avec ses enfants à des jeux de plein air, tels que le ballon, la course ;
- s'inscrire dans une salle de sport ou un club sportif afin de pratiquer régulièrement une activité pendant laquelle on se dépense physiquement ;
- si l'on a un chien, faire de grandes balades avec lui pour le sortir...

Enfin, on listera les différents bénéfices que l'on retire de ces activités :
- elles permettent une dépense physique favorable pour le maintien de son poids de forme ;
- elles sont bénéfiques pour lutter contre les maladies cardiovasculaires, le diabète, l'hypertension...
- véritables exutoires, elles permettent de lutter contre le stress et favorisent un bon équilibre psychique ;
- s'il s'agit d'activités sportives collectives, elles permettent d'entretenir du lien social avec des personnes avec lesquelles on partage certains centres d'intérêt ;
- elles renforcent le système immunitaire, il est scientifiquement prouvé qu'elles possèdent un effet protecteur pour éviter l'apparition de certains cancers ;
- elles permettent d'entretenir son système musculaire...

Proposition de corrigé

En utilisant toutes ces pistes de réflexion, on proposera donc le corrigé suivant, en veillant bien à respecter le nombre de lignes fixé.

Nos modes de vie actuels ont favorisé l'apparition de comportements nocifs pour notre santé : contraints par le rythme quotidien métro-boulot-dodo, nous renonçons souvent, par fatigue et manque de temps, à pratiquer des activités physiques qui nous permettraient pourtant de lutter contre la sédentarité. De plus en plus présente, au travail et dans nos habitudes du quotidien, celle-ci favorise le surpoids et l'apparition de certaines maladies pourtant évitables.

En effet, conserver une activité physique régulière et peu contraignante est possible avec des réflexes simples, par exemple enfourcher son vélo plutôt que de prendre sa voiture, promener son chien un peu chaque jour... Omniprésents au travail et à la maison, les écrans limitent également beaucoup nos efforts physiques. Savoir restreindre le temps quotidien passé devant et s'adonner à d'autres activités telles que le bricolage, le jardinage, le ménage, le sport, permet de réduire efficacement les risques de développer des maladies cardiovasculaires et même certains types de cancers.

Le bien-être psychique apporté par des occupations qui nécessitent de se mouvoir n'est pas négligeable non plus : pratiquer un sport collectif permet par exemple d'entretenir des relations sociales épanouissantes car on partage des centres d'intérêt avec un groupe de pairs, de même que jouer avec ses enfants en plein air occupe le corps et l'esprit, offrant une échappatoire délassante aux soucis du quotidien.

Ainsi, on a trop souvent tendance à associer la notion d'activité physique régulière à une pratique sportive alors qu'il apparaît que des habitudes simples et peu contraignantes, nécessitant de se mouvoir, suffisent à favoriser un bien-être physique et psychique non négligeable.

SUJET 2

DURÉE : 30 MINUTES

Sous-épreuve de rédaction et/ou réponses à des questions notée sur 10 points – Session 2019

Questions

❶ **(5 points)**

Depuis le 1er janvier 2018, 11 vaccins sont devenus obligatoires, une mesure sanitaire que certains courants antivaccinaux ont contestée. Qu'en pensez-vous ? Rédigez votre réponse en 5 à 10 lignes.

❷ **(5 points)**

Les consommateurs français sont de plus en plus attentifs à ce qu'ils ont dans leur assiette. Quelles sont les inquiétudes et quelles réponses sont apportées ? Rédigez votre réponse en 10 à 15 lignes.

Comment aborder le sujet ?

❶ Le sujet abordé ici est tout à fait d'actualité puisque le passage de 3 à 11 vaccins obligatoires est effectivement encore assez récent et qu'il a suscité une vive polémique, de nombreux parents étant réticents à appliquer cette nouvelle consigne sanitaire. La France est en effet l'un des pays où la défiance vis-à-vis des vaccins est la plus forte car on les accuse de tous les maux, oubliant au passage le bon sanitaire extraordinaire qu'ils ont permis à travers le monde.

La principale difficulté de ce sujet vient de la brièveté de la réponse à donner pour un sujet aussi vaste : on pourrait facilement développer sur des pages cette thématique traitant d'une véritable question de santé publique.

Il convient donc de bien identifier les informations importantes à fournir. Ainsi, il est indispensable d'évoquer :

- **pourquoi on est passé au 1er janvier 2018 de 3 à 11 vaccins obligatoires** : parce que le pourcentage de personnes se détournant de la vaccination devenait préoccupant en France et aurait mis la santé de tous en danger si cette tendance s'était confirmée sur le long terme ;
- **de quelle manière certains courants antivaccinaux ont contesté cette décision :** les « antivax » surfent sur une diabolisation du vaccin en présentant ses effets secondaires comme plus dangereux que les maladies contre lesquelles ils sont censés protéger. Par la désinformation et la stratégie de la peur, ils transmettent des messages alarmants, mais injustifiés ;
- **pourquoi cette contestation peut se révéler dangereuse :** parce que se détourner de la vaccination, c'est prendre le risque de contracter des maladies contre lesquelles un vaccin protège pourtant très efficacement. Chaque année, en France, plusieurs dizaines de personnes meurent par exemple du tétanos en France par négligence ou désinformation ;
- **pourquoi la vaccination est une affaire collective et pas seulement individuelle :** parce que la vaccination protège à la fois l'individu et toute la société dans laquelle il évolue. Pour

parvenir à éradiquer une maladie, il est nécessaire que la couverture vaccinale, c'est-à-dire le nombre de personnes vaccinées dans une population donnée, soit élevée.
Il ne vous est pas demandé de nommer toutes les maladies contre lesquelles ces 11 vaccins protègent, mais rien ne vous empêche d'en citer quelques-unes.
On proposera donc un texte synthétique qui abordera rapidement ces différents points en structurant l'ensemble. On veillera bien à se relire avant de passer à la question suivante de façon à ne surtout pas rendre un travail contenant des fautes.

❷ Il s'agit là aussi d'une thématique d'actualité qui offre de multiples pistes de réponses. La principale difficulté va donc résider ici, comme pour la question précédente, à synthétiser l'essentiel des nombreux éléments de réponse que l'on va apporter.

On notera que la question se divise en deux parties distinctes :
- identifier les **inquiétudes des Français par rapport à leur alimentation** ;
- identifier les **différentes réponses apportées**.

Il convient donc de reprendre chacun de ces deux points :

■ **Pourquoi les consommateurs sont soucieux du contenu de leur assiette :** parce que des scandales sanitaires tels que celui de la vache folle ou de la viande de cheval vendue comme étant du bœuf ont rendu les consommateurs suspicieux quant au contenu de leur assiette. Les conditions sanitaires désastreuses dans de nombreux cas d'élevages intensifs, la prolifération des perturbateurs endocriniens, due entre autres à l'utilisation de substances dangereuses dans les cultures, sont autant de sujets d'inquiétude pour des consommateurs de plus en plus conscients du lien qu'entretiennent leur alimentation et leur santé : de nombreuses maladies sont en lien direct avec le régime adopté. La teneur en gras, en sucre, en sel des produits qu'ils ingèrent suscite fréquemment leur intérêt également.

■ **Quelles réponses sont apportées afin de répondre à cette inquiétude :** les réponses peuvent venir des consommateurs eux-mêmes avec des choix d'alimentation spécifiques - favoriser les produits de qualité, éviter les pesticides, renoncer à la viande, etc. Les pouvoirs publics jouent également un rôle en contraignant la grande distribution à mieux informer le consommateur sur les produits qu'ils proposent. Évoquer ici Nutriscore est un point très favorable puisqu'il s'agit d'un dispositif récent mis en place à l'initiative du gouvernement français en 2016 dans le cadre de la loi de modernisation du système de santé. Y faire allusion indique donc que l'on s'est documenté sur la question au préalable.

On proposera donc un texte synthétique qui abordera ces différents points en structurant l'ensemble. On veillera bien à se relire avant de passer à la question suivante de façon à ne surtout pas rendre un travail contenant des fautes.

Proposition de corrigé

❶ La vaccination a montré son efficacité et a sauvé des millions de vies. Elle a permis l'éradication ou la quasi-disparition de certaines pathologies (poliomyélite, variole, tuberculose...).

Pourtant, une partie de la population se méfie des vaccins et remet en cause les messages des autorités sanitaires et des laboratoires pharmaceutiques. Ils sont accusés, principalement par ceux que l'on appelle les « antivax », d'avoir des effets secondaires parfois graves (sclérose en plaques par exemple), bien que le lien de cause à effet n'ait jamais été démontré et que leur discours s'appuie sur de la désinformation. Depuis plusieurs années, avant cette décision, la couverture vaccinale avait tendance à diminuer dangereusement en France, favorisant le retour de maladies infantiles comme la rougeole qui peut avoir des conséquences graves, voire mortelles.

Les bénéfices de la vaccination sont incontestablement beaucoup plus forts que les risques pour protéger tous les enfants et le reste de la population contre ces maladies. Huit vaccins jusque-là recommandés sont donc désormais imposés afin de préserver l'efficacité de la protection vaccinale en France, portant à 11 le nombre de vaccins obligatoires.

❷ Les consommateurs sont de mieux en mieux informés et sont de plus exigeants quant au contenu de leur assiette, conscients qu'une bonne hygiène alimentaire est synonyme de bonne santé.

Ils sont de plus en plus méfiants à l'égard de l'alimentation industrielle et de la grande distribution qui pourraient être préjudiciables à leur santé (cancers, obésité, maladies cardio-vasculaires, diabète...) et à l'environnement. Ce questionnement est lié aux scandales sanitaires, à l'utilisation de pesticides pour la culture des produits agricoles, à la maltraitance animale, à la présence d'antibiotiques dans la viande ou le poisson ou bien d'additifs et de conservateurs dans certains produits.

Une partie des consommateurs réagit en consommant moins de viande, en favorisant les régimes végétariens ou végétaliens, voire végans, très en vogue. Certains se tournent vers l'alimentation biologique et les labels de qualité et achètent chez des producteurs locaux.

Les Français ont également le souci d'adopter une alimentation plus équilibrée. Afin de les aider à se repérer dans leurs achats alimentaires, le gouvernement a poussé la grande distribution à mettre en place en 2016 la vignette Nutriscore. Celle-ci informe sur la valeur nutritionnelle des produits afin que chacun sache à quoi correspond ce qu'il consomme.

NOTE DU FORMATEUR

De nombreux autres exemples peuvent être cités : développement des circuits courts en direct, retour croissant à la consommation de produits de saison, développements des applications évaluant la qualité nutritionnelle...

PARTIE 2

Réussir l'**épreuve de calculs simples**

Présentation de l'épreuve

L'épreuve de calcul constitue la moitié de l'épreuve écrite et elle est notée sur **10 points**. Vous avez **30 minutes** pour répondre à l'ensemble des exercices. Elle doit permettre d'apprécier les connaissances mathématiques simples du candidat.

Vous devez répondre à plusieurs questions (entre 3 et 5) qui évaluent vos capacités à **calculer**, **convertir** et **raisonner** sur des problèmes simples.

La calculatrice n'est pas autorisée et vous devez utiliser un stylo noir ou bleu.

CONSEIL DU FORMATEUR

La difficulté d'un sujet dépend principalement du nombre de questions et de l'absence de la calculatrice.

1. Quelles notions mathématiques réviser ?

Vous êtes confrontés à deux types de questions :

– **Des questions directes de calcul et de conversion** : vous devez maîtriser parfaitement les **4 opérations** et **les conversions des unités de mesure et de temps.**

– **Des problèmes simples** à résoudre avec les notions mathématiques suivantes : **la proportionnalité, les fractions** et **les pourcentages**. Une rédaction simple et claire est alors attendue.

CONSEIL DU FORMATEUR

Vous trouverez dans cet ouvrage une leçon pour chaque notion et les compétences attendues au début de chaque fiche leçon.

2. Comment bien se préparer ?

La durée de votre préparation dépend de votre capacité initiale à calculer et à raisonner. Quoi qu'il en soit, prévoyez **plusieurs semaines, voire quelques mois de révision.**

Soyez exigeant avec vous-même, vous devrez être capable de calculer, convertir efficacement et rapidement, une erreur peut vous faire perdre rapidement des points. Ne vous contentez pas d'une note moyenne et visez toujours le maximum de points, n'oubliez pas que vous passez une épreuve de sélection.

Cet ouvrage vous permet de travailler une à une les notions mathématiques indispensables avec une leçon et des exercices d'application. Connaissez parfaitement **vos tables de multiplication** et maîtrisez l'utilisation **du produit en croix**.

Le secret est de vous entraîner très **régulièrement** (chaque semaine). Vous pouvez, par exemple, effectuer des séries d'opérations pour améliorer votre efficacité et votre rapidité à calculer.

Après avoir révisé toutes les notions mathématiques nécessaires, vous pourrez **vous mettre en situation** avec des sujets types et des sujets d'annales. Prévoyez environ **une heure** pour chaque sujet en prenant le temps de corriger vos réponses et de réviser les notions mathématiques utilisées.

3. Le jour de l'épreuve

Le sujet est court mais la durée de l'épreuve l'est également. Vous devez vous **concentrer** et vous **organiser** rapidement. S'organiser signifie décider rapidement dans quel ordre et combien de temps passer sur chaque question. Ne vous laissez pas envahir par le stress, prévoyez quelques minutes au début de l'épreuve pour **découvrir le sujet**, décider de votre stratégie et vous détendre. Prévoyez également quelques minutes à la fin de l'épreuve pour **relire votre copie**, corriger des fautes d'orthographe et vérifier certaines opérations.

Faites-vous confiance, cette préparation vous permettra de gagner un maximum de points.

Fiches pour réviser les calculs simples

Fiche 1 : la numération

Compétences à acquérir	Validation
Connaître la différence entre un chiffre et un nombre.	
Connaître les différents types de nombres et l'ensemble auquel ils appartiennent.	
Savoir lire et écrire un nombre.	
Savoir arrondir un nombre.	

1. La différence entre un chiffre et un nombre

Les **chiffres** sont 0, 1, 2, 3, 4, 5, 6, 7, 8 et 9.
Les **nombres** sont écrits à l'aide des 10 chiffres disponibles.
Par exemple, le nombre 456 (quatre-cent-cinquante-six) est écrit avec les trois chiffres : 4, 5 et 6.

Attention :

– Il existe une infinité de nombres.
– Un chiffre est également un nombre à 1 chiffre.

2. Les différents types de nombres

Les nombres peuvent avoir une virgule et un signe positif ou négatif. Ils sont rangés dans des catégories que l'on appelle « des ensembles ».

A. Les nombres entiers

Les nombres **entiers** sont ceux qui n'ont pas de virgule.
Exemple : 5 est un nombre entier positif, il fait partie de l'ensemble des entiers **naturels.**

B. Les nombres décimaux

Un nombre **décimal** possède une virgule. À gauche de la virgule, se trouve **la partie entière** et à droite se trouve **la partie décimale** du nombre.
Exemple : 4,27 est un nombre décimal.
4 est la partie entière et 27 est la partie décimale.

C. Les autres ensembles

Un nombre avec une partie décimale infinie n'est pas un nombre décimal. Il fait partie de l'ensemble des nombres **rationnels.**
Exemple : 0,33333… est un nombre rationnel.

Un nombre écrit avec un signe positif ou négatif fait partie de l'ensemble des nombres **relatifs.**
Exemple : + 5 est un nombre relatif positif et – 4,2 est un nombre relatif négatif.

Un nombre qui ne peut pas s'obtenir à partir d'une fraction fait partie de l'ensemble des nombres **réels.**
Exemple : $\sqrt{5}$, π, sont des nombres réels.

3. Lecture et écriture d'un nombre

Pour lire ou écrire un nombre sans erreurs, vous devez connaître les différentes classes ainsi que les règles d'orthographes spécifiques aux nombres.

A. Les différentes classes

La partie entière d'un nombre est découpée en classes : **unités simples, mille, millions, milliards…**

Dans chaque classe, il y a trois chiffres : **l'unité, la dizaine et la centaine.**

Les chiffres de la partie décimale d'un nombre sont repérés par leur rang : **dixième, centième, millième, dix-millième…**

Exemple :

Partie entière												Partie décimale		
Milliards			Millions			Mille			Unités simples					
c	d	u	c	d	u	c	d	u	c	d	u	dixième	centième	millième
		3	4	5	6	7	8	9	1	2	3,	4	5	6

c = centaine ; d = dizaine ; et u = unité

Le nombre du tableau se lit « trois-milliards-quatre-cent-cinquante-six-millions-sept-cent-quatre-vingt-neuf-mille-cent-vingt-trois virgule quatre-cent-cinquante-six. »

CONSEILS DU FORMATEUR

Lorsque vous écrivez un nombre en chiffres, laissez un espace entre les différentes classes : 3 456 789 120, 456.

Il y a une deuxième façon de lire la partie décimale du nombre : au lieu de « virgule quatre-cent-cinquante-six », on peut dire « et quatre-cent-cinquante-six millièmes », car le dernier chiffre (6) se trouve dans la colonne des millièmes.

Attention : les zéros à gauche d'une partie entière ou à droite d'une partie décimale sont des **zéros inutiles**. **Exemple :** 004 578,820 = 4 578,82 = quatre-mille-cinq-cent-soixante-dix-huit virgule quatre-vingt-deux.

B. Règles d'orthographe

En orthographe moderne, il faut mettre un trait d'union entre chaque élément.
Exemple : 221 = deux-cent-vingt-et-un.
Cent et vingt prennent un *s* seulement quand ils sont multipliés et non suivis.
Exemples : six-cent**s**, trois-cent-deux.
Milliard et million sont des noms et prennent un *s* au pluriel. Mille est invariable.

4. Arrondi d'un nombre et valeur approchée

On peut **arrondir** un nombre en prenant **une valeur approchée**. On coupe le nombre au rang voulu (unité, dixième, centième…) et on augmente de 1 le dernier chiffre si le chiffre suivant est supérieur ou égal à 5.
Exemples : L'arrondi à l'unité près de 17,6 est 18 (le chiffre des dixièmes est supérieur à 5, on ajoute 1 au chiffre des unités). L'arrondi au dixième près de 4,83 est 4,8 (le chiffre des centièmes est inférieur à 5).

CONSEILS DU FORMATEUR

On arrondit un nombre lorsque cela est demandé dans l'énoncé. Un prix s'arrondit généralement au chiffre des centièmes.

Entraînement

❶ Écrivez douze-millions-et-deux-dixièmes en chiffres.

❷ Encadrez 67,8 entre les deux entiers les plus proches : ... < 67,8 < ....

❸ Parmi les nombres suivants, lesquels sont des nombres décimaux : 5,7 - 2,333... - 18,37 - 8 - $\sqrt{5}$?

❹ Combien y a-t-il de nombres entre 5,6 et 6 ?

❺ Soit le nombre 851 377,49 ; complétez les phrases suivantes :

a. 5 est le chiffre des ...
b. Le chiffre des centaines est ...
c. Le chiffre des ... est identique au chiffre des ...
d. Le chiffre des milliers est ...

❻ Recopiez les nombres suivants en supprimant les zéros inutiles.

a. 234,030 **b.** 06,406 **c.** 600,8 **d.** 5 870,08 **e.** 09,90

❼ Écrivez en lettres : 482 600 123.

❽ Écrivez en chiffres : trente-neuf-millions-douze-mille-six-cent-vingt-quatre virgule trente-neuf.

❾ Quel est l'arrondi de 47,5 à l'unité près ?

❿ Quel est l'arrondi de 9,763 763 au centième près ?

Corrigé

❶ **12 000 000,2**

❷ **67** < 67,8 < **68**

❸ Les nombres décimaux sont **5,7** et **18,37**

❹ Il y a une **infinité de nombres** entre 5,6 et 6 (par exemple : 5,62 ; 5,632 ; 5,8).

❺ **a.** 5 est le chiffre des **dizaines de mille**

b. Le chiffre des centaines est **3**

c. Le chiffre des **unités** est identique au chiffre des **dizaines**

d. le chiffre des milliers est **1**

❻ **a. 234,03**

b. 6,406

c. 600,8

d. 5 870,08

e. 9,9

❼ **Quatre-cent-quatre-vingt-deux-millions-six-cent-mille-cent-vingt-trois**

❽ **39 012 624,39**

❾ L'arrondi de 47,5 à l'unité près est **48**

❿ L'arrondi de 9,763 763 au centième près est **9,76**

Fiche 2 : l'addition

Compétences à acquérir	Validation
Connaître le vocabulaire de l'addition	
Savoir additionner des nombres entiers	
Savoir additionner des nombres décimaux	
Utiliser l'addition dans un problème	

1. Vocabulaire

Les nombres additionnés sont **des termes** et le résultat est **une somme**.

2. Comment poser une addition ?

A. Avec deux nombres entiers

Exemple : 543 + 89 = ?

Il faut aligner à droite les chiffres des unités.

	c	d	u	
	①	①		← retenues
	5	4	3	
+		8	9	
	6	**3**	**2**	

Les calculs s'effectuent de la droite vers la gauche.

Étape 1 : on additionne les chiffres des unités.
3 + 9 = 12 ; on pose **2** et on retient 1 dans la colonne des dizaines.

Étape 2 : on additionne les chiffres des dizaines et la retenue.
4 + 8 + ① = 13 ; on pose **3** et on retient 1 dans la colonne des centaines.

Étape 3 : on additionne les chiffres des centaines et la retenue.
5 + ① = **6** ; on pose 6 dans la colonne des centaines.
Donc 543 + 89 = 632

B. Avec deux nombres décimaux

Exemple : 43,8 + 9,54 = ?

Il faut aligner les virgules.

	d	u		
	①	①		
	4	3,	8	
+		9,	5	4
	5	**3,**	**3**	**4**

Comme avec des nombres entiers, les calculs s'effectuent de la droite vers la gauche.

Étape 1 : on additionne les chiffres des centièmes.
0 + 4 = 4 ; on pose 4 dans la colonne des centièmes.

Étape 2 : on additionne les chiffres des dixièmes.
8 + 5 = 13 ; on pose 3 et on retient 1 dans la colonne des unités.

Étape 3 : on additionne les chiffres des unités et la retenue.
3 + 9 + ① = 13 ; on pose 3 et on retient 1 dans la colonne des dizaines.

Étape 4 : on additionne les chiffres des dizaines et la retenue.
4 + ① = 5 ; on pose 5 dans la colonne des dizaines.

Donc 43,8 + 9,54 = 53,34

Attention : n'oubliez pas d'écrire la virgule dans le résultat.

CONSEILS DU FORMATEUR

Pour additionner un nombre entier avec un nombre décimal, on aligne les chiffres des unités. Par exemple, pour calculer 235 + 48,7 on pose :

	2	3	5	
+		4	8,	7

3. Utiliser l'addition dans un problème

Une addition permet d'ajouter des quantités ayant la même unité. Par exemple, on peut additionner 4 billes avec 7 billes mais on ne peut pas additionner « des pommes avec des poires ».

Exemple : Hélène est une personne âgée. Aidez-la à comptabiliser ce qu'elle boit habituellement dans une journée : un bol de thé le matin : 0,25 L, deux verres d'eau le midi : 0,4 L, un café à 16 h : 0,2 L et un verre d'eau le soir : 0,3 L.

Étape 1 : comprendre la question

On souhaite ajouter les différentes quantités de liquide absorbées par Hélène en une journée.

Étape 2 : identifier les opérations à utiliser

On additionne toutes les quantités données dans l'énoncé (elles ont bien la même unité).

Étape 3 : effectuer les calculs

$$\begin{array}{rl} & 0,25 \\ + & 0,4 \\ + & 0,2 \\ + & 0,3 \\ \hline & 1,15 \end{array}$$

Étape 4 : rédiger

0,25 + 0,4 + 0,2 + 0,3 = 1,15

En une journée, Hélène boit habituellement **1,15 litre**.

Entraînement

❶ Calculez 287 + 568.

❷ Calculez 235 + 87 + 1 365.

❸ Calculez 827,4 + 457,86.

❹ Calculez 0,45 + 3,5 + 2,74.

❺ Calculez 1 230 + 483,6.

❻ Liliane a été hospitalisée au CHU de Nantes et certains frais ne sont pas remboursés par la Sécurité sociale. Chaque jour, elle doit payer en supplément 18 € de forfait hospitalier, 52 € pour une chambre individuelle et 4 € de télévision. Quelle somme quotidienne est à la charge de Liliane ?

❼ Chaque jour, une infirmière libérale parcourt 47,5 km en voiture pour visiter ses patients. Il lui reste ensuite 28,8 km pour rentrer chez elle. Combien de kilomètres l'infirmière parcourt-elle en tout ?

❽ À l'entraînement de triple-saut, Thomas réalise des bonds de 6,10 m, 5,12 m et 6,88 m. Thomas a-t-il battu le record de 18,20 m détenu par Jonathan ?

❾ Pour préparer un médicament liquide, un pharmacien mélange 18 grammes d'eau, 6,5 grammes d'un produit A et 9,8 grammes d'un produit B. Quel est, en grammes, le poids du médicament préparé ?

❿ Madame V. séjourne au service maternité. Lundi, elle a bu 0,75 litre d'eau, 0,4 litre de médicament, 0,25 litre de potage et 0,2 litre de café. Quelle quantité de liquide madame V. a-t-elle absorbé tout au long de la journée ?

Corrigé

❶ **855** ❷ **1 687** ❸ **1 285,26** ❹ **6,69** ❺ **1 713,6** ❻ 18 + 52 + 4 = **74 €**

❼ 47,5 + 28,8 = **76,3 km** ❽ Non, la performance de Thomas est de **18,10 m**

❾ 18 + 6,5 + 9,8 = **34,3 g** ❿ 0,75 + 0,4 + 0,25 + 0,2 = **1,6 L**

Fiche 3 : la soustraction

Compétences à acquérir	Validation
Connaître le vocabulaire de la soustraction	
Savoir soustraire des nombres entiers	
Savoir soustraire des nombres décimaux	
Utiliser la soustraction dans un problème	

1. Vocabulaire

Les nombres soustraits sont **des termes** et le résultat est **une différence**.

2. Comment poser une soustraction ?

A. Avec deux nombres entiers

Exemple : 742 – 328 = ?

Comme pour l'addition, il faut aligner les chiffres des unités, les calculs s'effectuent de la droite vers la gauche.

Étape 1 : on soustrait les chiffres des unités.

$$\begin{array}{cccc} & c & d & u \\ & 7 & 4 & {}_{1}2 \\ - & 3 & 2_{+1} & 8 \\ \hline & & & \mathbf{4} \end{array}$$

On veut enlever 8 à 2, ce qui n'est pas possible. On ajoute 10 à 2 et on retient 1 en bas de la colonne des dizaines. On effectue alors 12 – 8 = 4.

Étape 2 : on soustrait les chiffres des dizaines.

$$\begin{array}{cccc} & c & d & u \\ & 7 & 4 & {}_{1}2 \\ - & 3 & 2_{+1} & 8 \\ \hline & & \mathbf{1} & \mathbf{4} \end{array}$$

On ajoute la retenue : 2 + 1 = 3 et on effectue 4 – 3 = 1.

Étape 3 : on soustrait les chiffres des centaines : 7 – 3 = 4.

	c	d	u
	7	4	$_1$2
–	3	2$_{+1}$	8
	4	**1**	**4**

Donc 742 – 328 = 414

B. Avec deux nombres décimaux

Exemple : 71,6 – 34,83 = ?

Comme pour l'addition, il faut aligner les virgules.

> **CONSEILS DU FORMATEUR**
>
> Pour avoir le même nombre de chiffres dans la partie décimale des deux nombres, il est possible de poser 71,60 à la place de 71,6.

	d	u		
	7	$_1$1,	$_1$6	$_1$**0**
–	$_{+1}$3	$_{+1}$4,	$_{+1}$8	3
	3	**6,**	**7**	**7**

Étape 1 : on soustrait les chiffres des centièmes

On veut soustraire 3 à 0, ce qui n'est pas possible. On ajoute donc 10 à 0 et on retient 1 en bas de la colonne des dixièmes. On effectue alors 10 – 3 = 7.

Étape 2 : on soustrait les chiffres des dixièmes

On ajoute la retenue : 8 + 1 = 9. On veut soustraire 9 à 6, ce qui n'est pas possible. On ajoute 10 à 6 et on retient 1 en bas de la colonne des unités. On effectue 16 – 9 = 7.

Étape 3 : on soustrait les chiffres des unités

On ajoute la retenue : 4 + 1 = 5. On veut soustraire 5 à 1, ce qui n'est pas possible. On ajoute 10 à 1 et on retient 1 en bas de la colonne des dizaines. On effectue 11 – 5 = 6

Étape 4 : on soustrait les chiffres des dizaines

On ajoute la retenue : 3 + 1 = 4. On effectue 7 – 4 = 3.

Donc 71,6 – 34,83 = 36,77

3. Utiliser la soustraction dans un problème

La soustraction permet d'enlever une quantité à une autre. Elle calcule **un reste**, **un écart** ou **un manque**. Par exemple, on veut savoir quelle somme il reste après avoir effectué un achat.

Les quantités doivent avoir la même unité.

Exemple : l'apport hydrique journalier d'Hélène est de 1,15 L. Pour éviter une déshydratation, son médecin lui prescrit de boire 1,5 L. Quelle quantité supplémentaire Hélène doit-elle boire ?

Étape 1 : comprendre la question

On souhaite calculer la quantité d'eau manquante que doit boire Hélène pour éviter une déshydratation.

Étape 2 : identifier les opérations à utiliser

Pour calculer un manque, on utilise une soustraction. On soustrait donc 1,15 à 1,5.

Étape 3 : effectuer les calculs

$$\begin{array}{r} 1{,}5 \\ -\ 1{,}15 \\ \hline 0{,}35 \end{array}$$

Étape 4 : rédiger

1,5 – 1,15 = 0,35

Pour éviter une déshydratation, Hélène doit boire **0,35 L d'eau** supplémentaire.

Entraînement

❶ Calculez 863 - 485.

❷ Calculez 92,7 - 86,42.

❸ Calculez 1 578 - 849,3.

❹ Calculez 903,45 - 725,3.

❺ Calculez 77,80 - 49,6.

❻ Fabienne a 1 537 photos sur son téléphone portable. Elle décide d'en supprimer 488, combien lui en reste-t-il ?

❼ Jérôme veut acheter un pull à 49,30 € pour l'anniversaire de sa mère. Cependant, il lui manque 12,50 €. Quelle somme d'argent Jérôme dispose-t-il ?

❽ Muriel et Nathalie sont parties en randonnée. Muriel est partie dans les Pyrénées et a parcouru 72,6 km. Nathalie est partie dans les Alpes et a parcouru 85,3 km. Quelle distance Nathalie a-t-elle parcouru de plus que Muriel ?

❾ La contenance du réservoir de la voiture de Tom est de 65 litres. Pour faire le plein, il a ajouté 47,25 litres. Quelle quantité d'essence Tom avait-il dans son réservoir avant de faire le plein ?

❿ Marina est allée faire quelques courses au marché. Elle a acheté 3 kg de pommes pour 5,04 € et 2 avocats pour 3,60 €. Elle a payé avec un billet de 50 €, combien le marchand va-t-il lui rendre ?

Corrigé

❶ **378** ❷ **6,28** ❸ **728,7** ❹ **178,15** ❺ **28,2** ❻ 1 537 - 488 = **1 049 photos**
❼ 49,30 - 12,50 = **36,80 €** ❽ 85,3 - 72,6 = **12,7 km de plus que Muriel**
❾ 65 - 47,25 = **17,75 litres** ❿ Dépenses de Marina : 5,04 + 3,60 = 8,64. Somme rendue : 50 - 8,64 = **41,36 €**

Fiche 4 : la multiplication

Compétences à acquérir	Validation
Connaître le vocabulaire de la multiplication	
Savoir multiplier des nombres entiers	
Savoir multiplier des nombres décimaux	
Utiliser les multiplications dans un problème	

1. Vocabulaire

Les nombres multipliés sont des **facteurs** et le résultat est **un produit**.

2. Comment poser une multiplication ?

CONSEILS DU FORMATEUR

Vous devez connaître parfaitement les tables de multiplication de 1 à 10.

A. Avec deux nombres entiers

Exemple : 472 × 89 = ?

On aligne les chiffres des unités à droite.

CONSEILS DU FORMATEUR

Écrivez en bas le nombre qui possède le moins de chiffres.

Étape 1 : on multiplie le chiffre des **unités** du nombre du bas à chaque chiffre du nombre du haut, soit 9 × 472.

Attention : lorsqu'un résultat est supérieur à 9, le chiffre des dizaines est mis en retenue.

Ensuite, la retenue est ajoutée au résultat du produit suivant.

	⑥	①		
	4	7	2	
×		8	9	
4	2	4	8	← 9 × 472 (étape 1)

$9 \times 2 = 18$ On pose 8 et on retient ① au-dessus de la colonne des dizaines.
$9 \times 7 = 63$ On ajoute la retenue au résultat : 63 + ① = 64
On pose 4 et on retient ⑥ au-dessus de la colonne des centaines.
$9 \times 4 = 36$ On ajoute la retenue au résultat : 36 + ⑥ = 42

Étape 2 : on multiplie le chiffre des **dizaines** du nombre du bas à chaque chiffre du nombre du haut, soit 8 x 472.

			⑤	①		
			⑥	①		
			4	7	2	
	×			8	9	
		4	2	4	8	
+	3	7	7	6	**0**	← **80** × 472 (étape 2)

Attention : 8 étant le chiffre des dizaines, on effectue en réalité 80 × 472. Dans cette étape, il faut donc commencer par poser un **zéro**.
Lorsqu'on multiplie le chiffre des centaines, on commence par poser deux zéros, etc.
On pose donc **0** puis on calcule 8 × 472.

$8 \times 2 = 16$ On pose 6 et on retient ①.
$8 \times 7 = 56$ On ajoute la retenue au résultat : 56 + ① = 57
On pose 7 et on retient ⑤.
$8 \times 4 = 32$ On ajoute la retenue au résultat : 32 + ⑤ = 37
On pose 37.

Étape 3 : on additionne les deux résultats obtenus, soit 4 248 + 37 760.

			⑤	①		
			⑥	①		
			4	7	2	
	×			8	9	
		4	2	4	8	
+	3	7	7	6	**0**	
	4	2	0	0	8	← 4 248 + 37 760 (étape 3)

Donc 472 × 89 = 42 008

B. Avec deux nombres décimaux

Exemple : 5,32 × 7,4 = ?
On aligne les chiffres de droite même s'ils n'ont pas le même rang.
Les étapes de calculs sont identiques à celles du produit de deux nombres entiers.
Dans un premier temps, on ne tient pas compte des virgules des deux facteurs.

		②	①		
		①			
		5,	3	2	
	×		7,	4	
	2	1	2	8	← 4 × 532 (étape 1)
3	7	2	4	**0**	← **70** × 532 (étape 2)
3	9,	3	6	8	← 2 128 + 37 240 (étape 3)

Une fois les calculs effectués, on place la virgule dans le résultat. Il faut autant de chiffres après la virgule que dans les deux facteurs réunis.
Les deux facteurs possèdent 2 + 1 = 3 chiffres après la virgule donc on écrit la virgule dans le produit en laissant 3 chiffres après la virgule.
5,**32** × 7,**4** = 39,**368**

3. Utiliser la multiplication dans un problème

Une multiplication permet de prendre plusieurs fois la même quantité.

Exemple : Par inspiration, le volume d'air est de 0,6 litre pour un adulte.
Sachant qu'il y a 18 inspirations par minute, quel volume d'air inspire-il en 1 minute ? en 1 heure ?

Étape 1 : comprendre la question
On souhaite calculer la quantité d'air totale qu'inspire un adulte en 1 minute puis en 1 heure.

Étape 2 : identifier les opérations à utiliser
En une minute, un adulte inspire 18 fois 0,6 L, on multiplie donc 18 par 0,6.
En 1 heure, il y a 60 minutes. Il faut multiplier la quantité totale d'air inspirée en 1 minute par 60.

Étape 3 : effectuer les calculs

$$\begin{array}{r} 18 \\ \times\ 0{,}6 \\ \hline 10{,}8 \end{array} \qquad \begin{array}{r} 10{,}8 \\ \times\ 60 \\ \hline 648{,}0 \end{array}$$

Étape 4 : rédiger
18 × 0,6 = 10,8
En 1 minute, un adulte inspire 10,8 litres d'air.
10,8 × 60 = 648
En 1 heure, un adulte inspire **648 litres** d'air.

CONSEILS DU FORMATEUR
Écrivez une phrase réponse pour chaque calcul effectué.

Entraînement

❶ Calculez 325 x 18.

❷ Calculez 340 x 456.

❸ Calculez 9,7 x 3,48.

❹ Calculez 87,2 x 7.

❺ Jules possède 87 billes et Kilian en possède 5 fois plus. Combien de billes possède Kilian ?

❻ Quel est le prix de 4,3 mètres de tissu à 7,60 € le mètre ?

❼ Quel est le prix de 0,850 kg de pommes à 3,2 € le kg ?

❽ Une infirmière gagne 1 745 net par mois. Combien gagne-t-elle en un an, sachant qu'elle a eu une prime de fin d'année de 825 € ?

❾ Une salle de cinéma comporte 25 rangées de 22 places et il y a 5 séances par jour. Combien de places peuvent être vendues au maximum dans une journée ?

❿ Lucile invite des amis à un repas dominical. Elle achète 8 poulets à 12,50 euros pièce et 28 barquettes de pommes de terre à 4,50 euros la part. Combien dépense-t-elle en tout ?

Corrigé

❶ **5 850** ❷ **155 040** ❸ **33,756** ❹ **610,4** ❺ 5 x 87 = **435 billes**

❻ 4,3 x 7,6 = **32,68 €** ❼ 0,85 x 3,2 = **2,72 €**

❽ 1 745 x 12 = 20 940 € (sans la prime) ; 20 940 + 825 = **21 765 €** (avec la prime)

❾ 25 x 22 = 550 places dans le cinéma ; 550 x 5 = **2 750 places** peuvent être vendues.

❿ 8 x 12,5 = 100 (les 8 poulets coûtent 100 €) ; 28 x 4,5 = 126 (les 28 barquettes coûtent 126 €) 100 + 126 = 226 ; en tout, Lucile dépense **226 €** pour ses achats.

Fiche 5 : la division

Compétences à acquérir	Validation
Connaître le vocabulaire de la division	
Savoir diviser des nombres entiers	
Savoir diviser des nombres décimaux	
Utiliser les divisions euclidiennes et les divisions décimales dans un problème	

1. Vocabulaire

Le nombre divisé est **le dividende**, celui qui divise est **le diviseur** et le résultat est **le quotient**.

Une division **euclidienne** est une division dont le dividende, le diviseur et le quotient sont des nombres entiers, il y a alors un reste. Par exemple, $5 \div 2 = 2$ et reste 1 est une division euclidienne.

2. Comment poser une division ?

A. Avec un dividende entier et un diviseur entier

Exemple : $61 \div 4 = ?$

Une division s'effectue de la gauche vers la droite.

Étape 1 : on divise le chiffre du dividende le plus à gauche, soit 6 divisé par 4.
Attention : lorsque ce chiffre est plus petit que le diviseur, on divise le nombre formé par les deux chiffres de gauche du dividende.
Dans 6, il y a **1** fois 4 (= 4) : on écrit **1** dans le quotient. Il reste 6 – 4 = **2** : on écrit **2** sous le 6.

$$\begin{array}{rr|l} 6 & 1 & 4 \\ \cline{3-3} -\ 4 & & \\ \cline{1-1} 2 & & 1 \end{array}$$

Étape 2 : on abaisse le chiffre suivant 1 du dividende à côté du reste 2, on obtient le nombre 21.
On divise 21 par 4. Dans 21, il y a **5** fois 4 (= 20) : on écrit **5** dans le quotient. Il reste 21 – 20 = **1** : on écrit **1** sous le 21.

```
    6  1 | 4
  - 4    |-----
  ------ |
    2  1 | 1 5
  - 2  0 |
  -------|
       1 |
```

À cette étape, nous avons 61 ÷ 4 = 15 et reste 1.

Étape 3 : pour obtenir un quotient décimal, il faut ajouter **0** à côté du reste (on obtient 10) et une **virgule** dans le quotient.
On divise 10 par 4. Dans 10, il y a 2 fois 4 (= 8) : on écrit 2 dans le quotient.
Il reste 10 – 8 = 2 : on écrit 2 sous le 10.

```
    6  1    | 4
  - 4       |------
  ------    |
    2  1    | 1 5, 2
  - 2  0    |
  -------   |
       1  0 |
        - 8 |
       -----|
          2 |
```

Étape 4 : pour poursuivre la division, on écrit 0 à côté du reste 2, on obtient 20.
On divise 20 par 4. Dans 20, il y a **5** fois 4 (= 20) : on écrit **5** dans le quotient.
Il reste 20 – 20 = **0** : on écrit **0** sous le 20.

```
    6  1       | 4
  - 4          |-------
  ------       |
    2  1       | 1 5, 2 5
  - 2  0       |
  -------      |
       1  0    |
        - 8    |
       --------|
          2  0 |
        - 2  0 |
       --------|
             0 |
```

Le reste est nul, l'opération est terminée : 61 ÷ 4 = 15,25

CONSEILS DU FORMATEUR

Il n'est pas obligatoire d'écrire les soustractions pour calculer les restes, vous pouvez les effectuer mentalement. On écrit alors :

```
  6 1     | 4
          |--------
  2 1     | 1 5, 2 5
    1 0   |
      2 0 |
        0 |
```

B. Avec un dividende décimal

Exemple : 18,6 ÷ 5 = ?

```
  1 8, 6  | 5
- 1 5  ↓  |------
------    | 3, 7 2
    3 6   |
  - 3 5   |
  -----   |
      1 0 |
    - 1 0 |
    ----- |
        0 |
```

Les étapes de calculs sont identiques à celles de la division de deux nombres entiers.

Une différence : on écrit la virgule dans le quotient lorsqu'on la rencontre dans le dividende (avant d'abaisser le chiffre suivant 6).

C. Avec un diviseur décimal

Exemple : 15 ÷ 1,2 = ?

On ne peut pas diviser par un nombre décimal.

Il faut donc multiplier le dividende et le diviseur par 10 pour rendre le diviseur entier.

15 ÷ 1,2 = (15 x 10) ÷ (1,2 x 10) = 150 ÷ 12.

Rappel : multiplier un dividende et un diviseur par un même nombre ne change pas le résultat de la division.

Lorsque le diviseur a deux chiffres après la virgule, on multiplie le dividende et le diviseur par 100…

```
  1 5 0   | 1 2
- 1 2     |------
------    | 1 2, 5
    3 0   |
  - 2 4   |
  -----   |
      6 0 |
    - 6 0 |
    ----- |
        0 |
```

150 ÷ 12 = 15 ÷ 1,2 = 12,5

Remarque : lorsque le dividende est inférieur au diviseur, alors le quotient est inférieur à 1. Exemple : 5,3 ÷ 8 = 0,6625.

3. Utiliser la division dans un problème

Une division permet d'effectuer un partage équitable ou une répartition.

Par exemple, on veut savoir combien de bonbons recevra chaque enfant si on partage 51 bonbons entre 5 enfants. Ou on veut savoir combien d'équipes de 6 personnes on peut avoir avec 38 personnes.

A. Utiliser la division euclidienne

Une division euclidienne permet de partager ou de répartir un nombre d'objets. Il y a un reste lorsque tous les objets ne peuvent être partagés.

Exemple : À l'hôpital, on veut distribuer équitablement 125 bonbons aux 15 enfants malades du service pédiatrique. Combien de bonbons recevra chaque enfant au maximum ?

Étape 1 : comprendre la question
On veut partager équitablement un nombre de bonbons.

Étape 2 : identifier les opérations à utiliser
On divise le nombre total de bonbons par le nombre de personnes, soit 125 ÷ 15.

Étape 3 : effectuer les calculs

```
   1 2 5 | 1 5
 - 1 2 0 |-----
 ------- | 8
       5 |
```

Étape 4 : rédiger
125 ÷ 15 = 8 et reste 5
Chaque enfant recevra **8 bonbons**.

Attention : à la place du nombre de bonbons reçus, on peut vous demander le nombre de bonbons restants. On effectue alors une division euclidienne et la réponse est le reste de la division.

B. Utiliser la division décimale

Une division décimale permet de partager une quantité (masse, somme d'argent, longueur, etc.).
Ex : Thomas ASH dispose de 144 g de détergent conditionné en sachets de 4,5 g. Combien de sachets Thomas possède-t-il ?

Étape 1 : comprendre la question
On a un exercice de répartition, on veut connaître le nombre de sachets.

Étape 2 : identifier les opérations à utiliser
On divise la masse totale de détergent par la masse d'un sachet soit 144 ÷ 4,5.

Étape 3 : effectuer les calculs
Le diviseur est un nombre décimal. Pour le rendre entier, on multiplie le dividende et le diviseur par 10, on effectue 144 ÷ 4,5 = 1 440 ÷ 45.

```
   1 4 4 0 | 4 5
 - 1 3 5   |-----
 -------   | 3 2
     9 0   |
   - 9 0   |
   -----   |
       0   |
```

Étape 4 : rédiger

144 ÷ 4,5 = 32

Avec 144 g de détergent, on a **32 sachets** de 4,5 g.

CONSEILS DU FORMATEUR

Lorsque le dernier reste est nul, la division se termine, on a alors une valeur exacte du quotient. Si on n'obtient jamais un reste nul, la division ne se termine pas, on peut alors donner une valeur approchée du quotient (voir fiche numération sur les arrondis).

Entraînement

❶ Quel est le reste de la division euclidienne de 1 645 par 8 ?

❷ Effectuez 317,66 ÷ 14.

❸ Effectuez 162,56 ÷ 3,2.

❹ Effectuez 6,16 ÷ 8.

❺ Thomas invite ses deux amis au cinéma, il paie en tout 26,10 €. Calculez le prix d'une place.

❻ Un professeur de mathématiques achète un paquet de 130 papillotes pour les distribuer équitablement à ses 21 élèves. Combien de papillotes lui restera-t-il ?

❼ À la boulangerie, Romain a acheté 8 pains au chocolat et 2 baguettes pour un montant total de 15,40 €. Sachant qu'une baguette coûte 1,10 €, quel est le prix d'un pain au chocolat ?

❽ Le 15 juin, 5 kg de cerises coûtent 18 €. Le 30 juin, 8 kg de cerises coûtent 29,60 €. Le prix au kilo a-t-il augmenté ou baissé entre le 15 et le 30 juin ?

❾ Emma achète une voiture pour un montant de 8 732 €. Elle donne 1 250 € comptant puis le reste en 12 mensualités. Quel est le montant d'une mensualité ?

❿ Une guirlande électrique de 4 mètres possède des ampoules régulièrement espacées de 15 cm. À chaque extrémité, il n'y a pas d'ampoule sur 35 cm. Combien d'ampoules composent cette guirlande ?

Corrigé

❶ 1 645 ÷ 8 = 205 et reste **5**. ❷ **22,69** ❸ **50,8** ❹ **0,77** ❺ 26,10 ÷ 3 = **8,70 €** ❻ 130 ÷ 21 = 6 et reste 4. Il restera **4 papillotes** au professeur de maths (chaque élève reçoit 6 papillotes). ❼ 1,10 x 2 = 2,20 € (prix de 2 baguettes) ; 15,40 - 2,20 = 13,20 € (prix de 8 pains au chocolat) ; 13,20 ÷ 8 = **1,65 €** (prix d'1 pain au chocolat).

CONSEILS DU FORMATEUR

Retenez : prix au kg = prix total ÷ nombre de kg

8 18 ÷ 5 = 3,60 € et 29,60 ÷ 8 = 3,70 €. Entre les deux dates, le prix au kg des cerises **a augmenté de 10 centimes**. 9 8 732 - 1 250 = 7 482 (Emma paye 7 482 € en 12 mensualités). 7 482 ÷ 12 = 623,5. Emma paiera chaque mois **623,50 €**. 10 4 m = 400 cm ; 2 x 35 cm = 70 cm ; 400 - 70 = 330. Les ampoules se trouvent sur 330 cm. 330 ÷ 15 = 22 ; Entre la première et la dernière ampoule, il y a 22 intervalles de 15 cm. La guirlande possède donc **23 ampoules**. (Le nombre d'ampoules est égal au nombre d'intervalles + 1 car il y a une ampoule à chaque extrémité.)

Fiche 6 : les unités de mesure

Compétences à acquérir	Validation
Connaître les différentes unités de mesure	
Savoir convertir les unités de mesure	
Utiliser les unités de mesure dans des problèmes	

1. Vocabulaire

Vous devez connaître la **mesure principale** de chaque unité (par exemple, la mesure principale de la **longueur** est le **mètre**).

Pour chaque unité de mesure, il existe des **multiples** et des **sous-multiples** que l'on différencie en plaçant un préfixe devant la mesure principale :

Les multiples :
kilo → unité 1 000 fois plus grande
hecto → unité 100 fois plus grande
déca → unité 10 fois plus grande

Les sous-multiples :
déci → unité 10 fois plus petite
centi → unité 100 fois plus petite
milli → unité 1 000 fois plus petite

Exemple : 1 hectomètre est égal à **100** mètres.

2. Les différentes unités

A. Les unités de longueur

Elles permettent de mesurer une distance. L'unité principale est le **mètre**, notée **m**.

Multiples du mètre			Mètre (m)	Sous-multiples du mètre		
kilomètre (m)	**hecto**mètre (hm)	**déca**mètre (dam)		**déci**mètre (dm)	**centi**mètre (cm)	**milli**mètre (mm)
1 km = 1 000 m	1 hm = 100 m	1 dam = 10 m		1 dm = 0,1 m	1 cm = 0,01 m	1 mm = 0,001 m

B. Les unités de masse

Elles permettent de mesurer le poids d'une quantité de matière. L'unité principale est le **gramme**, noté **g**.

Multiples du gramme			Gramme (g)	Sous-multiples du gramme		
kilogramme (kg)	**hecto**gramme (hg)	**déca**gramme (dag)		**déci**gramme (dg)	**centi**gramme (cg)	**milli**gramme (mg)
1 kg = 1 000 g	1 hg = 100 g	1 dag = 10 g		1 dg = 0,1 g	1 cg = 0,01 g	1 mg = 0,001 g

Il existe également la tonne (t) = 1 000 kg et le quintal (q) = 100 kg.

C. Les unités de capacité

Elles permettent de mesurer le volume d'un liquide ou d'un gaz. L'unité principale est le **litre,** noté **L.**

Multiples du litre			Litre (L)	Sous-multiples du litre		
kilolitre (kL)	**hecto**litre (hL)	**déca**litre (daL)		**déci**litre (dL)	**centi**litre (cL)	**milli**litre (mL)
1 kL = 1 000 L	1 hL = 100 L	1 daL = 10 L		1 dL = 0,1 L	1 cL = 0,01 L	1 mL = 0,001 L

D. Les unités d'aire

Elles permettent de mesurer une surface. L'unité principale est le **mètre carré,** noté **m²**.

1 m² correspond à l'aire d'un carré de côté 1 m.

Multiples du m²			Mètre carré (m²)	Sous-multiples du m²		
kilomètre carré (km²)	hectomètre carré (hm²)	décamètre carré (dam²)		décimètre carré (dm²)	centimètre carré (cm²)	millimètre carré (mm²)

1 km² = 1 000 000 m²
1 hm² = 10 000 m²
1 dam² = 100 m²

1 dm² = 0,01 m²
1 cm² = 0,000 1 m²
1 mm² = 0,000 001 m²

Il existe également **les unités agraires** pour la mesure des superficies de terrains.
L'hectare (ha) = 1 hm² = 10 000 m² ;
L'are (a) = 1 dam² = 100 m² ;
Le centiare (ca) = 1 m².

E. Les unités de volume

Elles permettent de mesurer l'espace qu'occupe un objet ou une substance (liquide, solide ou gazeuse.). L'unité principale est le **mètre cube**, noté **m³**.

1 m³ correspond au volume d'un cube d'arête 1 m.

Multiples du m³			Mètre cube (m³)	Sous-multiples du m³		
kilomètre cube (km³)	hectomètre cube (hm³)	décamètre cube (dam³)		décimètre cube (dm³)	centimètre cube (cm³)	millimètre cube (mm³)

1 km^3 = 1 000 000 000 m^3
1 hm^3 = 1 000 000 m^3
1 dam^3 = 1 000 m^3

1 dm^3 = 0,001 m^3
1 cm^3 = 0,000 001 m^3
1 mm^3 = 0,000 000 001 m^3

Correspondance entre les unités de volume et les unités de capacité :

En prenant l'exemple de la bouteille de lait, on utilise plutôt les unités de volume pour la bouteille et les unités de capacité pour la quantité de lait. Il existe donc un lien entre les unités de volume et les unités de capacité. Un litre remplit exactement un cube de 1 dm de côté donc **1 L = 1 dm^3**.

À connaître également **1 m^3 = 1 000 L** et **1 cm^3 = 1 mL.**

3. Comment convertir une unité de mesure ?

Convertir signifie transformer une unité en une autre unité. Pour s'aider on utilise des tableaux.

A. Les différents tableaux de conversion

Les tableaux des longueurs, des masses et des capacités possèdent **une colonne par unité**.

Longueur	km	hm	dam	m	dm	cm	mm
Masse	kg	hg	dag	g	dg	cg	mg
Capacité	kL	hL	daL	L	dL	cL	mL

Le tableau des aires possède **deux colonnes par unité**.

Unités d'aire	km^2		hm^2		dam^2		m^2		dm^2		cm^2		mm^2	
Unités agraires			ha		a		ca							

Le tableau des volumes possède **trois colonnes par unité**.

Unités de volume	km^3			hm^3			dam^3			m^3			dm^3			cm^3			mm^3		
Unités de capacité												kL	hL	daL	L	dL	cL	mL			

B. Les méthodes de conversion

a. Conversion d'un nombre entier :

Cas n° 1 : l'unité voulue est plus petite que l'unité indiquée.
Exemple : on veut convertir 15 dag en dg.

Étape 1 : on place le chiffre des unités du nombre de départ dans la colonne de l'unité indiquée, puis les autres chiffres. On place 1 chiffre par colonne.
Dans notre exemple, le chiffre des unités est **5**. On place donc 5 dans la colonne des décagrammes et 1 dans la colonne des hectogrammes.

Étape 2 : on ajoute des zéros jusqu'à la colonne de l'unité voulue.
On place donc un zéro dans la colonne des grammes et un zéro dans la colonne des décigrammes.

Masse	kg	hg	dag	g	dg	cg	mg
Étape 1		1	5				
Étape 2		1	5	0	0		

Réponse : 15 dag = 1 500 dg

Cas n° 2 : l'unité voulue est plus grande que l'unité indiquée.
Exemple : on veut convertir 62 mm en m.

Étape 1 : on place le chiffre des unités du nombre dans la colonne de l'unité indiquée, puis les autres chiffres. On place 1 chiffre par colonne.
Dans notre exemple, le chiffre des unités est **2.** On place donc 2 dans la colonne des millimètres et 6 dans la colonne des centimètres.

Étape 2 : on place une virgule et un zéro dans la colonne de l'unité voulue et on complète les colonnes vides par des zéros.
On place une virgule et un zéro dans la colonne des mètres et un zéro dans la colonne des décimètres.

Longueur	km	hm	dam	m	dm	cm	mm
Étape 1						6	2
Étape 2				0,	0	6	2

Réponse : 62 mm = 0,062 m.

Dans le tableau de conversion des unités d'aire, il y a deux colonnes par unité et dans le tableau de conversion des unités de volume, il y a trois colonnes par unité.

Le chiffre des unités du nombre donné se place dans la colonne de droite de l'unité indiquée.

Exemple de conversion dans le tableau des unités d'aire : on veut convertir 197 dam² en m².

Étape 1 : le chiffre des unités est 7, on place 7 dans la colonne de droite des décamètres carrés, puis 9 dans la colonne de gauche des décamètres carrés et enfin 1 dans la colonne de droite des hectomètres carrés.

Étape 2 : on place des zéros jusqu'à la colonne de droite des mètres carrés.

Unités d'aire	km²		hm²		dam²		m²		dm²		cm²		mm²	
Étape 1				1	9	**7**								
Étape 2				1	9	7	**0**	**0**						

Réponse : 197 dam² = 19 700 m²

Exemple de conversion dans le tableau des unités de volume : on veut convertir 58 cm³ en dm³.

Étape 1 : le chiffre des unités est **8**, on place 8 dans la colonne de droite des centimètres cubes, puis 5 dans la colonne du milieu.

Étape 2 : on place une virgule dans la colonne de droite des décimètres cubes et on complète les colonnes vides par des zéros.

Unités de volume	km³			hm³			dam³			m³			dm³			cm³			mm³		
Étape 1																	5	**8**			
Étape 2															**0,**	**0**	5	8			

Réponse : 58 cm³ = 0,058 dm³

b. Conversion d'un nombre décimal :

La méthode de conversion ressemble à celle des nombres entiers.

Étape 1 : on place le chiffre des unités du nombre de départ, c'est à dire le chiffre qui se trouve avant la virgule, dans la colonne de l'unité indiquée, puis les autres chiffres.
Pour les unités d'aire et de volume, le chiffre des unités se place dans la colonne de droite de l'unité indiquée.

Étape 2 : on déplace la virgule dans la colonne de l'unité voulue (colonne de droite pour les unités d'aire et de volume) et on complète les colonnes vides par des zéros.

Exemple 1 : avec des unités d'aire
On veut convertir 56,3 ha en dam².

Étape 1 : on place le chiffre des unités **6** dans la colonne de droite des hectares puis les autres chiffres.

Étape 2 : on déplace la virgule dans la colonne de droite des décamètres carrés et on complète les colonnes vides par des zéros.

Unités d'aire	km²		hm²		dam²		m²		dm²		cm²		mm²	
Unités agraires			ha		a		ca							
Étape 1			5	6,	3									
Étape 2			5	6	3	0,								

Réponse : 56,3 ha = 5 630 dam²

Exemple 2 : avec des unités de volume
On veut convertir 27,3 daL en m³.

Étape 1 : on place le chiffre des unités **7** dans la colonne des décalitres puis les autres chiffres.

Étape 2 : on déplace la virgule dans la colonne de droite des mètres cubes et on complète les colonnes vides par des zéros.

Unités de volume	km³			hm³			dam³			m³			dm³			cm³			mm³		
Unités de capacité												kL	hL	daL	L	dL	cL	mL			
Étape 1													2	7,	3						
Étape 2												0,	2	7	3						

Réponse : 27,3 daL = 0,273 m³

4. Utiliser les unités de mesure dans un problème

Lorsqu'on effectue des opérations, les nombres doivent avoir la même unité. Par exemple, on ne peut pas additionner des litres avec des millilitres.
Exemple : Un cachet d'aspirine pèse 500 mg. Combien y a-t-il de cachets dans un tube pesant 0,25 hg, sachant que le tube vide pèse 0,75 dag ?

Étape 1 : comprendre la question
On veut savoir combien de cachets il y a dans un tube, connaissant le poids d'un cachet, le poids du tube vide et le poids du tube plein.

Étape 2 : identifier les opérations à utiliser
Pour effectuer des opérations, il faut convertir tous les nombres dans la même unité.

CONSEILS DU FORMATEUR

Choisissez une unité « pratique », qui permet d'obtenir des nombres entiers (si possible) et des nombres pas trop grands.

1. On calcule le poids de tous les cachets.
On utilise la soustraction pour enlever le poids du tube vide au poids du tube plein.

2. On calcule le nombre de cachets.
On utilise la division : **nombre d'objets = poids de tous les objets ÷ poids d'un objet.**

Étape 3 : effectuer les conversions et les calculs
On peut choisir par exemple le décigramme : 500 mg = 5 dg ; 0,25 hg = 250 dg ; 0,75 dag = 75 dg.

$$\begin{array}{rccc} & 2 & 5 & {}_{1}0 \\ - & {}_{+1} & 7_{+1} & 5 \\ \hline & 1 & 7 & 5 \end{array}$$

$$\begin{array}{rrrr|l} & 1 & 7 & 5 & 5 \\ \cline{5-5} - & 1 & 5 & & 3\ 5 \\ \cline{1-3} & & 2 & 5 & \\ & - & 2 & 5 & \\ \cline{2-4} & & & 0 & \end{array}$$

Étape 4 : rédiger
On convertit tous les poids en décigrammes :
1 cachet : 500 mg = 5 dg ; le tube plein : 0,25 hg = 250 dg ; le tube vide : 0,75 dag = 75 dg.
250 – 75 = 175
Tous les cachets du tube pèsent 175 dg.
175 ÷ 5 = 35
Dans le tube, il y a **35 cachets.**

Entraînement

❶ Convertissez 4,3 g en mg.

❷ Convertissez 742 m en km.

❸ Convertissez 30,2 m^2 en dm^2.

❹ Convertissez 28 m^3 en dam^3.

❺ Classez les volumes suivants du plus petit au plus grand : 9,2 daL - 23 hL - 450 dm^3 - 6 650 cm^3 - 182,3 hL.

❻ Quel est le périmètre (en dm) d'un triangle équilatéral dont un côté mesure 6 cm ?

❼ Calculez en m^2 : 63,2 hm^2 + 89 dam^2 + 0,54 km^2.

❽ Rudy possède un aquarium dont les dimensions sont 100 cm x 45 cm x 30 cm.
Il dispose d'un seau de 8 litres. Combien de seaux faut-il pour remplir entièrement l'aquarium ?

❾ Le directeur d'un EHPAD de 2 518 ca veut l'agrandir en faisant construire une salle de détente de 8,4 dam^2. Quelle sera la nouvelle surface de l'EHPAD en m^2 ?

❿ Vous devez réaliser une solution d'Hexanios pour décontaminer des instruments chirurgicaux. Vous disposez de sachets d'Hexanios de 25 cm^3 et vous devez diluer 5 cm^3 par litre d'eau. Quelle quantité d'Hexanios (en dm^3) devez-vous utiliser pour préparer 8 litres de solution ?

Corrigé

❶ **4 300 mg** ❷ **0,742 km** ❸ **3 020 dm²** ❹ **0,028 dam³**

❺ 9,2 daL = 92 L ; 23 hL = 2 300 L ; 450 dm³ = 450 L ; 6 650 cm³ = 6,65 L ; 182,3 hL = 18 230 L.
6,65 < 92 < 450 < 2 300 < 18 230 donc **6 650 cm³ < 9,2 daL < 450 dm³ < 23 hL < 182,3 hL**.

❻ Périmètre = 3 x 6 cm = 18 cm soit **1,8 dm**.

CONSEILS DU FORMATEUR

Un triangle équilatéral possède 3 côtés de même longueur.

❼ 63,2 hm² + 89 dam² + 0,54 km² = 632 000 m² + 8 900 m² + 540 000 m² = **1 180 900 m²**.

❽ 100 cm x 45 cm x 30 cm = 135 000 cm³ = 135 L (on convertit en litres pour avoir la même unité que celle de la capacité du seau). 135 ÷ 8 = 16,875
Pour remplir l'aquarium, on a besoin de **17 seaux**. Le dernier ne sera pas rempli entièrement.

CONSEILS DU FORMATEUR

Un aquarium a la forme d'un parallélépipède rectangle dont le volume = longueur × largeur × hauteur. Les longueurs sont données en cm donc on obtient un volume en cm³.

❾ 2 518 ca + 8,4 dam² = 2 518 m² + 840 m² = **3 358 m²**.

❿ 8 x 5 cm³ = 40 cm³ = **0,04 dm³**.

CONSEILS DU FORMATEUR

La capacité d'un sachet est une donnée inutile car on ne cherche pas le nombre de sachets mais la quantité d'Hexanios nécessaire.
8 x 5 cm³ = 40 cm³ = 0,04 dm³

Fiche 7 : les unités de temps

Compétences à acquérir	Validation
Connaître les différentes unités de temps	
Savoir convertir les unités de temps dans le système décimal	
Savoir changer de système d'écriture	
Savoir effectuer des opérations dans le système sexagésimal	
Utiliser les unités de temps dans un problème	

1. Vocabulaire

Pour exprimer une durée, on peut utiliser deux systèmes d'écriture :

- **L'écriture décimale** : on utilise une seule unité de temps et la valeur peut être un nombre décimal. Par exemple : 4,2 h.
- **L'écriture sexagésimale** : on peut utiliser plusieurs unités de temps et les valeurs sont des nombres entiers. Par exemple : 4 h 12 min 25 s.

2. Les différentes unités

Les unités de temps permettent de mesurer une durée.

Année (a)	Mois (m)	Jour (j)	Heure (h)	Minute (m)	Seconde (s)	Déciseconde (ds)
1 a = 365 ou 366 j	1 mois = 28,29,30 ou 31 j	1 j = 24 h	1 h = 60 min = 3 600 s	1 min = 60 s		1 ds = 0,1 s

1 h = (1 ÷ 24) j ; 1 min = (1 ÷ 60) h ; 1 s = (1 ÷ 60) min ; 1 s = (1 ÷ 3 600) h

À retenir : une année a 365 jours ou 366 jours lorsqu'elle est bissextile.
Les mois de janvier, mars, mai, juillet, août, octobre et décembre ont 31 jours.
Les mois d'avril, juin, septembre et novembre ont 30 jours.
Le mois de février a 28 jours ou 29 jours lorsque l'année est bissextile.
0,5 h = 30 min ; 0,75 h = 45 min ; 0,25 h = 15 min ; 0,1 h = 6 min.

3. Comment convertir une unité de temps dans le système décimal ?

Convertir signifie changer d'unité.

D'après le tableau de la page précédente, si l'unité voulue est plus à droite que l'unité donnée, on effectue une multiplication. Si l'unité voulue est plus à gauche, alors on effectue une division.

Par exemple, pour obtenir des minutes, on peut multiplier le nombre d'heures par 60 et pour obtenir des heures, on peut diviser le nombre de minutes par 60 ou diviser le nombre de secondes par 3 600 ou multiplier le nombre de jours par 24.

Exemples :

30 s = (30 ÷ 60) min = 0,5 min
4,6 min = (4,6 x 60) s = 276 s
3,5 h = (3,5 x 3 600) s = 12 600 s
2,4 h = (2,4 x 60) min = 144 min
18 min = (18 ÷ 60) h = 0,3 h
6,2 j = (6,2 x 24) h = 148,8 h

4. Comment changer le système d'écriture ?

A. De l'écriture sexagésimale à l'écriture décimale

On veut passer d'une écriture avec plusieurs unités à une écriture avec une seule unité.

Méthode : on convertit chaque unité dans l'unité voulue puis on additionne toutes les valeurs obtenues.

Exemple 1 : convertir 4 h 32 min 12 s en s.
On convertit 4 heures en secondes, 32 minutes en secondes et on additionne toutes les secondes obtenues : 4 h 32 min 12 s = 4 x 3 600 s + 32 x 60 s + 12 s = 14 400 s + 1 920 s + 12 s = 16 332 s

Exemple 2 : convertir 3 h 45 min en h.
On convertit 45 minutes en heures et on additionne toutes les heures obtenues.
3 h 45 min = 3 h + (45 ÷ 60) h = 3 h + 0,75 h = 3,75 h

B. De l'écriture décimale à l'écriture sexagésimale

On veut passer d'une écriture avec une seule unité à une écriture avec plusieurs unités et des valeurs entières. La méthode peut varier en fonction de l'unité donnée et des unités voulues.

Exemple 1 : convertir 2,7 min en min, s.
Méthode : on convertit la partie décimale en secondes.
0,7 min = 0,7 x 60 s = 42 s. Donc 2,7 min = 2 min 42 s.

Exemple 2 : convertir 15 624 s en h, min, s.
Méthode : on effectue successivement deux divisions euclidiennes par 60.
15 624 s ÷ 60 = 260 min et reste **24 s**
260 min ÷ 60 = **4 h** et reste **20 min.**
Donc 15 624 s = 4 h 20 min 24 s.

5. Comment effectuer des opérations dans le système sexagésimal ?

A. L'addition

Exemple : effectuer 4 h 12 min 47 s + 5 h 28 min 20 s

	4 h	12 min	47 s
+	5 h	28 min	20 s
	9 h	40 min	**67 s**
		1 min ←	07 s
	9 h	41 min	07 s

On additionne séparément les différentes unités. Lorsque la somme des secondes ou des minutes est supérieure à 60, on la transforme comme dans l'exemple ci-dessus (67 s = 1 min 07 s).
Donc 4 h 12 min 47 s + 5 h 28 min 20 s = 9 h 40 min 67 s = 9 h 41 min 07 s.

B. La soustraction

Exemple : effectuer 17 h 23 min – 12 h 40 min

	17 h	23 min
–	12 h	40 min

On soustrait séparément les différentes unités.
On ne peut pas soustraire 40 min à 23 min donc on transforme 1 h en 60 min.
17 h 23 min = 16 h 83 min

	16 h	83 min
–	12 h	40 min
	4 h	43 min

Donc 17 h 23 min – 12 h 40 min = 16 h 83 min – 12 h 40 min = 4 h 43 min

C. La multiplication

Exemple : effectuer 1 h 23 min 12 s × 6

	1 h	23 min	12 s
×			6
	6 h	138 min	**72 s**
		+ 1 min ←	12s
	6 h	139 min	12 s
	+ 2 h ←	19 min	12 s
	8h	19 min	12 s

On multiplie chaque unité par 6.
Lorsque le résultat des secondes ou des minutes est supérieur à 60, on le transforme comme dans cet exemple.
1 h 23 min 12 s x 6 = 6 h 138 min 72 s = 6 h 139 min 12 s = 8 h 19 min 12 s.

D. La division

Exemple : 5 h 12 min 24 s ÷ 4

	5 h	12 min	24 s	4
+	1 h = 60 min			1 h 18 min 6 s
		72 min		
		0 min		
			0 s	

On divise les heures : 5 h ÷ 4 = 1 h et reste 1h.
On transforme le reste d'heures en minutes : 1 h = 60 min que l'on ajoute aux minutes : 12 min + 60 min = 72 min.
On divise les minutes : 72 min ÷ 4 = 18 min.
Enfin on divise les secondes : 24 s ÷ 4 = 6 s.
Donc 5 h 12 min 24 s ÷ 4 = 1 h 18 min 6 s

6. Utiliser les unités de temps dans un problème

Les unités de temps permettent de mesurer une durée. Pour effectuer des opérations, les valeurs doivent avoir la même unité.

Exemple : une aide-soignante travaille du lundi au vendredi de 8 h 15 à 11 h 45 puis de 13 h 30 à 16 h 15. Combien d'heures effectue-t-elle pendant 4 semaines ?

Étape 1 : comprendre la question
On veut déterminer le nombre d'heures que l'aide-soignante effectue en une journée puis pendant 4 semaines.

Étape 2 : identifier les opérations à utiliser
Pour calculer la durée de travail quotidien, on utilise la soustraction et l'addition. Ensuite on multiplie cette durée par 20 jours.

Étape 3 : effectuer les calculs

11 h 45	16 h 15	3 h 30	6 h 15
– 8 h 15	– 13 h 30	+ 2 h 45	× 20
3 h 30	2 h 45	6 h 15	120 h 300 min
			125 h

Étape 4 : rédiger
11 h 45 – 8 h 15 = 3 h 30
16 h 15 – 13 h 30 = 2 h 45
3 h 30 + 2 h 45 = 6 h 15
Chaque jour, l'aide-soignante travaille pendant 6 h 15 min.
4 semaines représentent 4 x 5 = 20 jours de travail.
6 h 15 min x 20 = 125 h
En 4 semaines, l'aide-soignante effectue **125 heures** de travail.

Entraînement

1 Convertissez 1 080 secondes en minutes.

2 Convertissez 2 h 43 min 15 s en secondes.

3 Complétez 32 940 s = _____ h _____ min.

4 Pour se rendre à son lycée, Méline marche pendant 360 s, puis prend un bus pendant 0,4 h et marche à nouveau pendant 4 min. Quelle est la durée du trajet de Méline ?

5 Le 13 mai, le soleil s'est levé à 6 h 14 et s'est couché à 20 h 54. Quelle est la durée de ce jour ?

6 Combien de minutes représentent 2,77 heures ?

7 Aujourd'hui, une infirmière a travaillé pendant 9 h 45 min. Transformez cette durée en secondes.

8 La durée d'un album de 12 titres est de 44 minutes, quelle est la durée moyenne d'un titre (en minutes et secondes) ?

9 Elise est aide-soignante et travaille 39 h 45 min pendant 5 jours. Combien de temps en moyenne travaille-t-elle par jour ?

10 Dans une usine, une machine met 45 secondes pour fabriquer une pièce. Combien d'heures et minutes lui faut-il pour en fabriquer 200 ?

Corrigé

1 **18 min** 2 **9 795 s** 3 **9 h 9 min**

4 360 s + 0,4 h + 4 min = 360 ÷ 60 min + 0,4 x 60 min + 4 min = 6 min + 24 min + 4 min = **34 min**

5 20 h 54 min - 6 h 14 min = **14 h 40 min**

6 2,77 h = 2,77 x 60 min = **166,2 min** (soit 166 min et 12 s)

7 9 h 45 min = 9 x 3 600 s + 45 x 60 s = 32 400 s + 2 700 s = **35 100 s**

8 44 min = 44 x 60 s = 2 640 s ; 2 640 ÷ 12 = 220 s ; 220 s ÷ 60 = **3 min et reste 40 s**

9 39 h 45 min ÷ 5 = **7 h 57 min**

10 45 s x 200 = 9 000 s ; 9 000 ÷ 60 s = 150 min ; 150 ÷ 60 = 2 h et reste 30 min. Il faut **2 h 30 min** à la machine pour fabriquer 200 pièces.

Fiche 8 : proportionnalité et produit en croix

Compétences à acquérir	Validation
Reconnaître une situation de proportionnalité	
Savoir calculer un coefficient de proportionnalité	
Savoir utiliser le produit en croix pour calculer une donnée manquante	
Savoir utiliser le produit en croix dans un problème	

1. Vocabulaire et définition

Deux grandeurs sont **proportionnelles** si les valeurs de l'une s'obtiennent en multipliant les valeurs de l'autre par un même nombre non nul. Ce nombre est appelé **un coefficient de proportionnalité**.

Exemple : le prix d'un stylo est de 3,60 €. En multipliant le prix du stylo par le nombre de stylos achetés, on obtient le prix total payé. Par exemple **3** stylos coûtent $3{,}60 \times \mathbf{3} = 10{,}80$ €.
Le nombre de stylos et le prix total payé sont donc deux grandeurs proportionnelles et le coefficient de proportionnalité est le prix d'un stylo, soit 3,60.

2. Calculer un coefficient de proportionnalité

Si deux grandeurs sont proportionnelles, un coefficient de proportionnalité s'obtient en calculant le quotient d'une valeur par la valeur correspondante de l'autre grandeur.
Exemple :
Voici le prix payé en fonction de la quantité de cerises achetées.

Quantité de cerises (en kg)	2	3	5
Prix payé (en €)	9	13,50	22,50

Dans chaque colonne, on divise le prix payé par la quantité achetée.
$9 \div 2 = 4{,}50$; $13{,}50 \div 3 = 4{,}50$; $22{,}50 \div 5 = 4{,}50$
On obtient toujours le même résultat, le prix payé est bien proportionnel à la quantité achetée. Le coefficient de proportionnalité est 4,50, cela signifie que 1 kg de cerises coûte 4,50 €.

3. Utiliser un produit en croix

Dans un énoncé avec deux grandeurs proportionnelles, si on connaît 3 valeurs sur 4 de ces deux grandeurs, le produit en croix permet de calculer la valeur manquante.

Exemple : Voici la quantité de farine nécessaire pour faire un gâteau en fonction du nombre de personnes.

Nombre de personnes	4	7
Quantité de farine (en g)	260	?

On sait qu'il faut 260 g de farine pour 4 personnes et on veut savoir quelle quantité il faut pour 7 personnes.
Le produit en croix est une méthode qui permet de calculer la valeur manquante, sans trop réfléchir au raisonnement.

Étape 1 : multiplier les deux valeurs connues sur la diagonale.
260 x 7 = 1 820

Étape 2 : diviser le résultat obtenu par la troisième valeur connue.
1 820 ÷ 4 = 455

Conclusion : pour 7 personnes, il faut prévoir 455 grammes de farine.

4. Utiliser le produit en croix dans un problème

Le produit en croix permet donc de calculer une valeur manquante lorsque deux grandeurs sont proportionnelles. **Attention :** les valeurs d'une même grandeur doivent avoir la même unité.

Exemple : Dans un magasin bio, les céréales sont vendues au poids. Clara a acheté 360 grammes de pétales de maïs pour 3,42 €. Combien aurait-elle payé si elle avait acheté 1,3 kg de pétales de maïs ?

Étape 1 : comprendre la question
On connaît le prix de 360 grammes de céréales et on veut connaître le prix de 1,3 kg.

Étape 2 : identifier les opérations à utiliser
Le prix payé et la quantité de céréales sont deux grandeurs proportionnelles, on peut utiliser un produit en croix pour calculer la valeur manquante. On effectue donc une multiplication suivie d'une division. Les deux quantités données doivent avoir la même unité.

Étape 3 : effectuer les calculs
1,3 kg = 1 300 g

Masse des céréales (en g)	360	1300
Prix payé (en €)	3,42	?

```
        1 3 0 0
×         3, 4 2
----------------
        2 6 0 0
      5 2 0 0 0
    3 9 0 0 0 0
----------------
    4 4 4 6, 0 0
```

```
  4 4 4 6       | 360
- 3 6 0         |------
-------         | 12,35
    8 4 6       |
  - 7 2 0       |
  -------       |
    1 2 6 0     |
  - 1 0 8 0     |
  ---------     |
      1 8 0 0   |
    - 1 8 0 0   |
    ---------   |
            0   |
```

Étape 4 : rédiger

1,3 kg = 1 300 g

Le prix payé est proportionnel à la quantité de céréales achetées, on utilise un produit en croix pour calculer la valeur manquante.

Masse des céréales (en g)	360	1300
Prix payé (en €)	3,42	?

3,42 x 1 300 = 4 446

4 446 ÷ 360 = 12,35.

1,3 kg de céréales coûte **12,35 €.**

Entraînement

❶ Eliot a payé 21 € pour 5 kilos de fraises, combien aurait-il payé pour 1 kilo ?

❷ Sur un pot de peinture, on peut lire *0,5 litre pour 4 m²*. Combien faut-il de litres de peinture pour peindre un mur de 14 m² ?

❸ Sam prépare une confiture de pêches et il doit prévoir 300 g de sucre pour 750 grammes de fruits. Quelle quantité de sucre (en kg) doit-il acheter pour faire de la confiture avec 3,75 kg de pêches.

❹ Si 8 cahiers coûtent 12 €, quel est le prix de 10 cahiers ?

❺ On dilue un produit actif dans 2,5 litres d'eau. Quelle quantité doit-on mettre pour obtenir une concentration de 30 g/Litre ?

❻ Une imprimante imprime 15 pages en 39 s, combien de temps lui faut-il pour imprimer 50 pages ?

❼ Si 12 croissants coûtent 13,80 €, quel est le prix de 9 croissants ?

❽ Chez un vendeur de thé vendu au poids, 100 g de thé au jasmin coûte 6,50 €. Quelle quantité (en g) peut-on acheter avec 23,40 € ?

❾ À vitesse constante, une voiture consomme 17 litres pour parcourir 250 km. Quelle est la consommation de la voiture pour 100 km ?

❿ Un magasin A vend 6 bouteilles de lait de 1 litre chacune pour 6,90 €, tandis qu'un magasin B vend 6 bouteilles de lait de 0,75 litre chacune pour 5,40 €. Quel magasin propose la meilleure offre ?

Corrigé

❶ 21 ÷ 5 = **4,2 €**

❷ 14 x 0,5 = 7 ; 7 ÷ 4 = **1,75 litre**

❸ 300 g = 0,3 kg et 750 g = 0,75 kg ; 3,75 x 0,3 = 1,125 ; 1,125 ÷ 0,75 = 1,5. Avec 3,75 kg de pêches, il faut mettre **1,5 kg de sucre**.

❹ 10 x 12 = 120 ; 120 ÷ 8 = **15 €**

❺ 30 x 2,5 = **75 g**.

CONSEILS DU FORMATEUR

30 g/litre signifie qu'il y a 30 grammes de produit actif dans 1 litre d'eau. On cherche la quantité de produit à mettre dans 2,5 litres d'eau.

❻ 50 x 39 = 1 950 ; 1 950 ÷ 15 = 130 s = **2 min 10 s**

❼ 9 x 13,80 = 124,2 ; 124,2 ÷ 12 = **10,35 €**

❽ 23,4 x 100 = 2 340 ; 2 340 ÷ 6,5 = **360 g**

❾ 17 x 100 = 1 700 ; 1 700 ÷ 250 = **6,8 litres**

❿ Magasin A : 6 L x 1 = 6 litres et 6,90 ÷ 6 = 1,15. Un litre coûte 1,15 €. Magasin B : 0,75 L x 6 = 4,5 litres et 5,40 ÷ 4,5 = 1,2. Un litre coûte 1,20 €. Le prix le plus intéressant est celui proposé par le **magasin A**.

Fiche 9 : les fractions

Compétences à acquérir	Validation
Savoir simplifier une fraction	
Savoir effectuer les 4 opérations avec des fractions	
Savoir prendre la fraction d'une quantité	
Utiliser les fractions dans un problème	

1. Vocabulaire

Une fraction est de la forme $\frac{a}{b}$ avec *a* **le numérateur** et *b* **le dénominateur**. Le dénominateur indique en combien de parts égales une quantité est partagée et le numérateur indique le nombre de parts choisies. Une fraction est aussi une division donc $\frac{a}{b} = a \div b$.

Exemple : $\frac{4}{5} = 4 \div 5 = 0{,}8$

2. Comment simplifier une fraction ?

Simplifier une fraction signifie trouver une fraction égale avec un numérateur et un dénominateur les plus petits possibles. Par exemple, $\frac{3}{7}$ est la fraction simplifiée de $\frac{6}{14}$.

Méthode : une simplification se fait généralement en plusieurs étapes. À chaque étape, on décompose le numérateur et le dénominateur en produit et on barre le facteur commun.

Exemple : on veut simplifier $\frac{90}{108}$.

Dans la fraction, on remplace 90 par 9×10 et on remplace 108 par 9×12. Ensuite on barre le facteur commun 9 : $\frac{90}{108} = \frac{\cancel{9} \times 10}{\cancel{9} \times 12} = \frac{10}{12}$

Maintenant, on remplace 10 par 2×5 et 12 par 2×6 et on peut barrer le facteur commun 2.

$\frac{10}{12} = \frac{\cancel{2} \times 5}{\cancel{2} \times 6} = \frac{5}{6}$

$\frac{5}{6}$ est la fraction **simplifiée** de $\frac{90}{108}$.

RÉUSSIR L'ÉPREUVE DE CALCULS SIMPLES

3. Calculer avec des fractions

A. L'addition et la soustraction

Les dénominateurs doivent être identiques, on additionne alors les numérateurs entre eux :

$\frac{a}{c} + \frac{b}{c} = \frac{a+b}{c}$

Exemples : $\frac{5}{7} + \frac{8}{7} = \frac{5+8}{7} = \frac{13}{7}$

$\frac{2}{5} + \frac{3}{10} = \frac{2 \times 2}{5 \times 2} + \frac{3}{10} = \frac{4}{10} + \frac{3}{10} = \frac{4+3}{10} = \frac{7}{10}$

On a multiplié le numérateur et le dénominateur de la première fraction par 2.

$\frac{1}{3} - \frac{1}{4} = \frac{1 \times 4}{3 \times 4} - \frac{1 \times 3}{4 \times 3} = \frac{4}{12} - \frac{3}{12} = \frac{4-3}{12} = \frac{1}{12}$

On a multiplié le numérateur et le dénominateur de la première fraction par 4 et les deux nombres de la deuxième fraction par 3.

B. La multiplication

Pour multiplier deux fractions, il n'est pas nécessaire d'avoir le même dénominateur, on multiplie les numérateurs entre eux et les dénominateurs entre eux.

Exemples : $\frac{4}{3} \times \frac{5}{7} = \frac{4 \times 5}{3 \times 7} = \frac{20}{21}$ $\qquad 3 \times \frac{2}{5} = \frac{3 \times 2}{5} = \frac{6}{5}$

C. La division

Pour diviser par une fraction, on multiplie par l'inverse de cette fraction.

L'inverse de $\frac{a}{b}$ est $\frac{b}{a}$, l'inverse de a est $\frac{1}{a}$.

Exemples : $\frac{3}{7} \div \frac{5}{4} = \frac{3}{7} \times \frac{4}{5} = \frac{3 \times 4}{7 \times 5} = \frac{12}{35}$

On a remplacé la division par une multiplication et on a remplacé $\frac{5}{4}$ par $\frac{4}{5}$.

$6 \div \frac{8}{3} = 6 \times \frac{3}{8} = \frac{6 \times 3}{8} = \frac{18}{8} = \frac{9}{4}$

On a remplacé la division par une multiplication et on a remplacé $\frac{8}{3}$ par $\frac{3}{8}$.

4. Calculer la fraction d'une quantité

Pour calculer la fraction d'une valeur, on multiplie la fraction par la valeur.

Exemple : on veut calculer les trois quarts de 20.

$\frac{3}{4}$ de $20 = \frac{3}{4} \times 20 = \frac{3 \times 20}{4} = \frac{60}{4} = 60 \div 4 = 15.$

15 représente les trois quarts de 20.

5. Utiliser les fractions dans un problème

Exemple : après son traitement en chimiothérapie, M. D a perdu 1/10 de son poids. Il pèse alors 72 kg. 5 mois plus tard, il a repris 3/40 de son poids, combien pèse-t-il alors ?

Étape 1 : comprendre la question
On veut ajouter 3/40 de 72 kg à 72 kg. La perte de poids avant la chimiothérapie n'est pas prise en compte dans le raisonnement.

Étape 2 : identifier les opérations à utiliser
Pour calculer la fraction d'un nombre, on utilise la multiplication et la division. Ensuite on utilise l'addition pour ajouter le nombre de kilos repris.

Étape 3 : effectuer les calculs
3/40 de 72 = $\frac{3}{40} \times 72 = ?$

CONSEIL DU FORMATEUR

Pour effectuer ce calcul vous pouvez commencer soit par la multiplication par 3 soit par la division par 40.

72	40
− 40	1,8
320	
− 320	
0	

$$\begin{array}{r} 1{,}8 \\ \times\ 3 \\ \hline 5{,}4 \end{array} \qquad \begin{array}{r} 72 \\ +\ 5{,}4 \\ \hline 77{,}4 \end{array}$$

Étape 4 : rédiger
3/40 de 72 = $\frac{3}{40} \times 72 = (72 \div 40) \times 3 = 1{,}8 \times 3 = 5{,}4$
M. D a repris 5,4 kg après sa chimiothérapie.
72 + 5,4 = 77,4.
5 mois plus tard, M. D pèse alors **77,4 kg.**

Entraînement

❶ Simplifiez $\frac{42}{35}$.

❷ Calculez $\frac{3}{4} + \frac{2}{5}$.

❸ Calculez $\frac{7}{10} \times \frac{15}{4}$ puis simplifiez la fraction obtenue.

❹ Calculez $\frac{2}{3} \div \frac{7}{2}$.

❺ Combien vaut les deux septièmes de 35 € ?

❻ Les cinq sixièmes d'une classe de 30 élèves sont droitiers, quel est le nombre de gauchers dans cette classe ?

❼ Les trois cinquièmes du corps d'un homme sont constitués d'eau. Quelle masse d'eau contient le corps d'un homme de 80 kg ?

❽ Charlotte a acheté 2,3 kg de cerises et un huitième d'entre elles ont pourri. Quelle quantité de cerises (en g), Charlotte doit-elle jeter ?

❾ Léana a reçu 40 € d'argent de poche. Elle va faire des courses et dépense les trois huitièmes de son argent. Quelle somme d'argent lui reste-t-il alors ?

❿ Sylvain fait une randonnée de 36 km pendant deux jours. Le premier jour, il parcourt 20 km. Quelle fraction de son trajet lui reste-t-il à parcourir le deuxième jour ?

Corrigé

❶ $\mathbf{\frac{6}{5}}$

❷ $\mathbf{\frac{23}{20}}$

❸ $\mathbf{\frac{21}{8}}$

❹ $\mathbf{\frac{4}{21}}$

❺ (35 x 2) ÷ 7 = 70 ÷ 7 = **10 €**

❻ 30 ÷ 6 = **5 gauchers**

❼ (80 x 3) ÷ 5 = 240 ÷ 5 = **48 kilos**

❽ 2 300 ÷ 8 = **287,5 g**

❾ (40 x 3) ÷ 8 = 120 ÷ 8 = 15. Léana a dépensé 15 €, il lui reste donc 40 - 15 = **25 €**.

❿ Sylvain a parcouru le premier jour 20 km sur 36 km soit $\frac{20}{36} = \frac{5}{9}$ du trajet. Le lendemain, il lui reste donc $\mathbf{\frac{4}{9}}$ du trajet à parcourir.

Fiche 10 : les pourcentages

Compétences à acquérir	Validation
Savoir calculer la valeur d'une part ou du total	
Savoir déterminer un pourcentage	
Savoir utiliser les pourcentages d'augmentation et de réduction	
Utiliser les pourcentages dans un problème	

1. Vocabulaire et définition

Un pourcentage est **la proportion** d'une grandeur pour **100 unités**. Par exemple, 30 % des élèves d'une classe sont des filles signifie que parmi 100 élèves, il y a 30 filles.

Les 30 filles représentent **la part** et les 100 élèves représentent **la valeur totale.**

Un pourcentage peut s'écrire sous la forme d'une fraction dont le dénominateur est égal à 100, mais également sous la forme d'un nombre décimal.

Exemple : $30\ \% = \frac{30}{100} = 30 \div 100 = 0{,}3$.

2. Calculer le pourcentage d'une quantité (la part)

Pour calculer le pourcentage d'une quantité, on utilise la même méthode que pour calculer la fraction d'une quantité : **on multiplie le pourcentage par la quantité.**

Exemple : calculez 5 % de 68 €.

$5\ \% = \frac{5}{100}$, on multiplie donc $\frac{5}{100}$ à 68 : $\frac{5}{100} \times 68 = (5 \text{ x } 68) \div 100 = 340 \div 100 = 3{,}4$;
3,4 € représente 5 % de 68 €.

3. Déterminer un pourcentage

On connaît la valeur de la part et la valeur totale et on cherche le pourcentage que représente la part, c'est-à-dire on se demande quelle serait la valeur de la part pour une valeur totale de **100.**

Exemple : Dans une classe de 30 élèves, il y a 18 filles. Déterminez le pourcentage de filles dans la classe. Le nombre de filles est proportionnel au nombre d'élèves, on peut donc utiliser **la méthode du produit en croix** (voir leçon sur la proportionnalité).

Important : la valeur totale représente toujours 100 %.

	Valeur	Pourcentage
Part = nombre de filles	18	?
Total = nombre d'élèves	30	**100**

$18 \times 100 = 1\,800$ et $1\,800 \div 30 = 60$; Les filles représentent 60 % des élèves.

On peut également retenir : pourcentage $= \dfrac{\text{Valeur de la part}}{\text{Valeur totale}} \times 100$

4. Calculer la valeur de référence (valeur totale)

On connaît la valeur de la part, le pourcentage correspondant et on veut calculer la valeur totale.

Exemple : Dans un parking, 45 voitures sont rouges soit 15 % de toutes les voitures garées. Déterminez le nombre total de voitures. On utilise **la méthode du produit en croix**, la valeur totale représente 100 %.

	Valeur	Pourcentage
Part = nombre de voitures rouges	45	15
Total = nombre de voitures garées	?	**100**

$45 \times 100 = 4\,500$ et $4\,500 \div 15 = 300$; Dans le parking, il y a 300 voitures garées.

5. Augmentation et réduction

Une valeur initiale subit une augmentation ou une réduction avec un pourcentage donné. Dans les exercices, on peut vous demander de calculer **la valeur finale** obtenue mais également la valeur initiale ou le pourcentage de réduction ou d'augmentation appliqué.

A. Calcul de la valeur finale

On connaît la valeur initiale et le pourcentage d'augmentation ou de réduction appliqué et on veut calculer la valeur finale.

Exemple : Le prix d'un pantalon était de 40 € et il a augmenté de 10 %. Quel est alors le nouveau prix ?

CONSEIL DU FORMATEUR

On utilise la méthode du produit en croix, mais il existe d'autres méthodes comme celle du coefficient multiplicateur (non traitée dans cette leçon pour ne pas vous déstabiliser).

Important : la valeur initiale représente toujours 100 % et la valeur finale représente toujours 100 % + le pourcentage d'augmentation ou 100 % – le pourcentage de réduction.

	Valeur	Pourcentage
Valeur initiale = prix du pantalon avant l'augmentation	40	**100**
Valeur finale = prix du pantalon après l'augmentation	?	100 + 10 = 110

110 × 40 = 4 400 et 4 400 ÷ 100 = 44. Après augmentation, le prix du pantalon est de 44 €.

B. Calcul de la valeur initiale

On connaît la valeur finale obtenue et le pourcentage d'augmentation ou de réduction appliqué et on veut retrouver la valeur initiale.
Exemple : Après une remise de 6 %, Jules achète sa voiture 10 387 €. Déterminez son prix avant la réduction. On utilise la méthode du produit en croix, la valeur initiale représente 100 % et la valeur finale représente 100 % – le pourcentage de réduction.

	Valeur	Pourcentage
Valeur initiale = prix de la voiture avant la réduction	?	100
Valeur finale = prix de la voiture après la réduction	10 387	100 – 6 = 94

100 × 10 387 = 1 038 700 et 1 038 700 ÷ 94 = 11 050. Avant la réduction, la voiture coûtait 11 050 €.

C. Calcul du pourcentage de variation

Dans cette situation, on connaît la valeur initiale et la valeur finale et on veut calculer le pourcentage d'augmentation ou de réduction appliqué.
Exemple : Betty a placé 3 500 € sur un livret bancaire. Au bout d'un an, elle possède 3 552,5 €. Déterminez le taux d'intérêts de ce compte.

Le taux d'intérêts est le pourcentage d'augmentation appliqué à la somme placée.

On utilise la méthode du produit en croix, la valeur initiale représente 100 % et la valeur finale représente 100 % + le pourcentage d'augmentation.

	Valeur	Pourcentage
Valeur initiale = somme placée	3 500	100
Valeur finale = somme obtenue au bout d'un an	3 552,5	100 + ?

3 552,5 × 100 = 355 250 et 355 250 ÷ 3 500 = 101,5.
100 + ? = 101,5 donc le taux d'intérêt est de 101,5 – 100 = **1,5 %.**

6. Utiliser les pourcentages dans un problème

Les problèmes avec des pourcentages sont très variés, il faut bien identifier les données et ce qu'il faut calculer. La méthode du produit en croix peut être utilisée dans tous les types de problèmes.
Exemple : Lors de son entrainement de basket, Joris a réussi 34 paniers sur 40. Quel est son taux de réussite ?

Étape 1 : comprendre la question

On cherche le pourcentage que représente 34 par rapport à 40. Part = 34 et valeur totale = 40.

Étape 2 : identifier les opérations à utiliser

On utilise un produit en croix, sachant que la valeur totale correspond à 100 %.

Étape 3 : effectuer les calculs

	Valeurs	Pourcentage
Part = nombre de paniers réussis	34	?
Total = nombre de paniers tentés	40	100

$34 \times 100 = 3\,400$ et $3\,400 \div 40 = 85$.

Étape 3 : rédiger

J'utilise un produit en croix sachant que les 40 paniers représentent 100 %

34 x 100 = 3 400

3 400 ÷ 40 = 85

Les 34 paniers réussis représentent 85 % des paniers tentés. Le taux de réussite de Joris est de 85 %.

CONSEIL DU FORMATEUR

Vous pouvez écrire le tableau sur votre copie.

Entraînement

❶ 15 % des 380 élèves d'un collège prennent le bus. Combien d'élèves utilisent ce moyen de locomotion ?

❷ Parmi les 40 inscrits au club d'échec, 24 sont des filles. Quel est le pourcentage de filles inscrites ?

❸ Un jean est proposé à 55 €. Pendant les soldes, tous les articles ont une remise de 20 %. Quel est le nouveau prix du jean ?

❹ Un yaourt de 125 g contient 40 g de fruits. Quelle est le pourcentage de fruits dans le yaourt ?

❺ L'hôpital de votre commune ne prend en charge que 85 % du repas du patient, soit 3,91 €. Quel est le prix d'un repas ?

❻ Une infirmière gagne 2 250 € brut, ce qui représente 1 755 € net. Quel pourcentage de son salaire, les charges représentent-elles ?

❼ Un nouveau-né pèse 3,850 kg. Une semaine plus tard, son poids est alors de 3,630 kg. Quel pourcentage de son poids (au dixième près) ce nouveau-né a-t-il perdu en 1 semaine ?

❽ Après son traitement, Mr R a perdu 10 % de son poids et pèse actuellement 63 kg. Quel était son poids avant le traitement ?

❾ Vous travaillez dans une maison de retraite. Vous devez effectuer la commande de 5 600 protections anatomiques pour le mois de mai. Vous devez prévoir 5 % de protections supplémentaires pour faire face aux accidents éventuels. En tout, combien de protections devez-vous prévoir ?

❿ En 2000, le nombre d'habitants d'une commune était de 125 000. En 2001, il a augmenté de 2%. Combien de personnes habitaient cette commune en 2001 ?

Corrigé

❶ 15 % de 380 = (380 x 15) ÷ 100 = 5 700 ÷ 100 = **57 élèves**

❷ (24 x 100) ÷ 40 = 2 400 ÷ 40 = **60 %**

❸ 20 % de 55 = (55 x 20) ÷ 100 = 1 100 ÷ 100 = 11 ; 55 - 11 = **44 €**

❹ (40 x 100) ÷ 125 = 4 000 ÷ 125 = **32 %**

❺ (3,91 x 100) ÷ 85 = 391 ÷ 85 = **4,6 €**

❻ 2 250 - 1 755 = 495. Le montant des charges est de 495 € soit (495 x 100) ÷ 2 250 = 49 500 ÷ 2 250 = **22 %** du salaire brut.

❼ 3,85 - 3,63 = 0,22. Le nouveau-né a perdu 0,22 kg soit (0,22 x 100) ÷ 3,85 ≈ **5,7 %** (arrondi au dixième) de son poids de départ.

❽ 63 kg représente 90 % du poids de départ qui lui correspond à 100 %. (63 x 100) ÷ 90 = 6 300 ÷ 90 = **70 kg**

❾ 5 % de 5 600 = (5 x 5 600) ÷ 100 = 28 000 ÷ 100 = 280. Il faut prévoir 280 protections supplémentaires, il faut donc commander 5 600 + 280 = **5 880 protections** au total.

❿ 2 % de 125 000 = 2 500 ; 125 000 + 2 500 = **127 500 habitants** en 2001.

S'entraîner avec des QCM

QCM | DURÉE : 30 MIN

Pour chaque question, choisissez la proposition de solution qui convient.

1. Quel est l'arrondi de 16,728 au dixième près ?
A. 20 **B.** 17 **C.** 16,8 **D.** 16,7 **E.** 16,73

2. À quoi est égal 4,8 + 7,9 + 5,3 ?
A. 4,1 + 6,8 + 7,2 **B.** 3,5 + 8,6 + 4,9 **C.** 5 + 4 + 7 **D.** 6 + 3,8 + 8,2 **E.** 9,2 + 4,5 + 4,4

3. Nicolas a reçu 125,50 € de son oncle. Après avoir acheté des bandes dessinées, il lui reste 79,80 €. Combien Nicolas a-t-il dépensé ?
A. 44,30 € **B.** 44,70 € **C.** 45,70 € **D.** 46,30 € **E.** 46,70 €

4. Si un litre d'essence coûte 1,40 €, quel est le prix de 23,5 litres ?
A. 3,29 € **B.** 11,75 € **C.** 22,90 € **D.** 32,90 € **E.** 33,50 €

5. Si on range 152 œufs dans des boîtes pouvant contenir 6 œufs, combien d'œufs pourra-t-on encore mettre dans la dernière boîte ?
A. 0 **B.** 1 **C.** 2 **D.** 3 **E.** 4

6. Convertissez 7,8 dm^3 en cL.
A. 78 **B.** 780 **C.** 7 800 **D.** 0,78 **E.** 0,078

7. À combien de secondes correspondent 3 h 12 min ?
A. 11 520 **B.** 192 **C.** 10 812 **D.** 11 508 **E.** 10 712

8. Si dans une pâtisserie, 3 gâteaux individuels identiques coûtent 11,40 €, quel est le prix de 5 de ces gâteaux ?
A. 19 € **B.** 18,20 € **C.** 17 € **D.** 14,40 € **E.** 13,80 €

9. Combien valent les trois quarts de 30 ?
A. 20 **B.** 20,5 **C.** 21 **D.** 22 **E.** 22,5

10. 93 personnes sur 240 candidats ont été admises à l'examen d'entrée dans une école de commerce. Quel pourcentage des candidats représentent les personnes admises ?
A. 33 % **B.** 36,75 % **C.** 38,75 % **D.** 39,25 % **E.** 39,5 %

Corrigé

❶ **D (fiche leçon 1)** : le chiffre des centièmes est inférieur à 5, on choisit la valeur approchée par défaut.

❷ **D (fiche leçon 2)** : 4,8 + 7,9 + 5,3 = 18 et 6 + 3,8 + 8,2 = 18

❸ **C (fiche leçon 3)** : 125,50 - 79,80 = 45,70 €

❹ **D (fiche leçon 4)** : 23,5 x 1,4 = 32,90 €

❺ **E (fiche leçon 5)** : 152 ÷ 6 = 25 et reste 2 puis 6 - 2 = 4 œufs

❻ **B (fiche leçon 6)**

❼ **A (fiche leçon 7)** : 3 h 12 min = 3 x 3 600 s + 12 x 60 s = 10 800 s + 720 s = 11 520 s

❽ **A (fiche leçon 8)** : 5 x 11,40 = 57 puis 57 ÷ 3 = 19 €

❾ **E (fiche leçon 9)** : 30 ÷ 4 = 7,5 puis 7,5 x 3 = 22,5

❿ **C (fiche leçon 10)** : 93 x 100 = 9 300 puis 9 300 ÷ 240 = 930 ÷ 24 = 38,75.

S'entraîner avec des sujets blancs corrigés

Dans un premier temps, vous pouvez vous mettre en conditions d'examen avec 5 sujets blancs. Le nombre de questions est variable (de 3 à 6) et dans le sujet 5, une question plus atypique concerne la notion de vitesse. Dans un deuxième temps, vous pouvez vous entraîner avec 2 sujets d'annales. Une proposition d'organisation et un corrigé détaillé sont donnés pour chaque sujet.

Consignes : les brouillons et la calculatrice ne sont pas acceptés. Utiliser une encre bleue ou noire.

SUJET 1

Sous-épreuve de calculs simples notée sur 10 points

DURÉE : 30 MINUTES

❶ Effectuez les opérations suivantes (2 points) :

- 2 224,75 + 3 572,46 =
- 999 − 88,70 =
- 635 ÷ 6 =
- 2 448,25 × 7 =

❷ Sur une boîte de 300 g de céréales que vous achetez habituellement, 20 % supplémentaires sont offerts aujourd'hui. Quelle est la quantité réelle de céréales achetées ce jour ? (2 points)

❸ Convertissez (1 point) :

355 dag = ... mg

37 min = ... s

❹ Effectuez les opérations suivantes (1 point) :

- 100 575 + 372 =
- 3 456 − 26 =
- 17 376 × 9 =
- 10,75 ÷ 5 =

❺ Le salaire brut d'un aide-soignant est en moyenne de 1 425 € par mois. Le total des retenues est de 213,75 €.

a. Quel pourcentage du salaire brut représentent les retenues ?

b. Calculez le salaire net perçu par cet aide-soignant. (3 points)

❻ Convertissez (1 point) :

72,3 cm^3 = ... L

309 cg = ... mg

Comment aborder le sujet ?

Le sujet comporte de nombreuses questions et également de nombreux calculs à effectuer. Les deux problèmes concernent les pourcentages et comptent pour la moitié des points.

Commencez avec les conversions des questions 3 et 6, qui peuvent se faire très rapidement. Poursuivez avec les problèmes des questions 2 et 5 qui rapportent beaucoup de points et terminez par les opérations des questions 1 et 4. Prévoyez quelques minutes pour vérifier vos calculs.

Proposition d'organisation

Ordre	Questions	Notions abordées	Durée conseillée
1	Découverte du sujet et organisation		2 min
2	Questions n° 3 et n° 6	Conversions des unités de masse, temps et volume	4 min
3	Questions n° 2 et n° 5	Appliquer et déterminer un pourcentage	9 min
4	Questions n° 1 et n° 4	Les 4 opérations	10 min
5	Relecture de la copie		5 min

Corrigé

❶ Voir fiches leçons 2, 3, 4 et 5

$$\begin{array}{cccccc} & & & ① & ① & \\ & 2 & 2 & 2 & 4, & 7 & 5 \\ + & 3 & 5 & 7 & 2, & 4 & 6 \\ \hline & 5 & 7 & 9 & 7, & 2 & 1 \end{array}$$

2 224,75 + 3 572,46 = 5797,21

$$\begin{array}{ccccc} & 9 & 9 & 9, & {}_{1}0 \\ - & & 8 & 8_{+1}, & 7 \\ \hline & 9 & 1 & 0, & 3 \end{array}$$

999 - 88,70 = 910,3

	6	3	5				6
-	6						1 0 5, 8 3
	0	3					
	-	0					
		3	5				
	-	3	0				
			5	0			
		-	4	8			
				2	0		
			-	1	8		
					2		

635 ÷ 6 = 105,83

		③	③	⑤	①	③
		2	4	4	8,	2	5
×							7
	1	7	1	3	7,	7	5

2 448,25 × 7 = 17 137,75

❷ Voir fiche leçon 10

On veut ajouter 20 % à 300.

20 % de 300 = $\frac{20}{100}$ × 300 = $\frac{6\,000}{100}$ = 6 000 ÷ 100 = 60

60 g représentent 20 % de 300 g.

300 + 60 = 360

Aujourd'hui la boîte contient 360 g de céréales.

❸ Voir fiches leçons 6 et 7

Unités de masse	kg	hg	dag	g	dg	cg	mg
	3	5	5				
	3	5	5	0	0	0	0

355 dag = 3 550 000 mg

37 min = 37 × 60 s = 2 220 s

❹ Voir fiches leçons 2, 3, 4 et 5

				①		
	1	0	0	5	7	5
+				3	7	2
	1	0	0	9	4	7

100 575 + 372 = 100 947

	3	4	5	6
-			2	6
	3	4	3	0

3 456 - 26 = 3 430

		⑥	③	⑥	⑤	
		1	7	3	7	6
×						9
	1	5	6	3	8	4

17 376 × 9 = 156 384

	1	0,	7	5	5		
-	1	0			2,	1	5
		0	7				
	-		5				
			2	5			
		-	2	5			
				0			

10,75 ÷ 5 = 2,15

❺ Voir fiche leçon 10

a. On utilise un produit en croix, sachant que le salaire brut correspond à 100 %.

213,75 € ⟶ ?

1 425 € ⟶ 100 %

$$\frac{213{,}75 \times 100}{1\,425} = \frac{21\,375}{1\,425} = 15$$

Les retenues représentent 15 % du salaire brut.

b. Le salaire net correspond au salaire brut moins les retenues.

1 425 - 213,75 = 1 211,25

Le salaire net de l'aide-soignant est de 1 211,25 €.

❻ Voir fiche leçon 6

Unités de volume	km^3			hm^3			dam^3			m^3			dm^3			cm^3			mm^3		
Unités de capacité												kL	hL	daL	L	dL	cL	mL			
																	7	2,	3		
															0,	0	7	2	3		

72,3 cm^3 = 0,0723 L

Unités de masse	kg	hg	dag	g	dg	cg	mg
				3	0	9	
				3	0	9	**0**

309 cg = 3 090 mg

SUJET 2

Sous-épreuve de calculs simples notée sur 10 points

DURÉE : 30 MINUTES

❶ Effectuez les opérations suivantes en les posant (4 points) :

- 752 × 46
- 346 ÷ 8

❷ Effectuez les conversions suivantes (3 points) :

- 36,3 m en cm
- 0,5 dm^3 en cm^3
- 4 h 25 min en s

❸ Dans une crèche, 5 enfants sur 37 sont malades. Quel est le pourcentage d'enfants malades (donner l'arrondi du pourcentage au dixième près) ? (3 points)

Comment aborder le sujet ?

Ce sujet n'est pas long et il n'y a aucun piège. Vous avez le temps de vous relire et de vérifier vos calculs. Visez les 10 points. Vous pouvez effectuer les questions dans l'ordre donné.

Proposition d'organisation

Ordre	Questions	Notions abordées	Durée conseillée
1	Découverte du sujet et organisation		2 min
2	Question n° 1	La multiplication et la division	7 min
3	Question n° 2	Conversion des unités de mesure et de temps	6 min
4	Question n° 3	Déterminer un pourcentage. Arrondir un nombre	7 min
5	Relecture de la copie		8 min

Corrigé

❶ Voir fiches leçon 4 et 5

Comme indiqué dans la question, posez vos opérations sur votre copie.

```
      ②
      ③ ①
      7 5 2
  ×     4 6
  ---------
    4 5 1 2
+ 3 0 0 8 0
-----------
  3 4 5 9 2
```

752 x 46 = 34 592

```
3 4 6    | 8
  2 6    |------
    2 0  | 43,25
      4 0|
      0  |
```

346 ÷ 8 = 43,25

❷ Voir fiches leçon 6 et 7

Longueur	km	hm	dam	m	dm	cm	mm
			3	6,	3		
			3	6	3	**0**	

36,3 m = 3 630 cm

Unités de volume	km³			hm³			dam³			m³			dm³			cm³			mm³		
															0,	5					
															0	5	**0**	**0**			

$0{,}5\ dm^3 = 500\ cm^3$

4 h 25 min = 4 × 3 600 s + 25 × 60 s = 14 400 s + 1 500 = 15 900 s.

❸ Voir fiches leçon 1 et 10

Le nombre d'enfants malades représente la valeur de la part et le nombre d'enfants de la crèche représente la valeur totale.

$$\text{Pourcentage} = \frac{\text{Valeur de la part}}{\text{Valeur totale}} \times 100 = \frac{5}{37} \times 100 = 500 \div 37 \approx 13{,}51.$$

Les enfants malades représentent 13,5 % des enfants (valeur arrondie au dixième près).

SUJET 3

Sous-épreuve de calculs simples notée sur 10 points

DURÉE : 30 MINUTES

❶ Un t-shirt coûtant 21 € est soldé, on baisse son prix de 30 %. Quel est son nouveau prix ? (2 points)

❷ Effectuez les opérations suivantes (6 points) :

- $4{,}6 + 12{,}42 =$
- $675{,}2 - 358{,}4 =$
- $46{,}3 \times 8{,}5 =$
- $\frac{4}{7} \times 35 =$

❸ Remplacez les pointillés par la valeur qui convient (2 points) :

8,2 cL = ... L

9 dm^2 = ... cm^2

Comment aborder le sujet ?

Commencez avec la question n° 2 qui rapporte la majorité des points et prenez le temps de vérifier vos calculs. Attention, le dernier calcul concerne la fraction d'une quantité. Les solutions sur les conversions sont rapides à trouver.

Proposition d'organisation

Ordre	Questions	Notions abordées	Durée conseillée
1	Découverte du sujet et organisation		2 min
2	Question n° 2	Les 4 opérations	13 min
3	Question n° 3	Conversion des unités de mesure	5 min
4	Question n° 1	Réduction avec un pourcentage	5 min
5	Relecture de la copie		5 min

Corrigé

❶ Voir fiche leçon 10

Dans cette proposition de correction, on utilise la méthode du produit en croix, mais vous pouvez également calculer le montant de la remise et le soustraire à la valeur initiale.

CONSEIL DU FORMATEUR

La valeur initiale représente toujours 100 %.

	Valeur	Pourcentage
Valeur initiale = prix du t-shirt avant la réduction	21	100
Valeur finale = prix du t-shirt après la réduction	?	100 – 30 = 70

21 × 70 = 1 470

1 470 ÷ 100 = 14,70

Le prix du tee-shirt soldé est de 14,70 €.

❷ Voir fiches leçon 2, 3, 4 et 9

$$\begin{array}{rrrr} & \textcircled{1} & & \\ 1 & 2, & 4 & 2 \\ + & 4, & 6 & \\ \hline 1 & 7, & 0 & 2 \end{array}$$

12,42 + 4,6 = 17,02

$$\begin{array}{rrrr} 6 & 7 & {}_{1}5, & {}_{1}2 \\ - & 3 & 5_{+1} & 8_{+1}, & 4 \\ \hline 3 & 1 & 6, & 8 \end{array}$$

675,2 - 358,4 = 316,8

$$\begin{array}{rrrrr} & & \textcircled{5} & \textcircled{2} & \\ & & \textcircled{3} & \textcircled{1} & \\ & & 4 & 6, & 3 \\ & \times & & 8, & 5 \\ \hline & 2 & 3 & 1 & 5 \\ + & 3 & 7 & 0 & 4 & 0 \\ \hline & 3 & 9 & 3, & 5 & 5 \end{array}$$

46,3 x 8,5 = 393,55

$$\frac{4}{7} \times 35 = \frac{4 \times 35}{7} = \frac{4 \times \cancel{7} \times 5}{\cancel{7}} = 4 \times 5 = 20$$

❸ Voir fiche leçon 6

Capacité	kL	hL	daL	L	dL	cL	mL
						8,	2
				0,	**0**	8	2

8,2 cL = 0,082 L

Unités d'aire	km^2		hm^2		dam^2		m^2		dm^2		cm^2		mm^2	
										9				
										9	0	0		

9 dm^2 = 900 cm^2

SUJET 4

Sous-épreuve de calculs simples notée sur 10 points

DURÉE : 30 MINUTES

❶ Effectuez les conversions suivantes (2 points) :

- 54 g en kg
- 9,1 dm^3 en cL

❷ Lucie a besoin de 420 grammes de fraises pour faire 3 tartes. Combien de grammes de fraises a-t-elle besoin pour 5 tartes ? (2 points)

❸ Effectuez les opérations suivantes en les posant (3 points) :

- 725,2 - 328,5
- 65,39 ÷ 1,3

❹ Léo possède 45 billes. Pendant la récréation, il joue avec ses camarades et en perd les deux cinquièmes. Combien de billes reste-t-il à Léo à la fin de la récréation ? (3 points)

Comment aborder le sujet ?

La difficulté de ce sujet est liée à un plus grand nombre de questions dont deux sont des problèmes. Commencez par les conversions et les opérations qui nécessitent moins de réflexion. Soyez clair dans la rédaction de vos réponses.

Proposition d'organisation

Ordre	Questions	Notions abordées	Durée conseillée
1	Découverte du sujet et organisation		2 min
2	Question n° 1	Conversion des unités de mesure	5 min
3	Question n° 3	Soustraction et division	5 min
4	Question n° 2	Proportionnalité et produit en croix	6 min
5	Question n° 4	Fraction	7 min
6	Relecture de la copie		5 min

Corrigé

❶ Voir fiche leçon 6

Masse	kg	hg	dag	g	dg	cg	mg
			5	4			
	0,	0	5	4			

54 g = 0,054 kg

Unités de volume	km^3			hm^3			dam^3			m^3			dm^3			cm^3			mm^3		
Unités de capacité												kL	hL	daL	L	dL	cL	mL			
															9,	1					
															9	1	0				

9,1 dm^3 = 910 cL

❷ Voir fiche leçon 8

Le poids des fraises est proportionnel au nombre de tartes, on peut utiliser un produit en croix pour calculer la valeur manquante.

Quantité de fraises (en g)	420	?
Nombre de tartes	3	5

420 × 5 = 2 100

2 100 ÷ 3 = 700

Pour faire 5 tartes, il faut 700 g de fraises.

❸ Voir fiches leçon 3 et 5

Comme indiqué dans la question, posez vos opérations sur votre copie.

$$\begin{array}{rrrr} 7 & {}_{1}2 & {}_{1}5, & {}_{1}2 \\ -\ 3_{+1} & 2_{+1} & 8_{+1}, & 5 \\ \hline 3 & 9 & 6, & 7 \end{array}$$

725,2 - 328,5 = 396,7

On multiplie le dividende et le diviseur par 10 pour enlever la virgule au diviseur.

On pose 653,9 ÷ 13.

$$\begin{array}{rrrr|l} 6 & 5 & 3, & 9 & 13 \\ \cline{5-5} & 0 & 3 & & 50,3 \\ & & 3 & 9 & \\ & & & 0 & \end{array}$$

65,39 ÷ 1,3 = 50,3

CONSEIL DU FORMATEUR

Lorsqu'on abaisse le chiffre 3 du dividende, on obtient un nombre inférieur au diviseur (03), on écrit donc 0 dans le quotient avant d'abaisser le chiffre suivant 9.

❹ Voir fiche leçon 9

CONSEIL DU FORMATEUR

Pour calculer le nombre de billes restantes, deux méthodes sont possibles. On calcule le nombre de billes perdues ($\frac{2}{5}$ de 45) que l'on soustrait à 45 ou on calcule directement le nombre de billes restantes, c'est à dire $\frac{3}{5}$ de 45.

Méthode 1 :

$\frac{2}{5}$ de 45 $= \frac{2 \times 45}{5} = \frac{2 \times \cancel{5} \times 9}{\cancel{5}} = 2 \times 9 = 18$.

Léo a perdu 18 billes.

$45 - 18 = 27$

Après la récréation, il reste 27 billes à Léo.

Méthode 2 :

$\frac{5}{5} - \frac{2}{5} = \frac{3}{5}$

Les billes restantes représentent les trois cinquièmes de 45.

$\frac{3}{5}$ de 45 $= \frac{3 \times 45}{5} = \frac{3 \times \cancel{5} \times 9}{\cancel{5}} = 3 \times 9 = 27$.

Après la récréation, il reste 27 billes à Léo.

SUJET 5

Sous-épreuve de calculs simples notée sur 10 points

DURÉE : 30 MINUTES

❶ Lors de son footing, Stéphane a parcouru 10 km en 48 min. Quelle est sa vitesse moyenne en km/h ? (2 points)

❷ Dans un paquet contenant 20 bonbons, 30 % sont à la réglisse. Combien de bonbons sont à la réglisse ? (2 points)

❸ Un train est parti de la gare de Marseille à 7 h 49 min et il est arrivé à Paris à 11 h 15 min. Quelle est la durée du trajet ? (2 points)

❹ Remplacez les pointillés par la valeur qui convient (2 points) :

- 8,2 ha = ... m^2
- 24 mm^3 = ... mL

❺ Effectuez les opérations suivantes (2 points) :

- 5,9 × 78,2
- 1 277,1 ÷ 27

Comment aborder le sujet ?

Ce sujet est un peu plus compliqué car le nombre de questions est plus important que les autres sujets et il y a trois problèmes à résoudre dont un avec une question atypique (sur la vitesse). Faites rapidement les conversions et les opérations pour garder le plus de temps possible pour les problèmes.

Proposition d'organisation

Ordre	Questions	Notions	Durée conseillée
1	Découverte du sujet et organisation		2 min
2	Question n° 4	Conversion des unités de mesure	4 min
3	Question n° 5	Multiplication et division	5 min
4	Question n° 2	Pourcentage d'une quantité	5 min
5	Question n° 3	Les unités de temps	5 min
6	Question n° 1	La vitesse	5 min
7	Relecture de la copie		4 min

Corrigé

❶ Voir fiche leçon 7

Pour calculer une vitesse, on peut utiliser la formule suivante : vitesse = $\frac{\text{Distance parcourue}}{\text{Temps mis}}$

Pour obtenir des km/h, la distance parcourue doit être en kilomètres et le temps mis doit être en heures.

48 min = 48 ÷ 60 h = 0,8 h

Donc vitesse = $\frac{10 \text{ km}}{0{,}8 \text{ h}}$ = 10 ÷ 0,8 km/h = 12,5 km/h.

La vitesse moyenne de Stéphane est de 12,5 km/h.

❷ Voir fiche leçon 10

Il faut calculer 30 % de 20 soit $\frac{30}{100} \times 20 = \frac{600}{100}$ = 600 ÷ 100 = 6.

Dans le paquet il y a 6 bonbons à la réglisse.

❸ Voir fiche leçon 7

Pour calculer la durée du trajet, il faut calculer la différence entre les deux heures données.

10 h	75 min
~~11 h~~	~~15~~ min
- 7 h	49 min
3 h	26 min

11h 15 min - 7 h 49 min = 3 h 26 min.

Le train met 3 h 26 min pour effectuer le trajet Marseille-Paris.

❹ Voir fiche leçon 6

Unités d'aire	km²		hm²		dam²		m²		dm²		cm²		mm²	
Unités agraires			ha		a		ca							
				8,	2									
				8	2	**0**	**0**	**0**						

8,2 ha = 82 000 m²

Unités de volume	km³			hm³			dam³			m³			dm³			cm³			mm³		
Unités de capacité												kL	hL	daL	L	dL	cL	mL			
																				2	4
																		0,	0	2	4

24 mm³ = 0,024 mL

❺ Voir fiches leçon 4 et 5

```
       ④ ①
       ⑦ ①
       7 8, 2
   ×      5, 9
   -----------
       7 0 3 8
 + 3 9 1 0 0
   -----------
   4 6 1, 3 8
```

78,2 × 5,9 = 461,38

On commence la division avec les trois premiers chiffres du dividende (127) pour avoir un nombre plus grand que le diviseur (27)

```
1 2 7 7, 1 | 27
           |-----
  1 9 7    | 47,3
      8 1  |
        0  |
```

1 277,1 ÷ 27 = 47,3

S'entraîner avec des annales corrigées

SUJET 1

Session 2020

DURÉE : 30 MINUTES

Questions

❶ Effectuez les opérations suivantes en les posant (votre réponse comprend la pose de chaque opération et le résultat). (6 points)

- 72,4 + 29,8
- 57 - 0,9
- 35,2 × 8,6
- 350 ÷ 28

❷ Une voiture consomme 8 litres d'essence pour parcourir 100 km. Calculez la consommation d'essence si elle roule pendant 280 km. Faites apparaître le raisonnement et le résultat. (3 points)

❸ Convertissez 2,53 litres en mL. Le tableau de conversion est attendu. (1 point)

Comment aborder le sujet ?

Le sujet n'est pas très compliqué, mais votre rédaction doit être précise. Les calculs, le tableau de conversion et le raisonnement doivent apparaître sur votre copie.
Commencez par la question n° 1 qui rapporte la majorité des points et vérifiez vos calculs.
Poursuivez avec la question n° 3 qui ne prendra pas beaucoup de temps.

Proposition d'organisation

Ordre	Questions	Notions abordées	Durée conseillée
1	Découverte du sujet et organisation		2 min
2	Question n° 1	Les 4 opérations	13 min
3	Question n° 3	Conversion des unités de capacité	3 min
4	Question n° 2	La proportionnalité	7 min
5	Relecture de la copie		5 min

Corrigé détaillé

❶ Voir fiches 2, 3, 4 et 5

Comme indiqué dans la question, posez vos opérations sur votre copie.

```
      ① ①
      7 2, 4
+     2 9, 8
-----------
    1 0 2, 2
```

$72{,}4 + 29{,}8 = 102{,}2$

```
   5  7, _1 0
-     0+1, 9
-----------
   5  6,  1
```

$57 - 0{,}9 = 56{,}1$

```
        ④ ①
        ③ ①
        3 5, 2
×          8, 6
---------------
      2 1 1 2
+   2 8 1 6 0
---------------
    3 0 2, 7 2
```

$35{,}2 \times 8{,}6 = 302{,}72$

```
   3 5 0    | 28
 - 2 8      |------
 -----      | 12,5
     7 0    |
   - 5 6    |
   -----    |
     1 4 0  |
   - 1 4 0  |
   -------  |
         0  |
```

$350 \div 28 = 12{,}5$

❷ Voir fiche 8

La consommation d'essence et la distance parcourue par la voiture sont deux grandeurs proportionnelles. Pour calculer la valeur manquante, on peut utiliser un produit en croix.

Consommation (en L)	8	?
Distance parcourue (en km)	100	280

On multiplie les deux valeurs connues sur la même diagonale : $280 \times 8 = 2\,240$.
On divise le résultat par la troisième valeur connue : $2\,240 \div 100 = 22{,}4$
La voiture consommerait 22,4 litres d'essence si elle devait parcourir 280 km.

❸ Voir fiche 6

Capacité	kL	hL	daL	L	dL	cL	mL
				2,	5	3	
				2	5	3	0

2,53 L = 2 530 mL

SUJET 2

Session 2019

DURÉE : 30 MINUTES

Questions

❶ Effectuez les opérations suivantes en les posant (6 points) :

- 46,30 + 12,80
- 75 - 66,90
- 29,52 × 6,70
- 778 ÷ 56

❷ Un fromage de 160 g contient 40 g de matières grasses. Calculez le pourcentage de matières grasses de ce fromage. (2 points)

❸ Dans les expressions suivantes, remplacez-les pointillés par la valeur qui convient (2 points) :

.... cL = 0,25 L 2,68 kg = ... cg

Comment aborder le sujet ?

Commencez avec la question n°1 qui rapporte la majorité des points et prenez le temps de vérifier vos calculs.

Proposition d'organisation

Ordre	Questions	Notions abordées	Durée conseillée
1	Découverte du sujet et organisation		2 min
2	Question n° 1	Les 4 opérations	13 min
3	Question n° 3	Conversion des unités de mesure	5 min
4	Question n° 2	Déterminer un pourcentage	5 min
5	Relecture de la copie		5 min

Corrigé détaillé

❶ **Voir fiches leçon 1, 2, 3, 4 et 5.**

Comme indiqué dans la question, posez vos opérations sur votre copie.

```
   4 6, 3 0
+  1 2, 8 0
-----------
   5 9, 1 0
```

46,30 + 12,80 = 59,10

Pour faciliter les calculs, on peut remplacer 75 par 75,00

$$\begin{array}{rrrr} 7 & 5, & {}_{1}0 & 0 \\ - \; {}_{+1}6 & {}_{+1}6, & 9 & 0 \\ \hline 0 & 8, & 1 & 0 \end{array}$$

75 - 66,90 = 8,10

$$\begin{array}{rrrrrr} & & ⑤ & ③ & ① & \\ & & ⑥ & ③ & ① & \\ & & 2 & 9, & 5 & 2 \\ & \times & & 6, & 7 & \\ \hline & & 2 & 0 & 6 & 6 & 4 \\ + & 1 & 7 & 7 & 1 & 2 & 0 \\ \hline & 1 & 9 & 7, & 7 & 8 & 4 \end{array}$$

29,52 × 6,7 = 197,784

$$\begin{array}{llllll|l} 7 & 7 & 8 & & & & 56 \\ \cline{7-7} 2 & 1 & 8 & & & & 13{,}892 \\ & 5 & 0 & 0 & & & \\ & & 5 & 2 & 0 & & \\ & & & 1 & 6 & 0 & \\ & & & & 4 & 8 & \end{array}$$

Cette division ne se termine pas, et il n'est pas précisé à quel chiffre arrondir le quotient.
On peut choisir de donner une valeur approchée au centième près, qui est une valeur assez précise.

778 ÷ 56 ≈ 13,89

❷ Voir fiche leçon 10

Le poids des matières grasses représente la valeur de la part et le poids du fromage représente la valeur totale.

$$\text{Pourcentage} = \frac{\text{Valeur de la part}}{\text{Valeur totale}} \times 100 = \frac{40}{160} \times 100 = \frac{1 \times \cancel{40}}{4 \times \cancel{40}} \times 100 = 100 \div 4 = 25$$

Les matières grasses représentent 25 % du fromage.

❸ Voir fiche leçon 6

Capacité	kL	hL	daL	L	dL	cL	mL
					2	5	
				0,	2	5	

25 cL = 0,25 L

Masse	kg	hg	dag	g	dg	cg	mg
	2,	6	8				
	2	6	8	0	0	0	

2,68 kg = 268 000 cg

PARTIE 3

Réussir l'épreuve orale : l'expérience professionnelle

Présentation de l'épreuve

L'épreuve orale dure 20 min, elle est notée sur 20 points. Il s'agit d'un entretien avec un jury : un exposé suivi d'un temps d'échange sur un thème sanitaire ou social, et une discussion sur vos motivations et votre projet professionnel.

Vous aurez au préalable envoyé lors de l'inscription votre dossier complet avec votre pièce d'identité, vos photocopies de diplôme, les attestations de vos employeurs, vos attestations de formation continue, votre CV et votre lettre de motivation. Le jury connaîtra donc votre dossier au moment de l'épreuve orale.

1. Quand ?

Vous recevrez une convocation sur laquelle seront notifiés le jour et l'heure.

CONSEILS DU FORMATEUR

• La date de cette épreuve est généralement notée sur le dossier d'inscription, il faudra vous organiser pour vous rendre disponible à ces dates. De façon générale, les instituts de formation n'acceptent pas de décaler cet entretien,

• N'hésitez pas à contacter l'IFSI si vous n'avez pas reçu votre convocation (environ une semaine avant la date de début des entretiens de sélection).

2. Quelles sont les grandes étapes ?

Dès votre entrée dans la salle, le jury se présentera et vous expliquera le déroulement de l'épreuve : tout d'abord la présentation de votre parcours, les raisons de votre choix de projet de formation, puis un échange avec des questions du jury.

FOCUS ORAL

Le jury, ayant lu votre CV et votre lettre de motivation lors de la remise du dossier, attend de vous une reformulation de ce que vous avez écrit dans ces documents.
Nous vous conseillons, non pas de réciter votre lettre de motivation, mais d'ajouter des éléments nouveaux (entre la rédaction de votre lettre de motivation et l'oral, du temps est passé, et vous pouvez avoir d'autres arguments qui prouvent votre motivation). Les nouveautés prouvent aux examinateurs que vous avez continué à réfléchir à votre projet et montre votre motivation.
Cette épreuve doit être préparée en amont. Vous pouvez apporter un support écrit de votre présentation, où seront notés les éléments essentiels. L'essentiel, pour « accrocher » le jury, est de montrer que tout ce que vous avez écrit dans votre lettre de motivation vous correspond, c'est pourquoi il ne faudra pas réciter.
Le jury sera amené à vous poser des questions sur votre parcours (pour avoir des éléments de compréhension supplémentaires) et sur les raisons qui ont motivé votre choix.
Pas de panique, si après relecture à postériori de votre lettre, vous pensez que vos motivations ne sont pas assez explicites, l'entretien va vous permettre d'y remédier.
Ne vous fiez pas au nombre de questions posées lors de l'entretien. Si elles sont nombreuses, soit le jury veut en savoir plus sur vous, soit certains points ne sont pas assez précis. S'il n'y en pas beaucoup, c'est peut-être que vous avez réussi à le convaincre.
Certains jurys vont vous mettre à l'aise dès le départ en vous souriant par exemple, d'autres ne montreront aucun signe (positif ou négatif dans leurs expressions) mais ce n'est pas pour cela que votre entretien s'est bien ou mal déroulé.
D'autres, au contraire, vont essayer de vous déstabiliser pendant l'entretien (ils ne vous regardent pas, ils manipulent leur téléphone portable, ils dessinent sur la feuille réservée à leur prise de notes...) Surtout, essayez de ne pas montrer votre énervement, que ce soit de façon verbale ou non-verbale.
Partez du principe que vous allez échanger avec des professionnels de santé qui ont pour objectif de recruter de futurs étudiants en soins infirmiers.

3. Quelle est la durée de l'épreuve ?

Elle dure environ 20 minutes.

4. Quelle est la composition du jury ?

Le jury est composé de deux personnes : un représentant de l'institut de formation (directrice, cadre formateur), et un professionnel de terrain (cadre de santé, tuteur de stage).

5. Comment vais-je être évalué et sur quels critères ?

Cette épreuve ne vise pas à vérifier le niveau et les prérequis nécessaires à l'entrée en formation (c'est le cas des épreuves écrites) mais :

- De vérifier que vous avez l'aptitude et l'appétence pour la profession,
- De repérer d'éventuelles incompatibilités à l'exercice de la profession (par exemple : gestion de vos émotions, état de santé physique ou psychologique),
- D'évaluer votre potentiel d'évolution personnelle ou professionnelle,
- De s'assurer que vous vous inscrivez dans le projet pédagogique de l'établissement (partage des valeurs par exemple).

L'objectif du jury est de recruter des personnes motivées, capables de suivre la formation, et non le futur infirmier que vous allez devenir.

Lors de cet entretien, le jury n'est pas là pour vous mettre en difficulté. De façon générale, les **questions considérées comme « pièges » sont souvent consécutives à vos propos ou à votre attitude**. Le jury peut avoir besoin de plus de précisions pour vous évaluer objectivement. Si par exemple, vous avez une attitude de repli ou qu'il sent qu'une question vous gêne, il sera tenté d'aller plus loin.

Si vous n'arrivez pas à gérer vos émotions quand vous expliquez les raisons de votre projet, il vous questionnera davantage sur votre choix (par exemple, il ne faut pas que votre projet soit en lien avec une expérience douloureuse pour vous, le jury pourrait penser que vous avez envie de « réparer » quelque chose).

Le jury, pour vous évaluer, s'appuie **sur une grille d'entretien avec des critères spécifiques.**

Cette grille est établie par les ARS (agence régionale de santé) et permet d'évaluer l'adéquation entre votre profil et le profil du candidat recherché. Elle permet aux examinateurs d'être les plus objectifs possible.

Les capacités attendues selon la grille de l'ARS :

Grille des critères de l'ARS	Capacités attendues
Votre dossier	Il doit être complet et soigné, l'orthographe, la syntaxe et la grammaire doivent être respectées, la lettre de motivation démontre votre intérêt pour la formation et est en lien avec le parcours professionnel.
Présentation du parcours et montrer la cohérence avec le projet de formation IDE	Le projet est construit et réalisable, il mobilise et valorise les expériences, fait le lien avec les expériences et le projet de formation.
Motivation-Intérêt : connaissance du métier	Repère les champs d'activité de l'IDE (lieux d'exercice, activités…).
Connaissance de la formation	Le principe d'alternance cours/stage, l'investissement dans le travail personnel, la réalisation des stages avec les exigences d'horaire, les contenus de la formation (identifier des matières qui vous intéressent le plus, celles qui vous interpellent).
Connaissance des sujets de santé publique	Capacité à citer des grands sujets de santé publique, en expliquer les enjeux. Vous devez être capable d'identifier les problèmes de santé publique en France à la période de votre entretien mais aussi ceux qui sont pour vous les plus importants et qui vous tiennent à cœur.
Qualités relationnelles – qualités de communication avec le jury	Attitude adaptée à la situation d'entretien (sens de l'écoute), propos cohérents avec la situation, vocabulaire adapté, aisance verbale, accepte la controverse, capacité à se remettre en cause, tient une discussion en langue française (niveau B2).

Réfléchir à son projet en amont

1. Comment s'est construit votre projet de formation ?

Les motivations peuvent être diverses : il peut s'agir d'une réflexion qui date de plusieurs années, d'un projet de jeune adulte qui n'a pu se réaliser, ou tout simplement un besoin d'évolution.

Avant d'entamer toutes les démarches pour votre inscription aux épreuves de sélection, il est important de chercher dans votre personnalité, ainsi que dans votre parcours personnel et professionnel, ce qui peut vous mettre en valeur. Vous devez montrer au jury que vous êtes la personne à sélectionner.

A. Pour les candidats AS/AP

Bien que ce projet soit évident pour vous, il va falloir convaincre le jury et pour cela nous vous incitons à vous poser quelques questions :

- Pourquoi voulez-vous **évoluer** dans le domaine de la santé ?
- Qu'est-ce qui fait qu'à ce jour, vous osiez « **franchir le pas** » alors que vous exercez depuis un certain nombre d'années ?
- Quel a été le **facteur déclenchant** ?
- Quelles **formations** avez-vous suivies ? Que vous ont-elles apporté ? Vous ont-elles donné l'envie d'aller plus loin ? D'apprendre de nouvelles connaissances ?
- Qu'attendez-vous de ce **nouveau métier** (en termes de responsabilité, développement de nouvelles compétences) ?
- Vos supérieurs hiérarchiques vous encouragent-ils ?

Comme nous le verrons par la suite, il ne suffira pas de dire au jury « *Je veux évoluer* », il faudra **argumenter ce choix** et surtout lui prouver que vous avez les capacités pour suivre la formation.

B. Pour les candidats en reconversion professionnelle

Cette réflexion en amont est d'autant plus importante, car il va falloir convaincre le jury que ce choix d'orientation n'est pas un hasard, et qu'il est mûrement réfléchi. Voici quelques questions pour vous aider à mener votre réflexion :

- Quelles sont les raisons qui vous motivent à changer de métier ?
- Pourquoi choisir ce métier et pourquoi maintenant ?

- Est-ce un projet récent ? Ancien ? Qu'est-ce qui fait que vous n'avez pas mis en place ce projet plus tôt ? Quelles en sont les raisons ?
- **Quel sens donnez-vous à ce choix de métier dans votre vie ?** Pourquoi ce choix plus particulièrement ? Est-ce que ce sont des situations dans votre vie personnelle qui vous ont orientées vers ce choix ? Qu'est-ce qui vous attire ? Qu'est-ce qui vous plaît le plus ? Qu'est-ce qui va vous satisfaire ?
- **Comment vous êtes-vous renseigné sur le métier et quels moyens avez-vous mis en place ?** Recherches, rencontre de professionnels, journées portes ouvertes.
- Quels liens faites-vous entre votre métier et celui envisagé ?
- **Quelles compétences pouvez-vous transférer de vos expériences antérieures au nouveau métier choisi ?** (relationnel, organisation)
- **Quelles sont les expériences en dehors de mon activité professionnelle qui peuvent être en lien avec mon futur métier ?** (bénévolat, engagement dans une association, secourisme, sport...) Pourquoi avoir choisi ces engagements ? Ces expériences vous ont-elles enrichi humainement ? Que vous ont-elles apporté ?
- **Réfléchissez et élaborez les axes de votre projet de formation** : qu'est-ce qui vous intéresse dans votre future profession ? Quel étudiant voulez-vous devenir ? (votre rapport aux autres, que pouvez-vous leur apporter ?)
- **Interrogez-vous sur votre connaissance de la formation** : que savez-vous du contenu de la formation et de son déroulement ? Avez-vous pensé à votre organisation pour les années de formation ? Quelles seront vos méthodes de travail ? Comment envisagez-vous la reprise des études ? Quels moyens allez-vous mettre en œuvre pour la rentrée en formation ? (remise à niveau pour certaines matières ?)
- **Identifiez ce qui est fondamental pour vous** : les valeurs que vous défendez, valeurs personnelles mais aussi en tant que futur professionnel de santé ou que professionnel actuel.
- **Interrogez-vous sur vos qualités** et avant tout sur celles qui sont indispensables à votre projet de formation et par la suite à l'exercice de la profession.
- **N'hésitez pas à demander à vos proches, votre entourage ou à des personnes qui vous connaissent moins de faire une description de vous la plus honnête possible.** Ensuite, échangez avec eux et demandez-leur d'argumenter leurs propos pour apprendre à mieux vous connaître (impression que vous donnez, ce qui se dégage de vous). Cela vous permettra de prendre du recul et peut-être de découvrir des aspects de votre personnalité que vous n'aviez pas envisagés.
- **Identifiez vos points faibles** : réfléchissez sur les moyens que vous pourriez mettre en œuvre pour les surmonter, ce qui montrera vos capacités de réflexion et de remise en cause.

2. Faites votre bilan personnel

Quelles sont vos qualités ? Vos défauts ? Quels sont vos traits de caractère qui selon vous correspondent à l'exercice de la profession d'infirmier(e) ?

D'après la liste ci-dessous, citez trois adjectifs qui résument le mieux votre personnalité, n'oubliez pas de citer des exemples :

D'après la liste ci-dessous, notez trois traits de caractère qui sont d'après vous, vos principales faiblesses, n'oubliez pas de citer des exemples :

Remplissez le tableau suivant en vous notant selon un degré plus ou moins important pour chaque adjectif. Une fois le tableau rempli, nous vous invitons à relire les qualités d'infirmier (p. 29) pour vérifier l'adéquation entre votre profil et les qualités nécessaires pour suivre cette voie.

Définitions	Beaucoup	Un peu	Pas du tout
Altruiste			
Attentif			
Autoritaire			
Calme			
Communicatif			
Coopératif			
Créatif			
Curieux			
Disponible			
Dynamique			
Exigeant			
Fiable			
Flexible			
Individualiste			
Meneur			
Négociateur			
Organisé			
Patient			
Pédagogue			
Persévérant			
Ponctuel			
Responsable			
Rigoureux			
Sociable			

Savoir rédiger un curriculum vitae et une lettre de motivation

La lettre de motivation et le CV font partie du dossier d'inscription, et sont nécessaires lors de votre présentation devant le jury d'entretien.

Le jury de sélection va consulter ces deux pièces pour comprendre votre parcours et en quoi votre besoin de formation est compatible avec les objectifs pédagogiques de l'institut. Elles doivent inciter le jury à vouloir en savoir plus sur vous, à examiner votre dossier de plus près.

Elles permettent au recruteur de confronter votre profil, vos objectifs personnels, professionnels et votre projet de formation.

Ils doivent être complémentaires.

ATTENTION

CV et lettre de motivation sont nécessaires pour votre inscription à l'épreuve de sélection. Ils constituent des pièces indispensables pour valider votre dossier. Les personnes responsables des inscriptions ne font pas une première sélection de dossiers. Tous les dossiers, à partir du moment où ils sont conformes, sont traités et font l'objet de convocations envoyées aux candidats.
Tous les candidats seront vus par les jurys, ils s'appuieront sur votre dossier au moment de l'épreuve d'entretien oral.
Le jury portera un jugement sur le fond et sur la forme.

1. Le *curriculum vitae*

A. Définition

La traduction du mot *curriculum vitae* est « déroulement de vie ». C'est un ensemble d'indications concernant votre état civil, vos expériences professionnelles, vos formations.

La rédaction d'un *curriculum vitae* peut s'avérer difficile, car cela demande **un esprit de synthèse et requiert une attention particulière**. Il doit répondre à certaines conventions incontournables, mais il est difficile de vous donner un modèle type.

Le but n'est pas de faire un copier/coller mais de rédiger **un document qui vous correspond, qui vous ressemble et qui permettra au jury de mieux cerner votre profil.**

Il doit mettre en avant **votre parcours professionnel, vos engagements et vos valeurs.**

Il doit vous permettre de vous **différencier des autres candidats.**

B. Les rubriques du CV

Coordonnées

....

....

Statut

....

Date(s) – Formation(s) et diplôme(s)

....

....

....

Date(s) – Expérience(s) professionnelle(s)

....

....

....

....

....

....

Loisirs – Centres d'intérêt

....

....

■ **Vos coordonnées** : État civil (nom et prénom), âge ou date de naissance, adresse postale, adresse mail et numéro de téléphone personnel.

■ **Votre photo** éventuellement.

■ **Votre statut actuel** : aide-soignante, secrétaire administratif, etc.

■ **Votre formation** initiale et vos diplômes, ainsi que les lieux et dates d'obtention : BAFA, PSC1, formations suivies, etc. Ajoutez également les langues étrangères parlées et/ou écrites et le niveau de maîtrise (parlé, lu, écrit, bilingue par exemple) ainsi que les compétences en informatique (Word, Excel, etc.).

■ **Vos expériences professionnelles** (durée, lieu, nature du poste occupé). Il est important de détailler chaque expérience et de préciser les compétences que vous avez acquises (celles en lien avec votre futur projet de formation plus particulièrement).

■ **Vos loisirs et vos centres d'intérêt.** Essayez d'être original ! Aimer le cinéma, oui, mais allez plus loin en identifiant quels types de films vous aimez. En ce qui concerne la pratique d'un sport : mettez en avant ce que cela vous apporte (dépassement de soi, notion d'équipe...).
À vous !

C. Les conseils pour le CV

■ **Rédigez-le sur une seule page** pour éviter d'apporter trop d'informations au jury.

■ **Soignez la présentation** : orthographe, vocabulaire.

■ **N'hésitez pas à le faire relire par votre entourage** (repérage des fautes, est-il représentatif de votre parcours ?...) et acceptez la critique pour le faire évoluer.

■ **Classez votre parcours par ordre décroissant, en partant de l'expérience la plus récente.**

■ Vous pouvez vous démarquer en **faisant preuve d'originalité mais sans trop d'extravagance**.

■ Évitez de mettre un titre « CV », **préférez un intitulé personnalisé : «** ***Votre nom*** **suivi de** ***votre projet de formation*** **»**.

■ Il doit être dactylographié, en format A4. Nous vous conseillons de **choisir une police classique** pour qu'elle soit claire et lisible.

■ **Mettez en valeur vos compétences et vos expériences les plus pertinentes ainsi que les formations suivies** (le job d'été quand vous étiez adolescent ne doit figurer dans votre CV que s'il peut avoir un lien avec votre futur projet de formation),

■ **Faites preuve d'honnêteté**, car tout ce qui est mentionné peut faire l'objet de questions par le jury.

■ Si dans votre CV, vous avez des années **où aucune activité professionnelle n'est mentionnée**, le jury au moment de l'entretien est susceptible de vous poser des questions pour en connaître les raisons (congé parental par exemple). Ne cherchez pas à cacher certains événements de votre vie, le jury peut les comprendre si vous êtes sincère et honnête.

■ **Évitez les adresses mail « farfelues »** qui peuvent interpeler le jury, choisissez une adresse simple avec seulement votre nom et prénom.

ATTENTION

Le jour de l'entretien, le jury vous demandera de lui présenter votre CV et votre lettre de motivation. Ne les oubliez pas. Vous devez présenter des documents soignés, non froissés, non pliés. Cette rigueur sera une preuve de votre motivation et de votre rigueur pour le jury.

Voici un exemple de CV rédigé par une candidate en reconversion professionnelle qui est hôtesse d'accueil et standardiste en EHPAD. Elle l'a rédigé en s'appuyant sur ses domaines de compétences (n'ont été retenues par l'auteur que celles en lien avec un futur projet de formation).

Domaines de compétences :

<u>Accueil</u> :
• Recevoir, orienter la clientèle, les fournisseurs, les étudiants, les résidents et ambulanciers
• Informer les visiteurs

<u>Gestion</u> :
• Gérer l'accueil des urgences
• Gérer les entrées et sorties des résidents
• Gérer la documentation, mise en forme informatique (protocoles, procédures et modes opératoires)

<u>Administratif</u> :
• Saisir les sorties des résidents
• Envoyer des messages électroniques
• Traduire le courrier étranger
• Faire des commandes sur un logiciel informatique

Cette candidate a notifié le suivi de formations : la gestion des urgences en EHPAD (chutes, fausses routes, troubles respiratoires…) ; travailler en équipe et coopération interprofessionnelle en EHPAD, stage informatique.

Son parcours professionnel figurait bien dans le CV, ainsi que ses centres d'intérêts et ses compétences linguistiques.

En parallèle, sa lettre de motivation :

Actuellement agent d'accueil en EHPAD, je souhaiterais effectuer une reconversion professionnelle, je vous propose ma candidature pour une rentrée en formation infirmière à la rentrée prochaine.

Mon intérêt pour le métier infirmier s'est révélé et confirmé en échangeant avec les équipes paramédicales, les résidents, les familles et les étudiants en soins infirmiers.

La profession d'infirmière m'attire par son côté humain, relationnel et correspond à mes aspirations, mon caractère. Celle-ci répond à des valeurs morales : l'empathie, l'écoute, le souci d'autrui. Elle requiert également la connaissance en soins techniques.

Tout au long de mon parcours professionnel, j'ai pu développer des compétences relationnelles et organisationnelles qui pourront m'aider dans mon cursus de formation. En effet, il faut être à l'écoute, patient et s'adapter à chaque personne. Il faut savoir garder son sang-froid, être réactif, savoir travailler en équipe et être organisé.

Dynamique, motivée, ouverte aux autres je pense avoir les qualités nécessaires pour faire une bonne soignante. J'ai un désir profond de réussir ce projet professionnel permettant ainsi mon épanouissement aussi bien sur le plan personnel que professionnel.

En espérant que ma candidature retiendra votre attention, je vous prie d'agréer Madame, Monsieur l'expression de mes salutations distinguées.

COMMENTAIRES DU FORMATEUR

- À la lecture du CV le jury a facilement identifié les compétences qui pouvaient être en lien avec le futur projet de formation.
- La lettre de motivation identifie les compétences, les qualités, les moyens mis en œuvre pour connaître le métier.
- Elle est complémentaire au CV.

2. La lettre de motivation

A. Définition

Motivation : « raisons, intérêts qui poussent quelqu'un dans son action – le fait pour quelqu'un d'être motivé à agir[1] ».

Il s'agit d'un processus personnel qui signifie l'engagement d'une personne vers un projet d'avenir. C'est ce qui va permettre au jury de comprendre pourquoi vous êtes capable de vous mobiliser pour concrétiser votre projet de formation.

La réflexion que vous avez eue autour de votre personnalité et l'introspection réalisées en amont vont vous permettre de rédiger votre lettre de motivation et de la personnaliser.

1. https://www.larousse.fr/dictionnaires/francais/motivation/52784 - consulté de 3 mai 2019.

Voici les éléments qui doivent apparaître dans votre lettre de motivation :

- **Vos coordonnées** (en haut à gauche).
- **Les coordonnées de la personne à qui vous adressez le courrier** (en haut à droite) : pour être très précis, nous vous conseillons de consulter en amont le site des instituts dans lesquels vous allez postuler pour connaître le nom du/de la directeur(trice), cela personnalise votre courrier.
- **La ville et la date** (à droite en dessous des coordonnées de la personne à qui vous envoyez le courrier).
- **L'objet de votre lettre** (à gauche, sous vos coordonnées) : épreuve de sélection à l'entrée en formation infirmière.
- **Formule de politesse :** Madame et/ou Monsieur, si vous avez l'intitulé exact.

B. Les conseils pour rédiger votre lettre de motivation

- **Elle ne doit pas excéder une page** (évaluation de votre esprit de synthèse), si votre parcours est dense, 2 pages sont possibles, mais il vous faudra faire une impression recto seulement, et non recto/verso.
- **Soigner la présentation**.
- **Elle doit être de préférence manuscrite** (bien souvent cette consigne est demandée dans le dossier d'inscription), veillez à la respecter, cela peut montrer au jury que vous n'avez pas été attentif.
- **Soignez votre écriture**.
- **Respectez l'orthographe, la syntaxe** : bien souvent le jury suspendra la lecture de votre lettre dès la première faute d'orthographe. Vous êtes nombreux à postuler, c'est une manière de commencer la sélection les candidats.
- **Faites preuve de transparence et d'authenticité :** il faut vous « vendre » mais ne pas être hypocrite, cela pourrait vous mettre en difficulté devant le jury. Tout ce que vous allez dire dans ce document sera vérifié par le jury au moment de l'entretien.
- **Soyez clair :** soyez simple et concis, illustrez vos propos avec votre expérience, soyez cohérent avec votre profil.
- Utilisez de préférence des phrases courtes.
- **Soyez cohérent entre votre CV et votre lettre de motivation :** pas de redite mais complémentarité.
- Cette lettre doit s'articuler autour de **quatre paragraphes** :

  – **Le premier** où vous parlerez de « VOTRE PROJET » : il vous faudra faire le lien avec vos diplômes et le choix de votre projet de formation. Précisez quels moyens vous avez mis en œuvre pour vous informer sur le métier et la formation (rencontre avec des étudiants et/ou professionnels de santé, participation à des journées portes ouvertes, stages…),

  – **Le deuxième** où vous parlerez de « MOI » : c'est dans ce paragraphe que vous mettrez en avant les compétences acquises lors de vos différentes expériences professionnelles et/ou personnelles,

– **Le troisième** où vous parlerez de « NOUS », c'est ici que vous allez faire le lien entre votre projet de formation et l'institut de formation : qu'est-ce qui vous fait dire que vous pouvez devenir étudiant(e) en soins infirmiers ? Il faut mettre en valeur vos qualités et faire le lien avec la profession,

– **Le quatrième** conclusion, formule de politesse.

À ÉVITER

• **La double formule de politesse :** « salutations distinguées » + « cordialement »

• **Évitez de dire « je veux aider les personnes » :** l'argumentation de votre projet doit être précis. Aider une personne âgée à traverser la rue est totalement différent de l'aide que l'on peut apporter dans le domaine du soin, c'est une notion beaucoup plus complexe qui nécessite des connaissances et des compétences,

• **Ne vous vantez pas, soyez sincère :** vous pouvez avoir des défauts, il suffit d'en avoir conscience. L'étudiant « parfait » n'existe pas, tout être humain peut avoir ses failles,

• **Évitez les copier/coller** de type : « *attiré par la réputation de votre établissement et par la qualité des programmes enseignés* ». Il est bien de justifier votre choix d'établissement mais il ne faut pas trop « flatter » votre interlocuteur,

• **Ne parlez pas d'emblée des inconvénients du métier :** les horaires, le travail de nuit ne sont pas des inconvénients mais des conditions de travail différentes. Ne pas mettre en avant les côtés que vous pouvez considérer comme étant négatifs. Avoir conscience de ces conditions, certes différentes, permet de montrer au jury que vous êtes prêt à les affronter.

b. Exemple 1

Éloïse : Candidate FCP en reconversion professionnelle

Point positif
En mettant en évidence les travaux de groupe, la candidate montre au jury qu'elle connaît les méthodes pédagogiques utilisées pendant la formation.

À améliorer
Quelles nouvelles compétences développées ? Quelles nouvelles connaissances acquises ?

À améliorer
Il aurait été intéressant de développer avec quel type de public la candidate a été en contact.

Point positif
La candidate précise par la suite ce que lui a apporté le stage.

Point positif
Paragraphe intéressant qui montre au jury sa connaissance du métier. La notion de qualité des soins est importante mais au moment de l'oral il sera sûrement demandé à la candidate ce que représente pour elle cette notion.

Madame, Monsieur,

Après un baccalauréat économique et social, j'ai obtenu un BTS économie sociale et familiale dont la formation m'a apporté des connaissances en biologie et m'a permis de réaliser de nombreux travaux **de groupe**. Actuellement en classe **préparatoire à l'entrée en formation** en soins infirmiers, je souhaite donner un nouvel élan à mon parcours professionnel en m'orientant vers le métier d'infirmière. J'ai récemment effectué un **stage d'observation** de 15 jours dans un service de médecine vasculaire qui m'a confortée dans mon souhait de devenir infirmière. Aussi, mes **expériences professionnelles** m'ont permis de côtoyer différents publics, et ainsi de développer des compétences relationnelles que je pense pouvoir utiliser lors de mon parcours de formation.

Volontaire, altruiste et organisée, j'aimerais exercer ce métier pour venir en aide aux personnes vulnérables. La technicité et la relation soignant/soigné qui constituent le métier d'infirmière m'attirent. Le contact humain avec les patients est pour moi une richesse essentielle de ce métier. **De plus, travailler en collaboration avec les médecins et l'équipe paramédicale avec un objectif commun tout en assurant une qualité des soins optimale serait pour moi très satisfaisant. La diversité des services ainsi que les spécialisations et les moyens d'exercer qui existent me confortent dans l'idée que je pourrais m'épanouir dans ce métier.** Par ailleurs, ayant assisté à une porte ouverte de votre établissement, l'enseignement qui a été présenté m'intéresse fortement.

En espérant que mon dossier retiendra toute votre attention, je vous prie d'agréer, Madame, Monsieur, l'expression de mes salutations distinguées.

COMMENTAIRES DU FORMATEUR

Lettre structurée, complémentaire au CV. La candidate montre bien sa connaissance du métier et ce qui est important pour elle. Elle montre sa motivation par le fait d'avoir fait une classe préparatoire à l'entrée en formation.

Exemple 2

Catherine : Candidate AS/AP

> **À améliorer**
> Voilà un bel exemple de copier/coller. Les lettres de motivation sont nombreuses sur Internet. Le jury n'est pas dupe, au moindre doute il vérifiera si votre lettre vient de vous ou non.

> **À améliorer**
> Attention aux répétitions.

> **À améliorer**
> Phrase très longue, des notions importantes sont notifiées ? Quel est le lien réel entre toutes ces données ? Le candidat est trop vague, ne pas hésiter à donner des exemples montrant que vous connaissez bien le métier.

> **À améliorer**
> Trop vague, quelles nouvelles connaissances avez-vous acquises ? Quelles compétences avez-vous améliorées ?
> Quelles sont selon vous les qualités nécessaires à l'exercice de cette profession ?

> **À améliorer**
> Ne pas oublier les majuscules à Madame, Monsieur.
> Attention double formule de politesse, utilisez l'une ou l'autre.

Madame, Monsieur

Attirée par la réputation de votre établissement et par la qualité des programmes enseignés, je vous propose ma candidature pour l'épreuve de sélection pour l'entrée en formation en soins infirmiers.

J'ai obtenu mon diplôme d'aide-soignante en 2009, ensuite j'ai effectué de nombreux remplacements dans différents services.

C'est autour de cela que j'ai réussi à construire mon projet professionnel, celui de devenir infirmière.

Depuis 2012, j'ai intégré un EPHAD, où j'exerce en ma qualité d'aide-soignante jusqu'à ce jour.

Je suis pleinement épanouie dans mon travail, cela me motive et me donne envie d'évoluer dans ma profession et d'approfondir mes connaissances.

J'apprécie le côté technique de la fonction d'infirmière. Être infirmière m'attire par son côté humain, relationnel, **faire face à une grande diversité de prises en charge et ne laisser aucune place à la routine,** c'est très enrichissant tant sur le plan professionnel que personnel. J'ai suivi une préparation à l'épreuve, **ce qui m'a permis de réfléchir à ma pratique professionnelle.**

Mes expériences dans le milieu m'ont permis de confirmer mon choix pour la profession.

Dynamique, motivée et ouverte aux autres, je pense avoir **les qualités nécessaires** pour faire une bonne soignante.

Je vous prie d'agréer, madame, monsieur l'expression de mes salutations distinguées.

Cordialement.

COMMENTAIRES DU FORMATEUR

Étant aide-soignant(e), pour vous le fait de devenir infirmier(ère) est une évidence. Pour vous différencier des autres candidats, il faut que votre motivation soit argumentée. Appuyez-vous sur des exemples de votre pratique quotidienne pour argumenter votre projet. N'hésitez pas à montrer que le niveau de responsabilité est différent et qu'une IDE est au centre d'une équipe pluri professionnelle.

Exemple 3

Marie-Noëlle : Candidate AS/AP

Point positif
Ce paragraphe est intéressant, montre que la candidate s'est renseignée sur l'institut de formation.

Point positif
Cette notion de respect est indispensable, le jury y sera sensible. Il cherchera sûrement à savoir ce que représente le respect pour cette candidate.

Point positif
Le fait de suivre une préparation à cette épreuve montre la détermination de la candidate à réussir son projet de formation.

Point positif
La candidate travaillant dans une MAS, envisage d'autres lieux d'exercice suite à sa formation. La candidate a identifié des qualités nécessaires à l'exercice de la profession.

À améliorer
Parler des contraintes fera l'objet d'un questionnement du jury.

Madame, Monsieur

J'ai l'honneur de vous adresser mon dossier de candidature pour une admission en formation en soins infirmiers. **Ce sont les méthodes pédagogiques utilisées dans votre IFSI, évidemment le taux de réussite mais aussi la notoriété qui ont motivé mon choix d'établissement.**

Je suis diplômée d'État Aide-Soignant, actuellement en poste dans une maison d'accueil spécialisée (MAS). La profession d'aide-soignante a beaucoup **enrichi mon état d'esprit, ma capacité d'écoute et le respect de vie de la personne**. C'est une excellente expérience qui m'a permis de développer mes compétences tant techniques que relationnelles.

J'ai besoin d'évoluer et je m'en suis donné les moyens. Après plusieurs années d'expérience, pour réussir cette épreuve **j'ai fait le choix de suivre des cours de préparation dans un institut de formation ce qui m'a permis de réfléchir à ma pratique professionnelle et d'acquérir des méthodes de travail (prise de notes, amélioration de mes compétences rédactionnelles).**

Je souhaite aller plus loin et donc devenir infirmière. C'est le métier dans **lequel je peux progresser, augmenter mon champ d'activité auprès des patients**. Avoir plus de reconnaissance et un meilleur salaire. Je me sens capable de suivre la formation infirmière.

Je suis également consciente qu'être infirmière **présente des contraintes non négligeables.** Mais ma motivation, **mon sens de l'organisation et mon dynamisme me permettrait de pouvoir les surmonter.**

Je serais très heureuse d'être admise dans votre organisme qui me permettrait de réaliser mon projet de formation et professionnel.

Je vous prie d'agréer Madame, Monsieur, l'expression de mes salutations distinguées.

COMMENTAIRES DU FORMATEUR

Lettre de motivation très intéressante. Elle montre la motivation en identifiant les moyens mis en œuvre pour « réussir ». Le point qui sera à éclaircir lors de l'entretien est en lien avec les contraintes.

Exemple 4

Bruno : Candidat FPC en reconversion professionnelle

Je veux intégrer votre IFSI puisque durant ces dernières années mon objectif était de me préparer au mieux , pour cela il me fallait être certains de ce choix de carrière en découvrent d'autres métiers et acquérir de la maturité, présentement je suis prêt à affirmer que je veux concrétiser mon projet, voilà plusieurs années que j'enrichis mes connaissances sur les études et métier IDE en allant au contact d'étudiants et professionnels de santé, également en suivent régulière l'actualité qui peut rebuter au premier abord sur la pénibilité et condition de travail, également conscient que les études sont intenses , il est vrai que cela est effrayant , mais chez moi la peur est synonyme de dépassement de soi , afin de m'y préparer j'ai intégré une prépa infirmière objectif , renforcer mon savoir, comblé mes lacunes et apprendre des choses nouvelles, en bonus un stage de 60h effectuer en diabétologie et chirurgie vasculaire qui m'a permis d'avoir une vue d'ensemble du métier. Je suis passionné par ce métier, et cela, c'est affirmer durant mon stage, étant quelqu'un d'altruiste , je fais parti d'associations humanitaires , j'ai comme ambition d'être un futur professionnel de santé passionné ce malgré les difficultés , aider et accompagner les patients et leur famille, et d'être un appui au sein d'une équipe, je compte sur cette formation pour m'apporter toute ses compétences et vous pourrez compté sur moi pour vous apportez tout mon acharnement est allé au bout de ces études .

COMMENTAIRES DU FORMATEUR

Cette lettre de motivation est un premier jet du candidat, nous avons volontairement laissé les fautes d'orthographe, de syntaxe et de ponctuation.

On remarque qu'il y a beaucoup de fautes d'orthographe, que les phrases sont très longues et surtout il n'y a aucune ponctuation.

Beaucoup d'idées sont intéressantes, mais le candidat en faisant un écrit non structuré n'incite pas le jury à lire sa lettre jusqu'au bout.

Après commentaires du formateur, dans la page suivante, la lettre est refaite.

Bruno : Candidat FPC en reconversion professionnelle (lettre refaite après les conseils d'un formateur)

> **Point positif**
> Le candidat fait le lien avec ses expériences professionnelles et les qualités requises.

> **Point positif**
> Il montre que son choix n'est pas un hasard, et qu'avant de se « lancer » dans ce projet il a rencontré des professionnels et s'est renseigné.

> **Point positif**
> Il est intéressant de voir que cette préparation lui a permis de renforcer des savoirs acquis lors de sa scolarité.

> **Point positif**
> Mise en évidence du stage.

> **Point positif**
> Le candidat met en avant ses activités en lien avec le futur projet de formation.

> **À améliorer**
> Il ne manque plus que la formule de politesse

Depuis plusieurs années, j'ai le souhait d'intégrer un IFSI. Suite à différentes expériences professionnelles j'ai acquis une **certaine maturité et développé des compétences relationnelles et organisationnelles.** À ce jour, mon vœu est de concrétiser mon projet de formation. Pour cela, **j'ai enrichi mes connaissances sur le métier, les études en allant au contact d'étudiants et de professionnels de santé. Je suis régulièrement l'actualité sur ce métier.** J'ai conscience que les études sont intenses, de la pénibilité du travail et que les conditions de travail sont parfois difficiles. Afin de mieux me préparer, **j'ai intégré une préparation** à l'entrée en formation, qui m'a permis de renforcer mes savoirs (en biologie et anglais), combler certaines lacunes (expression écrite) et acquérir de nouvelles connaissances (santé publique, culture sanitaire et sociale). **J'ai fait un stage en milieu hospitalier de 70 h**, ce qui m'a permis d'avoir une vue d'ensemble du métier, tant du point de vue des techniques de soins que du point de vue relationnel qui est primordial. Étant quelqu'un d'altruiste, **ma participation au sein d'associations** humanitaires confirme ce projet. Mon ambition est d'aider et d'accompagner les patients et leurs familles dans leur parcours de soin, d'être un appui au sein d'une équipe pluri professionnelle. Cette formation me permettra de m'épanouir, développer mes compétences et atteindre mon objectif de devenir un infirmier.

COMMENTAIRES DU FORMATEUR

La lettre refaite est mieux structurée, la ponctuation est présente et il n'y a plus de fautes d'orthographe ou de syntaxe.
Cette lettre donne envie au jury d'en connaître davantage sur le candidat.

Conseils pour réussir l'oral

Muni de votre convocation, de votre CV, de votre lettre de motivation et de votre pièce d'identité, vous voilà prêt à vous présenter à cette épreuve de sélection.

ATTENTION

Selon les IFSI, vous serez convoqué soit avant, soit après l'épreuve écrite. Il n'y a pas de recommandations particulières de la part des ARS.
Sur votre convocation les 2 dates doivent être notées.

1. Que faire la veille de l'épreuve ?

Un seul mot d'ordre : **vous détendre.**

Vous connaissez par cœur votre CV et votre lettre de motivation, puisqu'ils sont issus de votre réflexion. Votre projet vous correspond, votre motivation est bien argumentée et claire dans votre tête.

Il est inutile de paniquer et de réviser la veille ou le matin même de l'épreuve.

UNE RECOMMANDATION IMPORTANTE

Revoyez le trajet pour vous rendre à l'IFSI, vous pouvez également avoir fait des repérages en amont de l'épreuve.

La veille, offrez-vous ou faites-vous offrir un moment de détente (massage en institut), une séance de yoga ou de relaxation, allez faire du shopping, faites du sport ou une grande balade, voyez des amis.

Nous vous déconseillons de travailler la veille de l'entretien. Essayez de négocier avec votre employeur, organisez votre planning de travail.

Si vous êtes convoqué(e) l'après-midi, ne travaillez surtout pas le matin, car cela pourrait être une source supplémentaire de stress (risque de retard, obligé(e) de courir pour arriver à l'heure, etc.).

2. Quelques conseils pour mettre toutes les chances de votre côté

A. À FAIRE

ÊTRE À L'HEURE ET GÉRER L'ATTENTE

- Une fois arrivé(e) et après vérification de votre identité vous aurez sûrement un temps d'attente.
- Le plus souvent les convocations sont par demi-matinée ou après-midi (soit à 8 h ou à 10 h par exemple), mais vous pouvez être convoqué(e) en début de matinée pour ne passer qu'en fin de matinée.
- Le temps va vous paraître long, d'autant plus qu'à vos côtés les autres candidats seront impatients, montreront des signes de stress en arpentant les couloirs ou en parlant au téléphone et vous ressentirez leur pression.
- **Nous vous conseillons d'essayer de vous isoler** en lisant, en écoutant de la musique, pour éviter d'avoir un stress supplémentaire.
- **Être stressé est tout à fait normal, et peut être une source d'énergie positive.**
- **Ne vous fiez pas à l'attitude des candidats en sortie d'entretien**. Certains sortiront en pleurant (soit parce que l'entretien ne s'est pas bien passé, soit parce que la pression « tombe ») et vous ne pouvez pas vous fier à leurs comportements.
- **Ne cherchez pas à savoir comment était le jury**. Chaque candidat est unique et donc chaque entretien l'est également.
- **Éviter de questionner les personnes qui viennent d'échanger avec le jury.**

S'HABILLER DE MANIÈRE APPROPRIÉE

- Tenue correcte exigée : vêtements propres, seyants et sans odeur (tabac, transpiration).
- **Les cheveux doivent être propres et coiffés, et les mains entretenues.** Ce sont les premières choses sur lesquelles l'attention du jury sera portée. Si vous avez les cheveux longs, veillez à ce qu'ils ne cachent pas votre visage (cela ne favorise pas l'interaction avec le jury) et évitez de les « triturer » (tics, marque de votre nervosité).
- **Le maquillage doit être naturel et discret**.

ADOPTER LA BONNE ATTITUDE

- Lors de votre entrée dans la salle, **la première chose à faire est de dire « bonjour », règle de civilité indispensable.** Dans le domaine de la santé, donner une poignée de main n'est pas une pratique courante. De plus, vous vous adressez à vos futurs formateurs, et en formation ce n'est pas une règle adoptée.
- Attendez que le jury vous signale que vous pouvez vous assoir.

■ Laissez les examinateurs se présenter et vous donner le signal du début de l'entretien.

■ **Installez-vous confortablement sur votre chaise,** le dos bien droit sans vous appuyer sur le dossier, le buste légèrement en avant. Cette attitude est synonyme d'une ouverture d'esprit et de votre implication dans l'échange.

■ Si le jury est positionné du côté d'un bureau et vous de l'autre côté (ce qui veut dire une distance étroite entre vous et lui), **ne faites pas le mouvement de vous avancer vers le jury. Vous devez respecter son espace intime, comme lui devrait le faire à votre égard.**

■ Dégagez de l'assurance, soyez avenant, dynamique, souriant.

■ **Vous pouvez poser vos mains sur la table ou à hauteur.** Il ne faut pas avoir peur de faire des gestes avec vos mains pour accompagner vos propos (signe de détente et de persuasion).

■ **Tenez-vous les jambes bien posées sur le sol,** cela témoigne d'un « ancrage » de votre part (signe de détermination) et vous évitera d'avoir tendance à les croiser ou à les bouger.

■ **Le regard** : **pendant tout l'entretien, n'hésitez pas à solliciter du regard les 2 membres du jury** (alternez de l'un à l'autre). Il est essentiel de fixer la personne qui vous pose une question, et lors de votre réponse de regarder les 2 personnes.

■ Regardez en face votre interlocuteur quand vous lui parlez. Si votre timidité vous empêche de fixer son regard, regardez entre ses deux yeux.

■ **La gestuelle : la position de vos mains est importante**. Comme dit précédemment, vous pouvez les poser sur la table qui est devant vous, cela vous permettra d'être stable et de montrer que vous êtes bien présent à cet entretien.

■ **Ayez une cohérence entre votre langage verbal et non verbal.** Par exemple : vous dites au jury « je suis dynamique » et vous semblez avachi(e) sur votre siège, votre visage est sans expression et vous avez ralenti votre débit de parole. Tous ces signes ne sont pas en harmonie avec vos propos.

MAÎTRISER VOTRE STRESS

■ **De façon générale la période de stress dure environ 3 minutes**, ensuite dites-vous que votre concentration sera à son maximum et vos pensées négatives vont alors disparaître. **Plus vous serez prêt, plus vous aurez un sentiment de contrôle et vous aurez moins peur.**

■ **Avoir confiance en soi permet de ne pas perdre ses moyens face au jury et donner le meilleur de soi,** vous devez être sûr(e) de vous, c'est votre projet défendez-le.

■ **Changez votre vision de l'entretien** et considérez-le comme une porte qui s'ouvre vers votre avenir.

■ **Respirez par le ventre et détendez vos épaules.**

■ **Concentrez-vous sur des choses concrètes** : les questions que vous pose le jury.

- **Avouer au jury que vous êtes légèrement stressé(e) n'est pas un point négatif.** Cet aveu vous permettra de le rendre moins important et incitera vos interlocuteurs à prendre ce facteur en compte.
- **Laissez la place à ce que l'on appelle le bon stress.** Ne le déniez pas en arrivant décontracté(e), les mains dans les poches, ce n'est pas souhaitable. Le stress positif vous donnera l'énergie nécessaire pour être convaincant.

GÉRER SA COMMUNICATION

- **Votre voix** : elle ne doit être ni trop aiguë, ni trop grave.
- **Le son : vous devez vous faire entendre par le jury qui sera environ à 1,50 m** de vous en face à face. Vous vous adressez à 2 personnes, donc il n'est pas nécessaire de crier, **mais le son doit être audible,** pour ne pas demander trop d'efforts à vos interlocuteurs et provoquer une diminution de leur attention.
- **La tonalité** : le ton de votre voix peut être révélateur de votre personnalité. **Votre voix doit être douce mais affirmée pour montrer votre dynamisme mais sans agressivité.** Nous vous conseillons de varier son intensité pour stimuler l'attention du jury. Si le jury vous pose des questions vous mettant en difficulté, prenez le temps de réfléchir avant de répondre. **Ne répondez pas de façon agressive en élevant le ton,** gardez toujours en tête que l'on vous imagine avec des patients, des familles : la gestion de vos émotions est un point primordial.
- **Acceptez la controverse :** si vous n'êtes pas d'accord avec le jury, il vous faudra montrer que vous êtes capable d'entendre un point de vue différent du vôtre, le comprendre sans pour autant renoncer à votre avis personnel. Il est primordial que vous montriez que l'échange d'idées est possible.
- **Soyez à l'écoute et répondez précisément aux questions,** ce qui signifie que votre attention doit être maintenue tout au long de l'entretien.
- **N'hésitez pas à demander au jury de reformuler une question**, pour éviter de donner une réponse non adaptée qui pourrait donner l'impression que vous n'avez pas écouté.
- **Le débit :** le stress peut vous amener à avoir un débit de parole très rapide. N'oubliez pas que le jury prend des notes, donc ne pas hésiter à vous interrompre quelques secondes pour « capturer » son attention.
- **Évitez de faire votre entretien en « apnée :** la peur aidant, vous pouvez être amené(e) à faire votre discours sans prendre le temps de respirer entre vos phrases. **Alors pensez à respirer quand vous vous exprimez !** Avoir le souffle court est déstabilisant.
- Vous pouvez avoir la voix « chevrotante », témoin de votre stress. **Prenez le temps de respirer entre vos phrases, posez les mains sur la table devant vous,** ce qui vous permettra de vous recentrer et reprendre le fil de vos idées.
- **L'élocution : évitez de mettre votre main devant la bouche**, votre expression sera alors modifiée et peut faire penser au jury que vous vous cachez ou que vous n'avez plus envie d'échanger avec lui.

B. À NE PAS FAIRE

ÊTRE EN RETARD

■ **Il est impensable que vous arriviez en retard**. Il vous faudra anticiper l'éventuel problème sur une ligne de métro ou tramway, les embouteillages, la crevaison, etc. **Mieux vaut attendre, que d'arriver en retard.**

■ **Si vous êtes en retard, certains IFSI considéreront cela comme une absence, d'autres plus cléments vous autoriseront à passer l'épreuve**. Mais la première impression qu'ils auront de vous ne sera pas très positive et influencera sûrement votre évaluation (manque de rigueur et de respect, ponctualité défaillante, autant de qualités qui sont indispensables dans votre futur métier).

VENIR HABILLÉ DE MANIÈRE INAPPROPRIÉE

■ **Évitez les tenues trop excentriques**, et les vêtements inadéquats (shorts, jupe trop courte…)

■ **Soyez naturel, ne cherchez pas à mettre des vêtements qui ne vous correspondent pas et dans lesquels le jury verra immédiatement que vous n'êtes pas à l'aise** (tailleur et chaussures à talons ou costume et cravate). Un jury a déjà vu trébucher une candidate car elle ne savait pas marcher avec des talons très hauts !

■ De nombreux codes vestimentaires sont acceptés, sauf tout ce qui peut être incompatible avec le métier qui est fondé sur le contact, le respect : **les tenues débraillées ou négligées, des vêtements sales ne sont pas des points positifs en faveur d'un futur professionnel de santé ou en lien avec le respect des règles d'hygiène.**

■ **Attention aux ongles longs et manucurés (résine),** ils sont interdits pour les professionnels de santé.

■ Comme pour l'hygiène des mains, **les bijoux** sont proscrits lorsque vous allez travailler et être en contact avec des patients. Le jour de l'entretien, les bijoux sont tolérés à partir du moment où ils ne sont pas trop extravagants et que vous êtes conscient qu'il ne faudra pas en mettre quand vous serez étudiant.

■ **En ce qui concerne les tatouages, ils ne sont pas formellement interdits**. Dans notre société actuelle, de plus en plus de personnes sont tatouées. Sur ce sujet, il faut **réfléchir aux représentations que peuvent avoir certains tatouages, car vous allez être en contact avec des personnes qui ne sont pas de votre génération et qui peuvent être choqués à leur vue.** Seuls ceux qui peuvent être vus peuvent interpeller le jury.

ADOPTER LA MAUVAISE ATTITUDE

■ **Ne vous asseyez pas au bord de votre siège en déséquilibre**, comme si vous aviez l'intention de partir tout de suite.

■ **Évitez de mettre votre manteau sur le bord de votre siège**, il peut tomber et être une source de déconcentration. Vous pouvez demander au jury l'autorisation de le poser sur une table par exemple.

■ **Pour se donner une contenance, certains candidats prennent un stylo entre les mains, ne « jouez » pas avec.** Le jury peut être agacé et déconcentré par vos gestes. **De même, attention aux bijoux qui peuvent faire du bruit lors de vos mouvements.**

■ **Ne vous « affalez » pas sur votre chaise, ne tenez pas votre tête avec vos mains.** Montrez que vous êtes tonique et bien présent lors de cet entretien.

■ **Ne croisez pas les bras sur votre torse**, ce qui peut être synonyme de repli sur soi ou montrer un réflexe de protection.

■ **N'oubliez pas d'éteindre votre portable (silencieux ou mode avion).** En le laissant allumé, vous risquez d'être déstabilisé(e) s'il vibre. C'est aussi un manque de respect vis-à-vis des personnes qui sont à votre écoute.

■ **N'oubliez pas de saluer le jury lors de votre départ de la salle.** Vous pouvez également le remercier pour son écoute.

■ **Les expressions du visage, les mimiques peuvent être le témoin de difficultés éprouvées au cours de l'épreuve :** significatifs d'un désintérêt pour les questions qui vous sont posées, de la colère que vous pourriez manifester vis-à-vis du jury ou de votre incompréhension des questions. Il vous faudra gérer à la fois vos expressions verbales et non verbales, trouver un juste milieu entre visage impassible et fermé et manifestations trop enthousiastes par exemple.

■ **Évitez de gesticuler sur votre siège**, témoin de votre nervosité ou de votre impatience à vouloir que l'entretien se termine.

S'entraîner pour l'oral

Dans ce chapitre, vous trouverez une liste de questions que pourrait vous poser le jury le jour de votre entretien. Il y en aura bien d'autres sûrement, personnalisées et en lien avec vos propos.

40 questions possibles le jour J

Que connaissez-vous du cursus de formation ?

❶ Pouvez-vous nous expliquer brièvement l'organisation de la formation ?

❷ Que savez-vous du contenu de la formation ?

❸ Quelles sont les matières qui vous intéressent le plus et celles pour lesquelles vous avez de l'appréhension ?

❹ Quelles sont les matières pour lesquelles, selon vous, il va vous falloir fournir plus de travail ?

❺ Combien de temps allez-vous consacrer par jour à vos apprentissages ?

❻ Comment appréhendez-vous votre retour sur les bancs de l'école ?

❼ Reprendre des études à votre âge, un challenge ?

❽ Selon vous, que pouvez-vous apporter aux autres étudiants ?

Quelle est votre personnalité ?

❾ Quelles sont vos qualités ? Vos défauts ? Ou vos points faibles ?

❿ Quels sont vos centres d'intérêt ? Vos loisirs ?

⓫ Que pense votre entourage de ce choix de parcours ?

⓬ Comment réagissez-vous à la critique ?

⓭ Avez-vous peur des responsabilités ?

Comment expliquez-vous votre projet de reconversion ou votre projet d'évolution ?

⓮ Pourquoi ce projet aujourd'hui ?

⓯ Quels ont été les facteurs déclenchants à ce projet de formation ?

⓰ Qu'est-ce qui vous a convaincu que ce projet dans lequel vous vous engagez vous correspond ?

17 Qu'est-ce qui a motivé ce choix ?

18 Pourquoi ce projet de reconversion, alors que vous aviez un poste bien rémunéré ?

19 Dans votre lettre, vous identifiez votre envie d'évolution de carrière, pourquoi ? (pour les AS/AP)

20 Quels moyens avez-vous mis en œuvre pour confirmer votre projet ?

21 Êtes-vous certain de votre choix ? N'est-ce pas un choix par défaut ?

22 Quelles compétences avez-vous développées lors de vos précédents emplois ?

23 Dans votre CV, nous avons constaté qu'il y avait « des trous », comment les expliquez-vous ?

24 Votre parcours est riche et varié, vous avez travaillé dans de nombreux domaines, pensez-vous que votre choix est « le bon » ?

25 Vous avez un niveau master, alors pourquoi envisager une sorte de retour en arrière ?

26 Si vous échouez à cette épreuve, que ferez-vous ?

Quelle est votre connaissance du métier infirmier ?

27 Pouvez-vous nous dire quelles différences vous faites entre le métier d'infirmier(e) et celui d'aide-soignant(e) ?

28 Quelles sont selon vous les valeurs essentielles à l'exercice de cette profession ?

29 Quelles sont les compétences essentielles pour exercer ce métier ?

30 Que signifie pour vous travailler en équipe ?

31 Voyez-vous des inconvénients à ce métier ?

32 Qu'est-ce qui pourrait vous faire peur ?

33 Vous allez être confronté à la souffrance, à la mort, comment allez-vous gérer ces moments difficiles ?

34 Si un patient refuse des soins, quelle sera votre réaction ?

35 Vous êtes en stage, un patient vous agresse verbalement, quelle va être votre réaction ?

36 Quelles sont, selon vous, les bases de la communication ?

Quel est votre projet de formation ?

37 Comment envisagez-vous la prise en charge financière de votre formation ?

38 Vous avez des enfants en bas âge, comment allez-vous vous organiser ?

39 Dans une dizaine d'années, où vous imaginez-vous ?

40 Quels sont les services ou structures qui vous attirent ?

Pistes de réponses

Dans ces pages, nous n'avons pas traité toutes les réponses aux questions possibles du jury.

Les réponses aux différentes questions apportent des éléments attendus par le jury, mais ne sont pas exhaustives. Selon votre parcours, il est essentiel de les adapter, de les personnaliser. Les examinateurs n'attendent pas des réponses toutes faites mais authentiques et qui vous correspondent.

Que connaissez-vous du cursus de formation ?

L'objectif de ces questions pour le jury sera de valider votre choix de formation et si vous y avez porté intérêt dans le choix de ce parcours de formation ainsi que vos capacités à la suivre.

❶ **L'organisation de la formation :** dans cette question, le jury n'attend pas que vous connaissiez par cœur le référentiel de formation. C'est une **formation en alternance (théorie et clinique) qui dure 3 ans et est découpée en 6 semestres**. Les cours théoriques sont dispensés à l'université ou dans les instituts de formation. À la fin de la formation il faut valider 10 compétences pour obtenir le diplôme d'État et la licence. Vous pouvez citer le nom de 2 ou 3 compétences.

❷ **Le contenu de la formation :** la formation est structurée en **UE qui sont programmées sur les 3 ans de formation**. Vous pouvez citer certains thèmes (psychologie, droit, sociologie, pharmacologie, les pathologies, la communication, les soins...), les modalités d'évaluation, et préciser que chaque UE vous permet d'obtenir des ECTS.

❸ **Les matières qui peuvent vous intéresser et celles pour lesquelles vous pouvez avoir de l'appréhension :** à cette question **faites le lien avec votre parcours scolaire** (biologie, matières scientifiques...).

Pour celles qui suscitent votre appréhension, vous pourrez dire que les matières inconnues vous permettront d'acquérir de nouvelles connaissances. Montrez que vous êtes curieux et que vous vous donnerez les moyens pour progresser dans vos apprentissages.

❹ **Quelles sont les matières pour lesquelles, selon vous, il va vous falloir fournir plus de travail ?** Le jury attend de vous une **prise de conscience de la charge de travail** nécessaire pour réussir.

La réponse à cette question est personnelle mais vous pouvez mettre en avant votre volonté de réussir tout en ayant conscience des difficultés potentielles en lien avec vos axes d'amélioration.

Pour montrer votre détermination, vous pouvez préciser au jury que vous avez commencé des révisions et des séances de travail pour vous remettre à niveau. Mais soyez sincère, ne le dites pas pour faire plaisir au jury, il ne sera pas dupe.

Pour les matières qui sont problématiques pour vous (anglais, compétences numériques...), il vaut mieux les avoir identifiées, cela témoigne de votre prise de recul.

❺ **Combien de temps allez-vous consacrer par jour à vos apprentissages ?** La formation est dense et demande beaucoup de temps de travail personnel.

Ne dites pas au jury que vous allez passer 4 h/jour, alors que vous savez très bien que vous ne pourrez pas tenir vos engagements. Soyez honnête, montrez au jury que vous avez **conscience de la charge de travail** qui nécessitera de l'organisation et de la rigueur.

❻ + ❼ **Reprendre des études à votre âge, un challenge ?** Bien sûr, il y a longtemps que vous avez quitté les bancs de l'école ou vous en gardez de mauvais souvenirs.

Privilégiez les aspects positifs de votre parcours, n'insistez pas sur une scolarité chaotique ou difficile, le jury pourrait se poser la question de vos capacités à suivre la formation.
Pour vous ce projet est important, et vous mettre dans « la peau » d'un étudiant ne vous fait pas peur, vous avez **envie d'acquérir de nouvelles connaissances**. L'alternance cours/stage vous permettra de mettre rapidement en pratique ce que vous allez apprendre.
On peut apprendre à tout âge de la vie. Votre maturité et vos expériences sont des éléments sur lesquels vous devez vous appuyer pour convaincre le jury.
Même si votre parcours scolaire est loin, tout au long de votre carrière vous avez suivi des formations (notées dans le CV) pour alimenter vos connaissances et progresser.

Pour les professionnels de santé (AS/AP/AES) : votre connaissance du milieu, de certains soins seront des points positifs. Ayez l'humilité de préciser que vous avez conscience que vous allez repartir à zéro et que toutes vos compétences vont être remises en jeu. Vous devez montrer aux examinateurs que le passage d'un statut de professionnel de santé à celui d'étudiant ne sera pas problématique pour vous. Un candidat n'ayant pas cette capacité de remise en question peut être pressenti par le jury comme problématique.

❽ Vous allez être en contact avec des étudiants plus jeunes que vous, que pouvez-vous leur apporter ? Chaque individu quel que soit son âge ou ses expériences antérieures peut apporter à l'autre. Votre parcours et les compétences déjà acquises sont un plus. Par ailleurs votre **maturité** vous permettra d'appréhender certaines problématiques avec plus de recul que les néo bacheliers. Vous pourrez être un soutien pour eux et prendre le rôle de « leader » lors des travaux de groupe (organisation, gestion d'éventuels conflits…). Les plus jeunes, quant à eux, vous accompagneront pour développer vos méthodes d'apprentissage (prise de notes, maîtrise de l'informatique…).

Pour les AS/AP : vous serez, dans la promotion, ceux qui ont une connaissance du métier et qui seront des appuis pour les personnes découvrant l'univers de la santé. Votre parcours sera parfois plus difficile au point de vue théorique, mais vous serez plus à l'aise sur le terrain.

Quelle est votre personnalité ?

L'objectif du jury en vous posant ces questions est de savoir si vous serez adapté(e) à la formation, et aussi pour mieux vous connaître.

❾ Quelles sont vos qualités ? Vos défauts ? Ou vos points faibles ? En posant ce type de questions, le jury attend de vous que vous ayez identifié les qualités requises pour un futur soignant.
Il n'attend pas une énumération avec toutes les qualités, mais celles qui vous correspondent le mieux.
Si vous parlez d'**empathie**, sachez définir ce terme, bien souvent les jurys demandent des précisions, car beaucoup de personnes le citent mais sans savoir exactement à quoi il correspond.
En ayant conscience de vos défauts, c'est montrer au jury que ce sont des points sur lesquels vous allez travailler pendant la formation.

❿ Quels sont vos centres d'intérêt ? Vos loisirs ? Cette question permettra au jury de mieux vous connaître, il pourra ainsi saisir les thèmes qui vous intéressent. Ne prenez pas cela comme une intrusion dans votre vie privée mais un intérêt pour vous.

Vous devez ponctuer votre réponse avec des exemples concrets qui peuvent être en lien avec votre projet. Le **bénévolat** montre que vous avez un intérêt pour les autres. La **pratique d'un sport** ou votre **participation à un atelier théâtre** peuvent montrer que vous aimez le travail en équipe.

Si le jury vous demande si vous continuerez ces activités pendant votre formation, précisez que ce sera un moyen de vous détendre, de **décompresser** et que vous les adapterez quand vous serez en stage ou selon votre charge de travail.

⓫ **Que pense votre entourage de ce choix de parcours ?** L'avis de votre entourage est bien sûr important, il vous a permis de consolider votre projet. C'est un **projet personnel** mais qui demande de la part de votre entourage une validation pour vous accompagner au mieux pendant ces trois ans. C'est un projet personnel mais aussi de couple et familial.

Dans le cadre de la formation continue, vous pouvez dire que vos supérieurs vous encouragent et vous soutiennent dans ce projet.

⓬ **Comment réagissez-vous à la critique ?** La critique est de façon générale constructive et positive, elle peut vous permettre de changer d'avis, d'améliorer vos pratiques.

Par cette question, le jury attend de vous votre **capacité de remise en question** et surtout d'**adaptation**.

⓭ **Avez-vous peur des responsabilités ? Votre future profession est synonyme de responsabilité.** Pour faire des prises en charge de qualité, il est nécessaire d'avoir « en tête » cette notion, une erreur commise peut être préjudiciable pour le patient. L'infirmier(e) est garant(e) des soins qu'il/elle va prodiguer en respectant les règles d'hygiène et de sécurité par exemple.

Pour les professionnels de santé déjà en poste : la responsabilité sera différente, l'IDE étant au centre de l'équipe pluri professionnelle.

Comment expliquez-vous votre projet de reconversion ou votre projet d'évolution ?

L'objectif du jury avec toutes ces questions est de connaître votre motivation, les raisons de choix d'orientation

⓮ **Pourquoi ce projet aujourd'hui ?**

⓯ **Quels ont-été les facteurs déclenchants à ce projet de formation ?**

⓰ **Qu'est-ce qui vous a convaincu que ce projet dans lequel vous vous engagez, vous correspond ?**

⓱ **Qu'est-ce qui a motivé ce choix ?**

Toutes ces questions sont en lien avec votre **motivation**.

Vous devez démontrer aux examinateurs que votre **projet** est **cohérent**. Vous avez pris le temps de réfléchir, vous avez rencontré des professionnels de santé avec lesquels vous avez échangé, vous avez participé à des journées portes ouvertes, autant d'éléments qui prouvent votre motivation.

Celle-ci peut être en lien avec des expériences personnelles. Une rencontre, un bilan de compétences peuvent être les moteurs de votre nouveau projet.

Si vous avez fait une immersion dans le milieu pour vous conforter dans votre choix, n'hésitez pas à le préciser et à illustrer avec des exemples (les soins que vous avez observés par exemple).

Si vous avez fait une préparation à cette épreuve de sélection, et d'autant plus si vous en avez réglé les frais, vous montrez votre envie de réussir. Vous vous êtes donné les moyens. Si votre employeur a financé ce projet c'est qu'il croit en vous.

Le jury ne se satisfera pas de la réponse « je veux aider les personnes ». N'oubliez pas que vous allez être confronté à la prise en charge de personnes dépendantes, vulnérables, ayant des pathologies lourdes et chroniques, ce qui nécessite des compétences spécifiques.

⓲ **Pourquoi ce projet de reconversion, alors que vous aviez un poste bien rémunéré ?** Le poste que vous occupez actuellement ne correspond plus à vos aspirations. Vous l'avez exercé de nombreuses années, vous avez gravi les échelons mais ce n'était pas votre premier choix. Pour votre **épanouissement personnel**, le temps est venu de vous orienter vers une profession à laquelle vous avez toujours aspiré. Le salaire est bien sûr une chose importante, mais aller travailler avec enthousiasme est plus important pour vous que la rémunération.

⓳ **Dans votre lettre, vous identifiez votre envie d'évolution de carrière, pourquoi ? (pour les AS/AP) Pour les AS/AP**, le jury comprend bien que c'est une **suite logique à votre parcours professionnel**, mais il va vous falloir le convaincre du bien-fondé de ce besoin de formation. Bien sûr, vous aimez ce que vous faites, mais le travail en binôme avec les IDE vous a donné envie de faire des soins plus techniques et d'avoir plus de responsabilités par exemple. Vos collègues et vos supérieurs hiérarchiques vous imaginent occuper ce type de poste, car vous voulez toujours acquérir de nouvelles compétences.

⓴ **Quels moyens avez-vous mis en œuvre pour confirmer votre projet ?** Ce sont tous les moyens qui vous ont permis de confirmer votre choix. Que ce soit la **rencontre avec des professionnels** avec lesquels vous avez échangé, votre recherche de stage qui a été difficile mais qui s'est soldée par une réussite avec force de persuasion, ou vos week-ends passés aux portes ouvertes, ce sont des éléments persuasifs pour vos interlocuteurs.

Vos lectures, les soirées passées à regarder des émissions médicales ou traitant de sujets de société sont des points que le jury appréciera. Attention, si vous citez des titres de livres ou d'émissions visionnées, le jury pourra vous questionner.

㉑ **Est-ce un choix par défaut ?** Par cette question, le jury va essayer de vous déstabiliser. Ne vous laissez pas décontenancer, **reformulez les raisons de votre choix** de parcours de formation.

㉒ **Quelles compétences avez-vous développées lors de vos précédents emplois ?** Pour répondre à cette question, il vous suffit de citer toutes les compétences en lien avec votre futur métier et celles qui vous sont propres.

㉓ **Dans votre CV, nous avons constaté qu'il y avait « des trous », comment les expliquez-vous ?** Les interruptions dans votre parcours professionnel doivent être **justifiées**. Le jury peut concevoir que vous ayez arrêté de travailler pour vous consacrer à vos enfants, à votre vie familiale ou à d'autres projets. Si vous ne justifiez pas, il y aura des zones d'ombres qui susciteront un questionnement chez les examinateurs et pourront les amener à ne pas retenir votre candidature.

㉔ **Votre parcours est riche et varié, vous avez travaillé dans de nombreux domaines, pensez-vous que votre choix est « le bon » ?** Cette question sera posée à un candidat qui a exercé de nombreuses professions, peu en lien les unes avec les autres. Le jury veut savoir si ce **nouveau projet** est **motivé** et **réfléchi**.

Par cette question, il veut éviter les « erreurs » de parcours et l'arrêt de formation dès le premier semestre d'un étudiant qui se cherche encore ou auquel ce projet ne correspondait pas.

㉕ **Vous avez un niveau master, alors pourquoi envisager une sorte de retour en arrière ?** Pour vous ce n'est pas un retour en arrière, c'est suivre une **nouvelle voie**. Avoir un niveau master prouve que vous êtes capable de suivre des études universitaires et d'avoir acquis des **méthodes de travail** que vous allez mettre en œuvre pour suivre la formation.

㉖ Si vous échouez à cette épreuve, que ferez-vous ? Vous devez montrer au jury votre **détermination** à atteindre votre **objectif**. Des erreurs commises on apprend, et votre détermination reste intacte.

Quelle est votre connaissance du métier infirmier ?

L'objectif du jury est d'évaluer votre choix d'orientation, savoir si vous vous engagez dans le « bon » projet.

㉗ Pouvez-vous nous dire quelles différences vous faites entre le métier d'infirmier(e) et celui d'aide-soignant(e) ? Pour répondre à cette question, vous pouvez parler du **rôle propre** et du **rôle sur prescription**. Vous pouvez également dire que le métier d'IDE offre plus de possibilités d'évolution.

N'hésitez pas à donner des **exemples de soins** réalisés par l'infirmier(e) : soins d'hygiène et de confort, pansements, injections (et non piqûres !). Les soins relationnels occupent une place importante.

㉘ Quelles sont, selon vous, les valeurs essentielles à l'exercice de cette profession ? Les valeurs sont celles qui sont importantes à vos yeux, ce sont vos convictions personnelles mais également **celles partagées par l'ensemble des professions dans le domaine de la santé**.

La prise en charge de patients/résidents est basée sur le **respect** (pudeur, intimité, choix...).
Vous pouvez parler du « **prendre soin** » qui nécessite de mobiliser les notions d'équité, de tolérance, de patience, d'écoute et bien d'autres encore.

㉙ Quelles sont les compétences essentielles pour exercer ce métier ? Pour le jury, il est indispensable que vous identifiez les **compétences relationnelles et techniques**.

Beaucoup de candidats évoquent la technicité du métier. Pour faire des soins, il faut bien sûr être habile de ses mains. Vous pouvez faire le lien avec vos loisirs, si vous faites des activités manuelles. Mais dans tous les services, votre manière de communiquer, vos savoirs-être sont essentiels.

㉚ Que signifie pour vous travailler en équipe ? Selon votre parcours antérieur, explicitez ce que vous apporte le travail en équipe (objectifs communs, partage de valeurs...).

Vous pouvez mettre en avant la **collaboration IDE/AS** et le **travail en binôme**. L'IDE est au centre de l'équipe soignante et elle organise la prise en charge globale d'un groupe de personnes.
Une équipe c'est un **collectif humain**, où il faut tenir compte des individualités et s'appuyer sur les compétences de chacun pour travailler ensemble.

㉛ Voyez-vous des inconvénients à ce métier ? Le terme inconvénient n'est pas adapté, **nous parlerons plutôt de contraintes**. Cette reformulation est essentielle pour faire comprendre au jury que travailler de nuit ou le week-end n'est pas problématique pour vous et évoquez le fait que les personnes soignées nécessitent une présence 24 h/24 h... Le temps ne s'arrête pas !
Dire que vous avez envie de vous sentir utile est très banal, beaucoup d'autres professionnels sont également utiles. Il va vous falloir préciser ce sentiment d'utilité : accompagner les personnes dans les actes de la vie quotidienne, permettre aux personnes de recouvrer leur autonomie...

㉜ Qu'est-ce qui pourrait vous faire peur ? Vous devez montrer au jury que ce métier vous confrontera à des situations parfois difficiles. Selon vous, la formation vous apportera toutes les clefs pour pouvoir les affronter.

Rien ne vous fait peur, pourquoi pas, mais ayez le courage de dire qu'à ce jour (jour de l'entretien), vous savez que vous rencontrerez des **situations complexes** auxquelles vous n'avez pas pensé et que vous tenterez de résoudre grâce aux **connaissances acquises** pendant la formation.

33 Vous allez être confronté à la souffrance, à la mort, comment allez-vous gérer ces moments difficiles ? L'accompagnement des professionnels sur le terrain et de vos formateurs, pendant la formation, vous permettra d'acquérir les connaissances nécessaires à la **prise en charge de la douleur** et **accompagner les personnes jusqu'à la fin de leur vie**.

Vous pouvez préciser qu'un bon équilibre de vie vous permettra de prendre de la distance et de ne pas être trop affecté.

Si vous n'avez jamais été confronté à la mort personnellement, vous pouvez le verbaliser, ce n'est pas rédhibitoire pour le jury. Il attend de vous que vous y ayez pensé.

34 Si un patient refuse des soins, quelle sera votre réaction ? Le jury par cette question veut tester votre connaissance sur la **loi** en lien avec les droits des patients, celle du **4 mars 2002**. Oui, un patient peut refuser des soins. L'infirmier doit alors essayer de comprendre les raisons de ce refus et tenter de convaincre la personne soignée du bienfait d'un traitement par exemple. Il/elle doit faire appel au médecin mais il/elle devra accepter ce choix, sans porter de jugement.

35 Vous êtes en stage, un patient vous agresse verbalement, quelle va être votre réaction ? Les examinateurs testeront votre connaissance de **conditions de travail** parfois difficiles.

La violence est souvent engendrée par la peur de la maladie ou de l'inconnu (l'hôpital).

Comme pour un refus de soin, l'IDE doit **identifier les raisons de cette violence**. Il ne doit pas répondre avec agressivité, mais tenter de calmer la personne violente. Il est nécessaire de se protéger et ne pas hésiter à passer la main à un collègue pour gérer cette situation.

De plus en plus, les patients et leurs familles sont très exigeants et attendent des soignants qu'ils répondent à toutes leurs demandes.

36 Quelles sont, selon vous, les bases de la communication ? La communication fait partie intégrante du métier. Chaque personne soignée est différente et l'IDE doit s'adapter à chacun. Pour cela, elle établit une relation de confiance avec le patient et son entourage. Il sera proche tout en gardant une **distance professionnelle** et doit faire preuve d'**ouverture d'esprit**.

Le jury avec cette question veut évaluer vos capacités relationnelles, et vérifier l'adéquation entre vos dires et vos attitudes.

Quel est votre projet de formation ?

L'objectif du jury est de voir si vous avez anticipé vos organisations familiales, financières et votre projection future

37 Comment envisagez-vous la prise en charge financière de votre formation ? Il est indispensable que le jour de cette épreuve, vous ayez pensé au **financement** de vos 3 années de formation. Tout ne sera pas finalisé mais démontrez que vous avez ouvert toutes les portes possibles.

38 Vous avez des enfants en bas âge, comment allez-vous vous organiser ? Comme dit précédemment, dans cet ouvrage, votre projet de formation est un **projet personnel** mais il doit également être un **projet familial**. Votre entourage doit vous soutenir et être bien présent pendant ces 3 ans.

㊴ **Dans une dizaine d'années, vous vous imaginez où ?** À cette question vous pouvez évoquer votre projet de devenir puéricultrice par exemple. Mais il vous faut avoir conscience que pendant votre formation, il y a des stages auprès des personnes âgées et que tous vos stages ne se feront pas auprès d'enfants.

Votre projet professionnel n'est pas encore défini, ce n'est pas grave, vous avez trois ans pour y réfléchir.

㊵ **Quels sont les services ou structures qui vous attirent ?** Vous n'êtes pas obligé d'avoir un projet précis. Un projet trop précis peut effrayer le jury, et lui faire penser que vous refuserez toute possibilité d'ouverture ou de changement. Vous devez montrer que la **découverte** des différents lieux de **stage** pendant la formation vous permettra d'affiner votre choix pour votre prise de poste.

Vous pouvez tout de même avoir une idée précise mais vous devrez argumenter.

Boîte à outils

1. Sigles à retenir

ADMR : aide à domicile en milieu rural

AP : auxiliaire de puériculture

ARS : agence régionale de santé

AS : aide-soignant

ASE : aide sociale à l'enfance

ASH : agent de service hospitalier

ASSAD : association de soins et services à domicile

AVS : accident vasculaire cérébral

CAF : caisse d'allocations familiales

CDS : cadre de santé

CHU : centre hospitalier universitaire

CNAF : Caisse nationale des allocations familiales

CPAM : Caisse primaire d'assurance maladie

CRF : Croix-Rouge française

DDS : démarche de soins

DEAP : diplôme d'État d'auxiliaire de puériculture

DEAS : diplôme d'État d'aide-soignant

DSII : dossier de soins infirmiers informatisé

EFS : Établissement français du sang

EHPAD : établissement hospitalier pour personnes âgées dépendantes

GPA : gestation pour autrui

HAD : hospitalisation à domicile

HAS : Haute autorité de santé

IADE : infirmier anesthésiste diplômé d'État

IBODE : infirmier de bloc opératoire diplômé d'État

IDE : infirmier diplômé d'État

IFAP : institut de formation d'auxiliaires de puériculture

IFAS : institut de formation d'aides-soignants

IME : institut médico-éducatif

IMP : institut médico-pédagogique

INPES : Institut national de prévention et d'éducation à la santé

InVS : Institut national de veille sanitaire

IPDE : infirmière puéricultrice diplômée d'État

IST : infection sexuellement transmissible

MAC : médecines alternatives et complémentaires

MSP : mise en situation professionnelle

MST : maladie sexuellement transmissible

OMS : Organisation mondiale de la santé

ONG : organisation non gouvernementale

PMA : procréation médicalement assistée

PMI : protection maternelle et infantile

SAMU : service d'aide médicale d'urgence

SIDA : syndrome immunodéficitaire acquis / syndrome d'immunodéficience acquise

SSIAD : service de soins infirmiers à domicile

TMS : troubles musculosquelettiques

VAE : validation des acquis de l'expérience

MINISTÈRE DU TRAVAIL, DES RELATIONS SOCIALES, DE LA FAMILLE, DE LA SOLIDARITÉ ET DE LA VILLE
MINISTÈRE DE LA SANTÉ ET DES SPORTS

ANNEXE III

LE RÉFÉRENTIEL DE FORMATION

La formation conduisant au diplôme d'Etat d'infirmier vise l'acquisition de compétences pour répondre aux besoins de santé des personnes dans le cadre d'une pluriprofessionnalité.

1. Finalités de la formation

Le référentiel de formation des infirmiers a pour objet de professionnaliser le parcours de l'étudiant, lequel construit progressivement les éléments de sa compétence à travers l'acquisition de savoirs et savoir-faire, attitudes et comportements.

L'étudiant est amené à devenir un praticien autonome, responsable et réflexif, c'est-à-dire un professionnel capable d'analyser toute situation de santé, de prendre des décisions dans les limites de son rôle et de mener des interventions seul et en équipe pluriprofessionnelle.

L'étudiant développe des ressources en savoirs théoriques et méthodologiques, en habiletés gestuelles et en capacités relationnelles. Il établit son portefeuille de connaissances et de compétences et prépare son projet professionnel.

L'étudiant apprend à reconnaître ses émotions et à les utiliser avec la distance professionnelle qui s'impose. Il se projette dans un avenir professionnel avec confiance et assurance, tout en maintenant sa capacité critique et de questionnement.

L'étudiant développe une éthique professionnelle lui permettant de prendre des décisions éclairées et d'agir avec autonomie et responsabilité dans le champ de sa fonction.

Exercés au raisonnement clinique et à la réflexion critique, les professionnels formés sont compétents, capables d'intégrer plus rapidement de nouveaux savoirs et savent s'adapter à des situations variées.

2. Principes pédagogiques

Le référentiel de formation est articulé autour de l'acquisition des compétences requises pour l'exercice des différentes activités du métier d'infirmier.

Le référentiel de formation met en place une alternance entre l'acquisition de connaissances et de savoir-faire reliés à des situations professionnelles, la mobilisation de ces connaissances et savoir-faire dans des situations de soins, et, s'appuyant sur la maîtrise des concepts, la pratique régulière de l'analyse de situations professionnelles.

La formation est structurée autour de l'étude de situations donnant aux étudiants l'occasion de travailler trois paliers d'apprentissage :

- « comprendre » : l'étudiant acquiert les savoirs et savoir-faire nécessaires à la compréhension des situations ;
- « agir » : l'étudiant mobilise les savoirs et acquiert la capacité d'agir et d'évaluer son action ;
- « transférer » : l'étudiant conceptualise et acquiert la capacité de transposer ses acquis dans des situations nouvelles.

Le référentiel de formation est organisé pour mettre en relation les connaissances à acquérir et le développement des compétences requises. Les unités d'intégration mobilisent l'ensemble des savoirs autour des situations professionnelles. La progression dans l'acquisition des compétences est formalisée sur le portfolio.

Le parcours de formation tient compte de la progression de chaque étudiant dans sa manière d'acquérir les compétences. Ce parcours développe ainsi l'autonomie et la responsabilité de l'étudiant, qui construit son cheminement vers la professionnalisation.

Les contenus de formation tiennent compte de l'évolution des savoirs et de la science. Ils sont actualisés en fonction de l'état des connaissances. Ils font une place à l'enseignement des sciences et des techniques infirmières.

La posture réflexive

L'entraînement réflexif est une exigence de la formation permettant aux étudiants de comprendre la liaison entre savoirs et actions, donc d'intégrer les savoirs dans une logique de construction de la compétence.

Cette posture consiste non seulement à positionner des travaux cliniques ou pratiques dans la formation, mais surtout à revenir sur les acquis, les processus et les stratégies utilisées pour en dégager les principes transposables.

Ainsi sont nommés et valorisés les principes de l'action, les références scientifiques, les schèmes d'organisation, etc., tout ce qui contribue à fixer les savoirs et à les rendre disponibles et mobilisables lors de la réalisation d'autres travaux.

BO Santé – Protection sociale – Solidarités n° 2009/7 du 15 août 2009, Page 275.

La posture pédagogique

Les modalités pédagogiques sont orientées vers la construction de savoirs par l'étudiant. Elles relèvent d'une pédagogie différenciée. Elles s'appuient sur des valeurs humanistes ouvertes à la diversité des situations vécues par les personnes.

Le formateur développe des stratégies qui aident l'étudiant dans ses apprentissages en milieu clinique. Il trouve des moyens qui affinent le sens de l'observation et permettent à l'étudiant d'exercer sa capacité de recherche et de raisonnement dans ses expériences.

Le formateur se centre sur des exercices faisant le lien entre l'observation et les hypothèses de diagnostic, entre les signes et les comportements, entre une histoire de vie et une situation ponctuelle, entre l'état du patient et son traitement, etc. Il aide à l'acquisition d'une démarche comportant les problèmes de soins et les interventions en rapport et permet l'exercice d'un raisonnement inductif, analogique ou déductif.

Les principes d'évaluation et de validation

Les formes et contenus de l'évaluation sont en adéquation avec les principes pédagogiques.

Pour la validation des unités d'enseignement, une démarche de liaison entre les différents acquis sera favorisée.

La validation des unités d'intégration reposera sur :
- l'utilisation des différents acquis en lien avec une situation ;
- la mobilisation active et dynamique de ces acquis et la mise en œuvre des compétences ciblées par l'unité dans une ou plusieurs situations.

La validation des stages reposera sur :
- la mise en œuvre des compétences requises dans une ou plusieurs situations.

3. **Durée de la formation**

Le référentiel de formation est construit par alternance entre des temps de formation théorique réalisés dans les instituts de formation et des temps de formation clinique réalisés sur les lieux où sont réalisées des activités de soins.

L'enseignement en institut de formation est dispensé sur la base de 35 heures par semaine, dont les modalités sont prévues par les responsables de l'IFSI.

La durée de présence en stage est de 35 heures par semaine dont les modalités d'organisation sont prévues par les responsables de l'encadrement de stage.

La présence lors des travaux dirigés et des stages est obligatoire. Certains enseignements en cours magistral peuvent l'être en fonction du projet pédagogique.

La répartition de la charge de travail de l'étudiant est conforme au tableau suivant :

SEMESTRES	CM	TD	CM + TD	STAGES	CM + TD + stage	TEMPS personnel guidé, supervision, suivi pédagogique, travaux entre étudiants	TEMPS de travail CM + TD + stage + TPG	CHARGE de travail personnelle complémentaire estimée
S1	231	234	465	175	640	60	700	100
S2	126	183	309	350	659	41	700	150
S3	118	177	295	350	645	55	700	150
S4	109	187	296	350	646	54	700	150
S5	116	184	300	350	650	50	700	150
S6	50	85	135	525	660	40	700	200
Total	750	1 050	1 800	2 100	3 900	300	4 200	900

4. **Attribution des crédits européens**

Le référentiel donne lieu à l'attribution des crédits conformément au système européen de transferts de crédits « European Credits Transfer System » (ECTS). Les principes qui président à l'affectation des crédits sont de 30 crédits par semestre de formation.

BOÎTE À OUTILS

La notion de charge de travail de l'étudiant prend en compte toutes les activités de formation (cours, séminaires, stages, mémoire, travail personnel, évaluations...) et toutes les formes d'enseignement (présentiel, à distance, en ligne...).

Le diplôme d'Etat d'infirmier sanctionne un niveau validé par l'obtention de 180 crédits européens.

La charge de travail de l'étudiant est évaluée à 25 heures de travail par crédit d'enseignement réalisé à l'IFSI et 35 heures par crédit pour l'enseignement en stage.

La méthodologie proposée par l'ECTS donne les instruments appropriés pour établir la transparence et faciliter la reconnaissance académique. Cette reconnaissance est une condition impérative de la mobilité étudiante.

Répartition des 180 crédits européens

1. Enseignement en institut de formation : 120 ECTS, dont :
- sciences contributives au métier infirmier : 42 ECTS ;
- sciences et rôles infirmiers : 66 ECTS ;
- UE transversales : 12 ECTS.

2. Enseignement clinique en 7 stages : 60 ECTS :
- S1, un stage de 5 semaines ;
- S2, S3, S4, S5, un stage de 10 semaines ;
- S6, un stage de 15 semaines au total en deux périodes de 10 semaines au maximum.

Selon le schéma suivant :

Sciences humaines	15		
Sciences biologiques	27	Sciences contributives	42
Sciences infirmières, fondements	15		
Sciences infirmières interventions	25		
Posture professionnelle, intégration	26	Sciences et rôles infirmiers	66
Stages	60	Formation clinique	60
Unités transversales	12	Unités transversales	12
Total	180		180

5. **Formation théorique**

Le référentiel de formation propose des unités d'enseignement (UE) de quatre types :
- des unités d'enseignement dont les savoirs sont dits « contributifs » aux savoirs infirmiers ;
- des unités d'enseignement de savoirs constitutifs des compétences infirmières ;
- des unités d'intégration des différents savoirs et leur mobilisation en situation ;
- des unités de méthodologie et de savoirs transversaux.

Les objectifs pédagogiques, les contenus et les modalités d'évaluation sont décrits dans les fiches pédagogiques de chacune des UE. Ces documents sont mis à la disposition des étudiants.

Modalités pédagogiques

Les enseignements sont réalisés sous la forme de cours magistraux, travaux dirigés, travaux personnels (rédaction de mémoire, travaux guidés ou en autonomie...) et stages.

Les cours magistraux (CM) sont des cours dont le contenu est plutôt « théorique », donnés par un enseignant dans des salles de type amphithéâtre devant un public généralement nombreux.

Les travaux dirigés (TD) sont des temps d'enseignement obligatoire réunissant au maximum 25 étudiants. Ces cours servent à illustrer, approfondir et compléter un cours magistral en introduisant des données nouvelles qui peuvent être théoriques ou pratiques, à réaliser des exposés, exercices, travaux divers et à travailler sur des situations cliniques. Certaines matières nécessitent de majorer le nombre d'enseignements en TD afin de réaliser une formation au plus près des besoins des étudiants, visant l'individualisation des apprentissages par l'utilisation de méthodes interactives. Certains travaux pratiques nécessaires à la formation infirmière, certaines recherches, études, conduite de projets ou d'action pédagogiques entrent dans cette catégorie d'enseignement et peuvent nécessiter la composition de groupes encore plus petits.

Les travaux personnels guidés (TPG) sont des temps de travail où les étudiants effectuent eux-mêmes certaines recherches ou études, préparent des exposés, des écrits, des projets, réalisent des travaux demandés ou encore rencontrent leur formateur et bénéficient d'entretiens de suivi pédagogique. Ces temps individuels sont guidés par les formateurs qui vérifient si les étudiants sont en capacité d'utiliser ces temps en autonomie ou ont besoin d'un encadrement de proximité.

Les unités d'enseignement (UE)

Les unités d'enseignement sont thématiques, elles comportent des objectifs de formation, des contenus, une durée, des modalités et critères de validation. Elles donnent lieu à une valorisation en crédits européens. La place des unités d'enseignement dans le référentiel de formation permet des liens entre elles et une progression de l'apprentissage des étudiants. Les savoirs qui les composent sont ancrés dans la réalité et actualisés. Du temps personnel est réservé dans chacune d'entre elles.

Les unités d'intégration (UI)

Les unités d'intégration sont des unités d'enseignement qui portent sur l'étude des situations de soins ou situations « cliniques ». Elles comportent des analyses de situations préparées par les formateurs, des mises en situation simulées, des analyses des situations vécues en stage et des travaux de transposition à de nouvelles situations.

Dans chaque semestre est placée une unité d'intégration dont les savoirs et savoir-faire ont été acquis lors du semestre en cours ou ceux antérieurs. Les savoirs évalués lors de cet enseignement sont ceux en relation avec la ou les compétences citées.

Les UI doivent permettre à l'étudiant d'utiliser des concepts et de mobiliser un ensemble de connaissances. Le formateur aide l'étudiant à reconnaître la singularité des situations tout en identifiant les concepts transférables à d'autres situations de soins.

La validation de l'unité d'intégration ne signifie pas la validation de la totalité de la compétence qui ne sera acquise qu'après validation de l'ensemble des unités d'enseignement de la compétence et des éléments acquis en stage.

Les études de situations dans l'apprentissage

Des situations professionnelles apprenantes sont choisies avec des professionnels en activité. Ces situations sont utilisées comme moyens pédagogiques, elles sont analysées avec l'aide de professionnels expérimentés. Les étudiants construisent leurs savoirs à partir de l'étude de ces situations en s'appuyant sur la littérature professionnelle et grâce aux interactions entre leur savoir acquis et celui des condisciples, enseignants, équipes de travail. Ils apprennent à confronter leurs connaissances et leurs idées et travaillent sur la recherche de sens dans leurs actions. L'auto-analyse est favorisée dans une logique de « contextualisation et décontextualisation » et devient un mode d'acquisition de connaissances et de compétences.

L'analyse des réalités professionnelles sur des temps de retour d'expérience en IFSI (laboratoire, supervision, exploitation de stage, jeux de rôle...) est favorisée. Une large place est faite à l'étude de représentations, à l'analyse des conflits socio-cognitifs par la médiation du formateur, aux travaux entre pairs et à l'évaluation formative.

Des liens forts sont établis entre le terrain et l'institution de formation, aussi les dispositifs pédagogiques et les projets d'encadrement en stage sont-ils construits entre des représentants des IFSI et des lieux de soins et sont largement partagés.

Unités d'enseignement

Les unités d'enseignement sont en lien les unes avec les autres et contribuent à l'acquisition des compétences. Elles couvrent six champs :

1. Sciences humaines, sociales et droit ;
2. Sciences biologiques et médicales ;
3. Sciences et techniques infirmières, fondements et méthodes ;
4. Sciences et techniques infirmières, interventions ;
5. Intégration des savoirs et posture professionnelle infirmière ;
6. Méthodes de travail.

Le référentiel de formation du diplôme d'Etat d'infirmier est ainsi constitué de 36 matières de formation réparties dans 59 unités d'enseignement pour permettre une progression pédagogique cohérente.

Liaison entre les unités d'enseignement et l'acquisition des compétences

Chaque UE contribue à l'acquisition des compétences du référentiel, selon le schéma suivant :

Unités d'enseignement en relation avec la compétence 1

« Evaluer une situation clinique et établir un diagnostic dans le domaine infirmier »

- UE 2.3.S2 Santé, maladie, handicap, accidents de la vie ;
- UE 3.1.S1 Raisonnement et démarche clinique infirmière ;
- UE 3.1.S2 Raisonnement et démarche clinique infirmière.

Unités d'enseignement en relation avec la compétence 2

« Concevoir et conduire un projet de soins infirmiers »

- UE 3.2.S2 Projet de soins infirmiers ;
- UE 3.2.S3 Projet de soins infirmiers.

Unités d'enseignement en relation avec la compétence 3

« Accompagner une personne dans la réalisation de ses soins quotidiens »

- UE 2.10.S1 Infectiologie hygiène ;
- UE 4.1.S1 Soins de confort et de bien-être.

Unités d'enseignement en relation avec la compétence 4

« Mettre en œuvre des actions à visée diagnostique et thérapeutique »

- UE 2.1.S1 Biologie fondamentale ;
- UE 2.2.S1 Cycles de la vie et grandes fonctions ;
- UE 2.4.S1 Processus traumatiques ;
- UE 2.5.S3 Processus inflammatoires et infectieux ;
- UE 2.6.S2 Processus psychopathologiques ;
- UE 2.6.S5 Processus psychopathologiques ;
- UE 2.7.S4 Défaillances organiques et processus dégénératifs ;
- UE 2.8.S3 Processus obstructifs ;
- UE 2.9.S5 Processus tumoraux ;
- UE 2.11.S1 Pharmacologie et thérapeutiques ;
- UE 2.11.S3 Pharmacologie et thérapeutiques ;
- UE 2.11.S5 Pharmacologie et thérapeutiques ;
- UE 4.3.S2 Soins d'urgence ;
- UE 4.3.S4 Soins d'urgence ;
- UE 4.4.S2 Thérapeutiques et contribution au diagnostic médical ;
- UE 4.4.S4 Thérapeutiques et contribution au diagnostic médical ;
- UE 4.4.S5 Thérapeutiques et contribution au diagnostic médical ;
- UE 4.7.S5 Soins palliatifs et de fin de vie.

Unités d'enseignement en relation avec la compétence 5

« Initier et mettre en œuvre des soins éducatifs et préventifs »

- UE 1.2.S2 Santé publique et économie de la santé ;
- UE 1.2.S3 Santé publique et économie de la santé ;
- UE 4.6.S3 Soins éducatifs et préventifs ;
- UE 4.6 S4 Soins éducatifs et préventifs.

Unités d'enseignement en relation avec la compétence 6

« Communiquer et conduire une relation dans un contexte de soins »

- UE 1.1.S1 Psychologie, sociologie, anthropologie ;
- UE 1.1.S2 Psychologie, sociologie, anthropologie ;
- UE 4.2.S2 Soins relationnels ;
- UE 4.2.S3 Soins relationnels ;
- UE 4.2.S5 Soins relationnels.

Unités d'enseignement en relation avec la compétence 7

« Analyser la qualité des soins et améliorer sa pratique professionnelle »

- UE 4.5.S2 Soins infirmiers et gestion des risques ;
- UE 4.5.S4 Soins infirmiers et gestion des risques ;
- UE 1.3.S1 Législation, éthique, déontologie ;
- UE 1.3.S4 Législation, éthique, déontologie ;
- UE 4.8.S6 Qualité des soins et évaluation des pratiques.

Unités d'enseignement en relation avec la compétence 8

« Rechercher et traiter des données professionnelles et scientifiques »

- UE 3.4.S4 Initiation à la démarche de recherche ;
- UE 3.4.S6 Initiation à la démarche de recherche.

Les deux unités transversales contribuent également à l'acquisition de cette compétence :

- UE 6.1 Méthodes de travail et TIC ;
- UE 6.2 Anglais.

Unités d'enseignement en relation avec la compétence 9

« Organiser et coordonner des interventions soignantes »

- UE 3.3.S3 Rôles infirmiers, organisation du travail et interprofessionnalité ;
- UE 3.3.S5 Rôles infirmiers, organisation du travail et interprofessionnalité.

Unités d'enseignement en relation avec la compétence 10

« Informer et former des professionnels et des personnes en formation »

- UE 3.5.S4 Encadrement des professionnels de soin.

Dans chacun des semestres, une unité d'intégration concourt à l'acquisition d'une ou plusieurs compétences. Sont ainsi combinés et mobilisés les ressources, savoirs et savoir-faire, acquis dans les UE du semestre en cours puis, progressivement, des semestres précédents.

Au semestre 1 : UE 5.1.S1 Accompagnement dans la réalisation des soins quotidiens ;

Au semestre 2 : UE 5.2.S2 Evaluation d'une situation clinique ;

Au semestre 3 : UE 5.3.S3 Communication et conduite de projet ;

Au semestre 4 : UE 5.4.S4 Soins éducatifs et préventifs et formation des professionnels et des stagiaires ;

Au semestre 5 : UE 5.5.S5 Mise en œuvre des thérapeutiques et coordination des soins ;

Au semestre 6 : UE 5.5.S6 Analyse de la qualité des soins et traitement des données scientifiques et professionnelles.

A ces unités d'enseignement s'ajoutent les deux unités optionnelles. Celles-ci se déroulent au cours des deux derniers semestres (5 et 6). Elles permettent d'approfondir un domaine d'exercice de la fonction infirmière et de mener une réflexion sur un choix possible d'orientation à la sortie de la formation.

6. **Formation clinique en stage**

Modalités pédagogiques

L'enseignement clinique des infirmiers s'effectue au cours de périodes de stages dans des milieux professionnels en lien avec la santé et les soins. Ces périodes alternent avec les périodes d'enseignement en institut de formation.

Selon la directive européenne 2005/36/CE :

« L'enseignement clinique se définit comme étant le volet de la formation d'infirmier par lequel le candidat infirmier apprend, au sein d'une équipe, en contact direct avec un individu sain ou malade et/ou une collectivité, à organiser, dispenser et évaluer les soins infirmiers globaux requis à partir des connaissances et compétences acquises (1). »

Pendant les temps de stage l'étudiant se trouve confronté à la pratique soignante auprès des patients, il se forme en réalisant des activités et en les analysant au sein des équipes professionnelles. Les savoirs théoriques, techniques, organisationnels et relationnels utilisés dans les activités sont mis en évidence par les professionnels qui encadrent le stagiaire et par les formateurs dans les rencontres avant, pendant et après la mise en stage des étudiants.

Ainsi, les stages sont à la fois des lieux d'intégration des connaissances construites par l'étudiant et des lieux d'acquisition de nouvelles connaissances par la voie de l'observation, de la contribution aux soins, de la prise en charge des personnes, de la participation aux réflexions menées en équipe et par l'utilisation des savoirs dans la résolution des situations.

Le retour sur la pratique, la réflexion et le questionnement sont accompagnés par un professionnel chargé de la fonction tutorale et un formateur. Ceci contribue à développer chez l'étudiant la pratique réflexive nécessaire au développement de la compétence infirmière.

L'étudiant construit ses compétences en agissant avec les professionnels et en inscrivant dans son portfolio les éléments d'analyse de ses activités, ce qui l'aide à mesurer sa progression.

Les objectifs de stage

Les objectifs de stage tiennent compte à la fois des ressources des stages, des besoins des étudiants en rapport avec l'étape de leur cursus de formation, et des demandes individuelles des étudiants.

Le stage doit permettre aux étudiants :

- d'acquérir des connaissances ;
- d'acquérir une posture réflexive, en questionnant la pratique avec l'aide des professionnels ;
- d'exercer son jugement et ses habiletés gestuelles ;
- de centrer son écoute sur la personne soignée et proposer des soins de qualité ;
- de prendre progressivement des initiatives et des responsabilités ;
- de reconnaître ses émotions et les utiliser avec la distance professionnelle qui s'impose ;
- de prendre la distance nécessaire et de canaliser ses émotions et ses inquiétudes ;
- de mesurer ses acquisitions dans chacune des compétences ;
- de confronter ses idées, ses opinions et ses manières de faire à celles de professionnels et d'autres étudiants.

(1) Directive européenne sur la reconnaissance des qualifications – *JOUE* du 30 septembre 2005.

BOÎTE À OUTILS

Les besoins de l'étudiant sont formalisés :
- dans le référentiel de compétences et le référentiel de formation, connus des personnes qui guident les étudiants ;
- dans le portfolio que l'étudiant présentera dès le premier jour du stage et qu'il devra remplir avec le tuteur au long du déroulé du stage.

Les objectifs de stage sont négociés avec le lieu du stage à partir des ressources de celui-ci. Ils sont rédigés et inscrits dans le portfolio de l'étudiant.

Les responsables de l'encadrement

Chaque étudiant est placé sous la responsabilité d'un maître de stage, d'un tuteur de stage et d'un professionnel de proximité au quotidien. Ces trois fonctions peuvent être exercées par la même personne pour des raisons d'organisation ou dans le cas d'équipes d'encadrement restreintes. Ainsi, toujours placé sous la responsabilité d'un professionnel, l'étudiant acquiert progressivement une façon de plus en plus autonome d'exercer son futur métier.

Ce mode d'organisation ne modifie en rien la hiérarchie dans les établissements et des lieux d'encadrement. La direction des soins demeure responsable de l'encadrement des étudiants en stage et, est garante de la charte d'encadrement.

Le maître de stage

Il représente la fonction organisationnelle et institutionnelle du stage. Il s'agit le plus souvent du cadre de santé. Il exerce des fonctions de management et de responsabilité sur l'ensemble du stage. Il est le garant de la qualité de l'encadrement. Il met en place les moyens nécessaires à ce dernier et veille à l'établissement d'un livret d'accueil spécifique (*cf.* chapitre « Qualification et agrément des stages ») ainsi qu'à la diffusion et à l'application de la charte d'encadrement. Il assure le suivi des relations avec l'institut de formation pour l'ensemble des stagiaires placés sur le territoire dont il a la responsabilité, et règle les questions en cas de litige ou de conflit. Il accueille l'ensemble des étudiants affectés à sa zone d'exercice.

Le tuteur de stage

Les missions spécifiques du tuteur sont décrites dans le livret d'accueil.

Le tuteur représente la fonction pédagogique du stage. Il est volontaire pour exercer cette fonction, il peut le faire temporairement et sur une zone à délimiter (pôle, unité...). Professionnel expérimenté, il a développé des capacités ou des compétences spécifiques et de l'intérêt pour l'encadrement d'étudiants. Il connaît bien les référentiels d'activités, de compétences et de formation des futurs professionnels qu'il encadre. Chaque étudiant connaît son tuteur de stage et ses missions.

Le tuteur assure un accompagnement des étudiants et évalue leur progression lors d'entretiens réguliers. Le tuteur peut accompagner plusieurs stagiaires et les recevoir ensemble lors de leur accueil ou de séquences de travail. Il peut leur proposer des échanges autour des situations ou des questions rencontrées. Il facilite l'accès des étudiants aux divers moyens de formation proposés sur les lieux de stage, les met en relation avec des personnes ressources et favorise, en liaison avec le maître de stage, l'accès aux services collaborant avec le lieu de stage en vue de comprendre l'ensemble du processus de soin (exemple : stérilisation centrale, bloc opératoire, consultation, etc.).

Le tuteur a des relations régulières avec le formateur de l'institut de formation, référent du stage. Il propose des solutions en cas de difficultés ou de conflits.

Le tuteur évalue la progression des étudiants dans l'acquisition des compétences après avoir demandé l'avis des professionnels qui ont travaillé en proximité avec l'étudiant. Il formalise cette progression sur le portfolio lors des entretiens avec l'étudiant en cours et à la fin du stage.

La désignation des tuteurs relève des missions de l'encadrement professionnel sur la base de critères de compétences, d'expérience et de formation. Le tuteur est placé sous la responsabilité d'un cadre professionnel.

Les professionnels de proximité

Ils représentent la fonction d'encadrement pédagogique au quotidien. Ils sont présents avec l'étudiant lors des séquences de travail de celui-ci, le guident de façon proximale, lui expliquent les actions, nomment les savoirs utilisés, rendent explicites leurs actes, etc.

Ils accompagnent l'étudiant dans sa réflexion et facilitent l'explicitation des situations et du vécu du stage, ils l'encouragent dans ses recherches et sa progression.

Plusieurs personnes peuvent assurer ce rôle sur un même lieu de travail en fonction de l'organisation des équipes.

Ils consultent le portfolio de l'étudiant afin de cibler les situations, activités ou soins devant lesquels l'étudiant pourra être placé.

Ils ont des contacts avec le tuteur afin de faire le point sur l'encadrement de l'étudiant de manière régulière.

Le formateur de l'IFSI référent de stage

Les IFSI désignent un formateur référent pour chacun des stages l'étudiant connaît le formateur référent du stage.

Le formateur référent est en lien avec le maître de stage en ce qui concerne l'organisation générale des stages dans son unité ou sa structure.

Il est également en liaison régulière avec le tuteur de stage afin de suivre le parcours des étudiants et régler au fur et à mesure les questions pédagogiques qui peuvent se poser.

Il a accès aux lieux de stage et peut venir encadrer un étudiant sur sa propre demande, celle de l'étudiant, ou celle du tuteur de stage.

Durée et répartition des stages

Les stages ont une durée de 60 semaines, soit 2 100 heures pour les trois ans :

Sur la base de 35 heures/semaine :

Durée des stages pour la première année :

15 semaines, soit : 5 semaines en S1 et 10 semaines en S2.

Durée des stages pour la deuxième année :

20 semaines, soit : 10 semaines en S3 et 10 semaines en S4.

Durée des stages pour la troisième année :

25 semaines, soit : 10 semaines en S5 et 15 semaines en S6.

S1 septembre à février 22 semaines 20 semaines de formation 30 crédits			S2 février à fin août 30 semaines 20 semaines de formation 30 crédits			S3 septembre à février 22 semaines 20 semaines de formation 30 crédits			S4 février à fin août 30 semaines 20 semaines de formation 30 crédits			S5 septembre à février 22 semaines 20 semaines de formation 30 crédits			S6 février à juillet 22 semaines 20 semaines de formation 30 crédits		
S	I	V	S	I	V	S	I	V	S	I	V	S	I	V	S	I	V
5 s	15 s	2 s	10 s	10 s	10 s	10 s	10 s	2 s	10 s	10 s	10 s	10 s	10 s	2 s	15 s	5 s	2 s
Année 1						Année 2						Année 3					
I = Institut : 60 semaines.						S = Stages : 60 semaines.						V = Vacances : 28 semaines.					

Pour une rentrée en février, les semestres sont de février à fin août et de septembre à février.

Parcours de l'étudiant en stage

Quatre types de stages sont prévus, ils sont représentatifs de « familles de situations (1) », c'est-à-dire des lieux où l'étudiant rencontre des spécificités dans la prise en soins :

1. Soins de courte durée : l'étudiant s'adresse à des personnes atteintes de pathologies et hospitalisées dans des établissements publics ou privés.
2. Soins en santé mentale et en psychiatrie : l'étudiant s'adresse à des personnes hospitalisées ou non, suivies pour des problèmes de santé mentale ou de psychiatrie.
3. Soins de longue durée et soins de suite et de réadaptation : l'étudiant s'adresse à des personnes qui requièrent des soins continus dans le cadre d'un traitement ou d'une surveillance médicale, en établissement dans un but de réinsertion, ou une surveillance constante et des soins en hébergement.
4. Soins individuels ou collectifs sur des lieux de vie : l'étudiant s'adresse à des personnes ou des groupes qui se trouvent dans des lieux de vie (domicile, travail, école...).

Le parcours de stage des étudiants comporte un stage minimum dans chacun des types de stage décrits ci-dessus.

Les étudiants peuvent effectuer leur stage dans une unité, un pôle dont les activités sont de même nature, une structure ou auprès d'une personne, selon l'organisation et le choix du stage.

Le stage du premier semestre est de 5 semaines, il s'effectue dans un même lieu.

Les stages des semestres 2, 3, 4, et 5 ont une durée de 10 semaines. Dans un objectif de professionnalisation, chaque stage de 10 semaines est réalisé dans un même lieu en une ou deux périodes. Cependant, pour des raisons d'intérêt pédagogique, les 10 semaines d'un même semestre peuvent s'effectuer sur deux lieux de stage différents.

Les stages du semestre 6 sont réalisés sur deux lieux différents, la période maximale demeure de 10 semaines. Le choix de l'un de ces stages peut être laissé à l'étudiant en fonction de son projet professionnel et en accord avec l'équipe pédagogique.

(1) Voir les travaux du CRESI à ce sujet, projet Leonardo, « Référentiel européen de compétences en soins infirmiers », 2008.

Les stages s'effectuent sur la base de 35 heures par semaine. Les horaires varient en fonction des lieux d'accueil et des modalités d'apprentissage. Les horaires de nuit, de fin de semaine ou de jours fériés sont possibles dès lors que l'étudiant bénéficie d'un encadrement de qualité.

Pour mieux comprendre le parcours des personnes soignées et insérer le stage dans un contexte environnemental, les étudiants peuvent se rendre quelques jours sur d'autres lieux, rencontrer des personnes ressources ou visiter des sites professionnels. Toutes ces modifications donnent lieu à traçabilité.

Pendant la durée des stages, le formateur de l'IFSI référent du stage organise, en lien avec l'équipe pédagogique, le tuteur et le maître de stage, soit sur les lieux de stage, soit en IFSI, des regroupements des étudiants d'un ou de quelques jours. Ces regroupements entre les étudiants, les formateurs et les professionnels permettent de réaliser des analyses de la pratique professionnelle.

Qualification et agrément des stages

Les lieux de stage sont choisis en fonction des ressources qu'ils peuvent offrir aux étudiants. Ils accueillent un ou plusieurs étudiants. Un stage est reconnu « qualifiant » lorsque le maître de stage se porte garant de la mise à disposition des ressources, notamment la présence de professionnels qualifiés et des activités permettant un réel apprentissage.

En outre, les critères de qualification d'un stage sont :

L'établissement d'une charte d'encadrement

La charte d'encadrement est établie entre l'établissement d'accueil et les IFSI partenaires. Elle est portée à la connaissance des étudiants. Elle formalise les engagements des deux parties dans l'encadrement des étudiants.

L'établissement d'un livret d'accueil et d'encadrement

La charte est complétée par un livret d'accueil spécifique à chaque lieu de stage ; celui-ci comporte notamment :

- les éléments d'information nécessaires à la compréhension du fonctionnement du lieu de stage (type de service ou d'unité, population soignée, pathologies traitées, etc.) ;
- les situations les plus fréquentes devant lesquelles l'étudiant pourra se trouver ;
- les actes et activités qui lui seront proposés ;
- les éléments de compétences plus spécifiques qu'il pourra acquérir ;
- la liste des ressources offertes à l'étudiant dans le stage ;
- les modalités d'encadrement : conditions de l'accueil individualisé de l'étudiant, établissement d'un tutorat nominatif, prévision d'entretiens à mi-parcours, prévision des entretiens d'évaluation ;
- les règles d'organisation en stage : horaires, tenue vestimentaire, présence, obligations diverses.

L'établissement d'une convention de stage

La convention est établie pour les stages organisés en dehors de l'établissement sur lequel est implanté l'IFSI. Elle est tripartite. Elle est signée par l'établissement d'enseignement, l'établissement d'accueil et l'étudiant. Elle précise les conditions d'accueil dans un stage précis et les engagements de chaque partie. Elle note la durée du stage et précise les modalités de son évaluation et de sa validation dans la formation du stagiaire.

Cette convention peut être établie annuellement et comporter des avenants pour chaque stage.

Evaluation des compétences en stages

Le portfolio de l'étudiant est un outil qui sert à mesurer la progression de l'étudiant en stage. Il est centré sur l'acquisition des compétences, des activités et des actes infirmiers.

Il comporte plusieurs parties remplies lors de chaque stage :

- des éléments sur le cursus de formation de l'étudiant, écrits par celui-ci avant son arrivée en stage ;
- des éléments d'analyse de la pratique de l'étudiant à partir des activités réalisées en stage, rédigés par l'étudiant ;
- des éléments d'acquisition des compétences au regard des critères cités, qui sont remplis par le tuteur, en concertation avec l'équipe d'encadrement, lors de l'entretien d'évaluation du stage. Les indicateurs permettent aux professionnels d'argumenter les éléments sur lesquels les étudiants doivent progresser ;
- des éléments sur la réalisation des actes, des activités ou des techniques de soins, à remplir par le tuteur, en concertation avec l'équipe d'encadrement et l'étudiant, pendant le stage ;
- un bilan, réalisé par le tuteur, de la progression de l'étudiant lors de chacun des stages.

L'acquisition des éléments de chaque compétence et des activités techniques est progressive, chaque étudiant peut avancer à son rythme, à condition de répondre aux exigences minimales portées dans l'arrêté de formation.

Chaque semestre, le formateur de l'IFSI responsable du suivi pédagogique de l'étudiant fait le bilan des acquisitions avec celui-ci. Il conseille l'étudiant et le guide pour la suite de son parcours. Il peut être amené à modifier le parcours de stage au vu des éléments contenus dans le portfolio.

N° d'éditeur : MAGSI20210396
N° d'imprimeur : 09467220673
Achevé d'imprimer en août 2022 par SEPEC en France
Dépôt légal : août 2022

PEFC 10-31-1470 / Certifié PEFC / Ce produit est issu de forêts gérées durablement et de sources contrôlées. / pefc-france.org